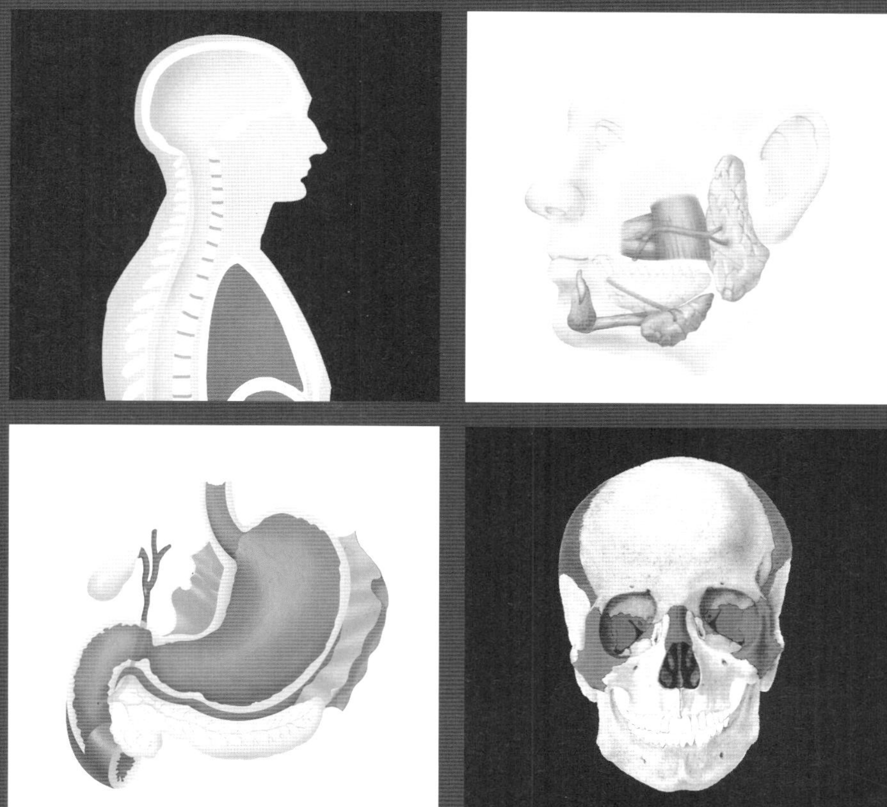

사람해부학실습

최영자 · 장상섭 · 김영산 · 성명순 · 황미란

청구문화사

머리말

사람해부학은 보건의학분야를 공부하는 학생들에게 가장 기본이 되는 매우 중요한 학문이다. 따라서 인체의 구조는 물론 구조명칭에 대해서도 원어와 한글 모두를 정확히 알고 있어야 한다. 그러나 대부분의 학과에서는 실제적인 인체해부실습의 기회가 없이 이론위주의 강의만 실시되고 있는 실정이므로 구조를 충분히 익히기 위해서는 실습서를 통한 학습이 필요한 실정이다.

그동안 많은 실습서가 출간되기는 하였으나 색칠을 하면서 익히는 과정은 시간이 많이 걸리는 반면 효과는 기대치에 미치기 못했기 때문에 어려움이 있었다. 이 실습책은 정확한 육안적 해부구조와 조직학적 구조를 병행하여 공부할 수 있도록 구성하였으며, 해부용어의 숙지를 위해 직접 부위명칭이나 구조적 명칭을 기입하면서 익힐 수 있도록 편찬하였다. 한편, 해답은 별도로 되어 있어 참고 할 수 있도록 하였기 때문에 학습에 많은 도움이 될 것으로 생각된다.

또한 그동안 원어와 함께 사용하던 이해가 어려운 한문식 해부학구용어는 대한의학협회 산하 대한해부학회에서 지속적인 우리말 신용어 제정사업을 벌인 결과, 관련학과에서의 강의와 의무기록은 물론, 각종 국가시험에서도 신용어를 중심으로 출제되기에 이르렀다.

그러나 신용어가 의료계 전반에서 통용되기까지는 앞으로도 좀 더 시간이 필요한 만큼, 당분간은 원어는 물론 신-구용어를 모두 숙지해야만 하는 실정이다. 따라서 이 책에서는 2011년까지 제정된 신용어를 구용어와 함께 수록하여 국가시험을 준비하는 학생들과 관련 분야에 종사하는 분들의 이해를 돕고자 하였다.

가능한 간단한 구조의 그림을 중심으로 해부학적 구조와 명칭을 좀 더 쉽게 숙지할 수 있도록 성의를 다해서 원고를 정리하였으나 아직 부족한 점들이 많이 있으리라 생각된다. 이러한 점들은 앞으로 여러 선배제현들의 지도편달을 받아 계속 수정·보완해 나갈 것을 다짐하며 여러분들의 각별한 애정과 성원을 바란다.

끝으로 어려운 여건에서도 이 책이 출간될 수 있도록 많은 협조를 해주신 청구문화사 이상태사장님과 임직원분들께 깊은 감사를 드린다.

2016년 새봄

저자 일동

차 례

제1장 서 론
(Introduction)

1. 방향 및 위치에 관한 해부학적 용어
   (Anatomical term about direction and position)
2. 세포의 구조(Structure of cell)
3. 덮개상피(Covering epithelium)
4. 고유 결합조직(Connective tissue prorer)
5. 근육조직(Muscular tissue)
6. 신경조직(Nervous tissue)

1. 방향 및 위치에 관한 해부학적 용어 (Anatomical terms about direction and position)

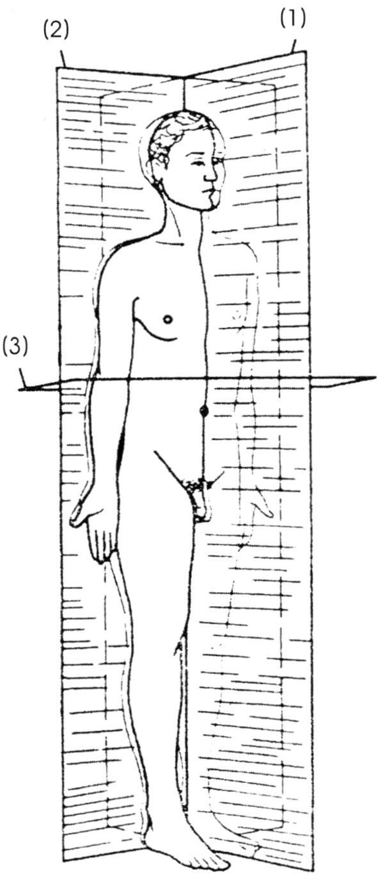

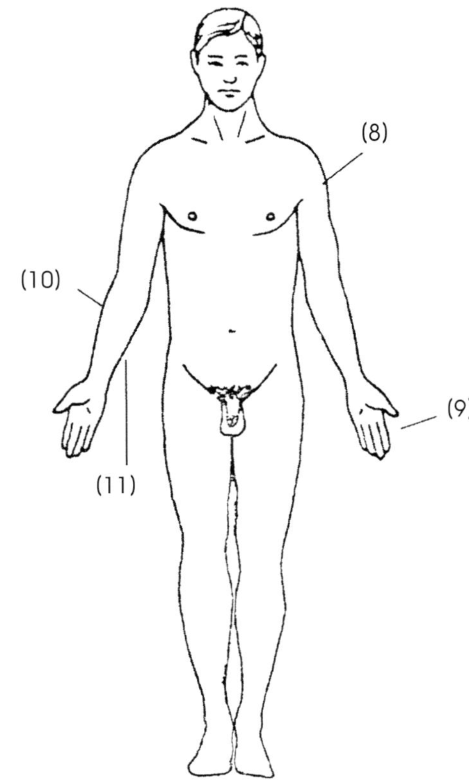

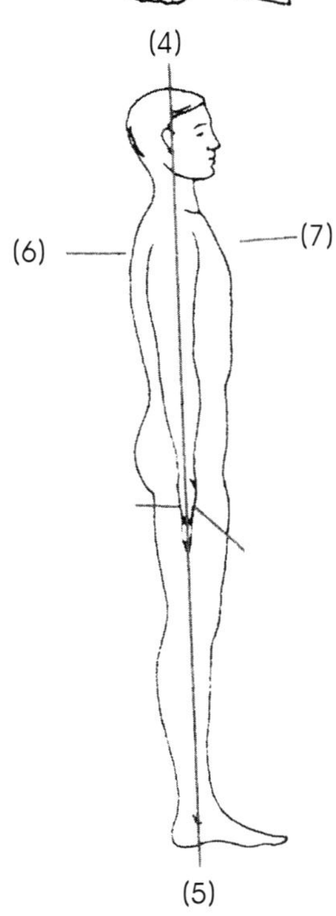

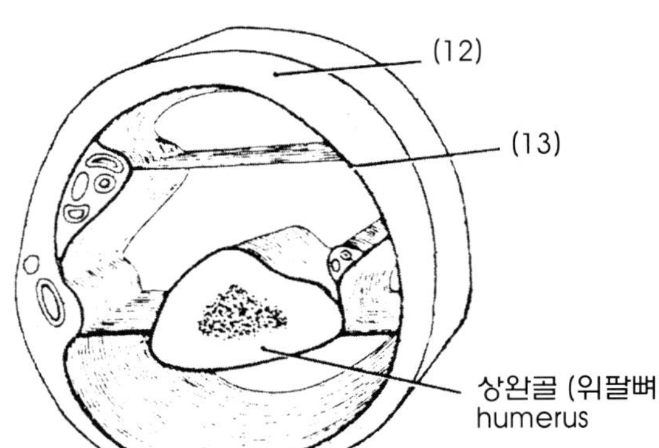

2. 세포의 구조(Structure of cell)

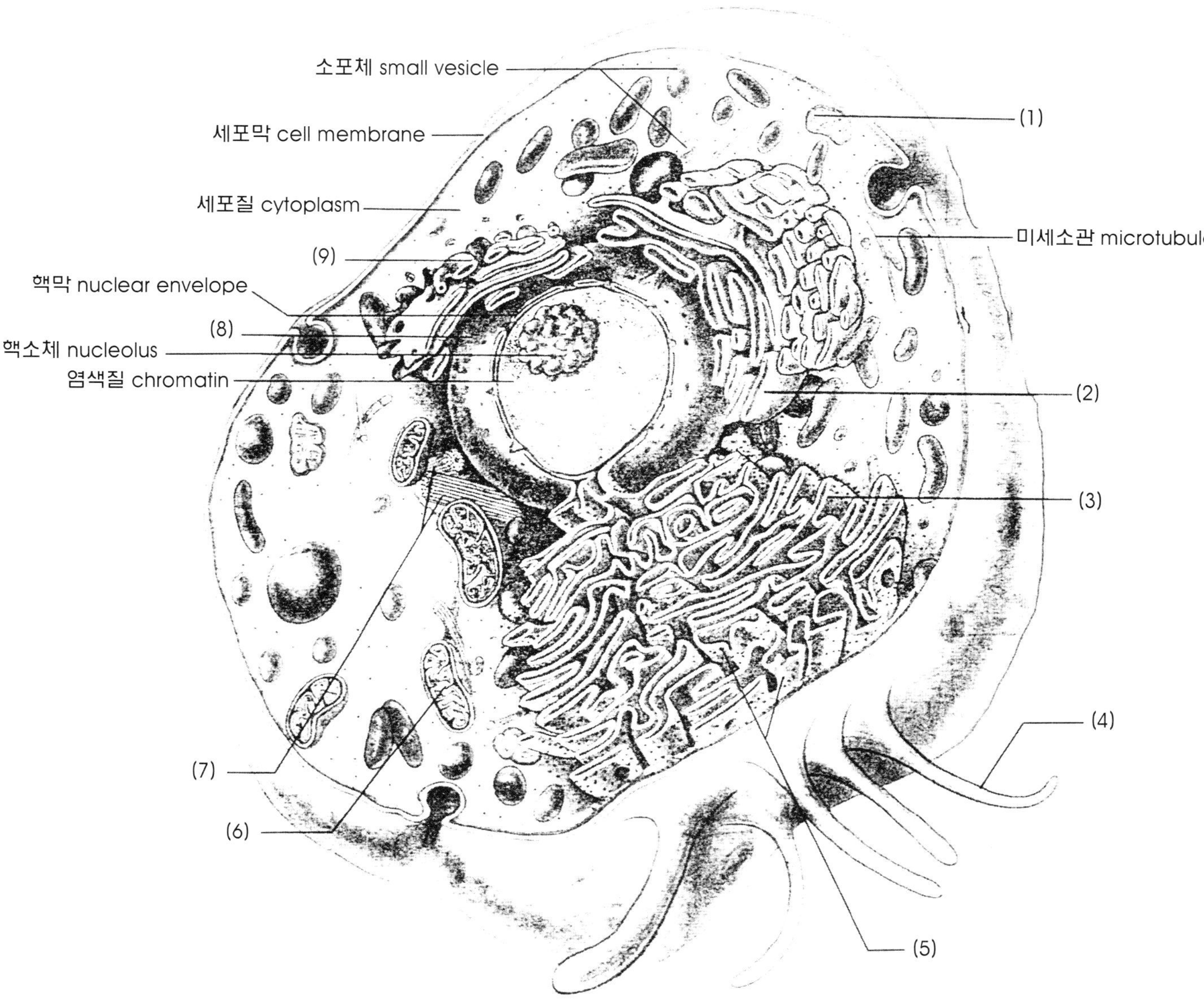

3. 덮개상피(Covering epitheliulm)

(1)

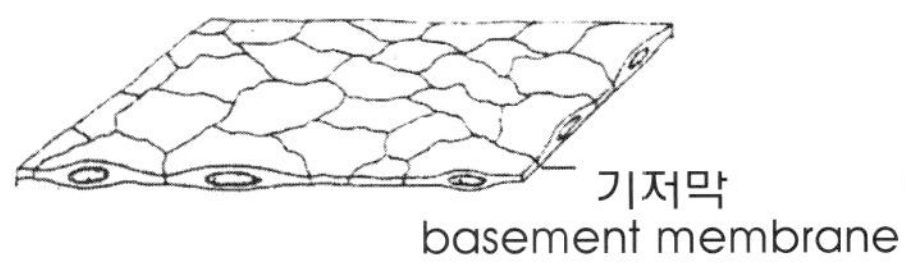

(2)

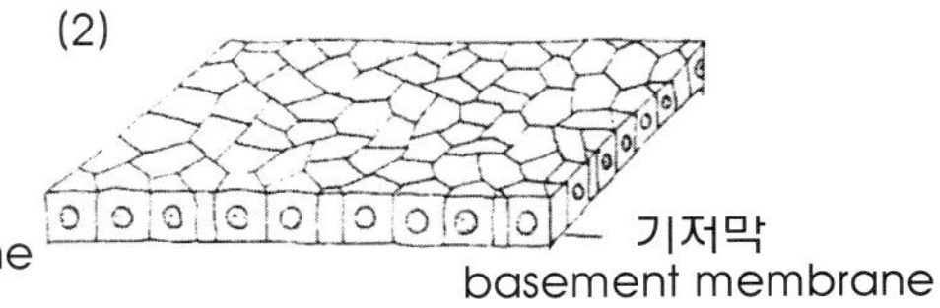

(3)

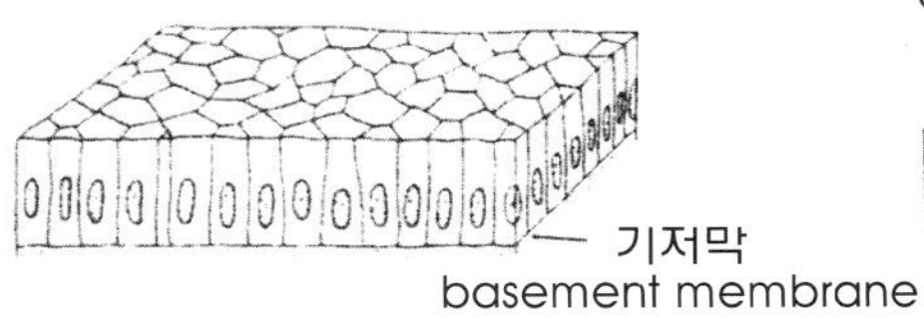

(4)

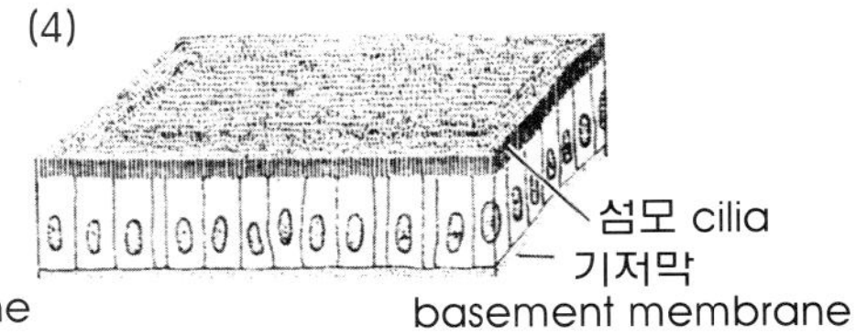

(5)

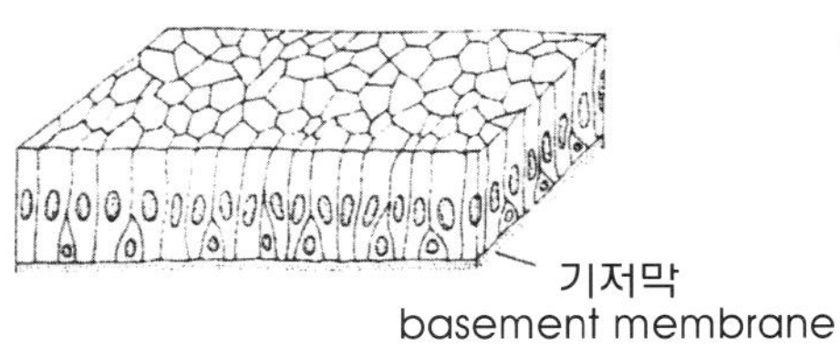

(6)

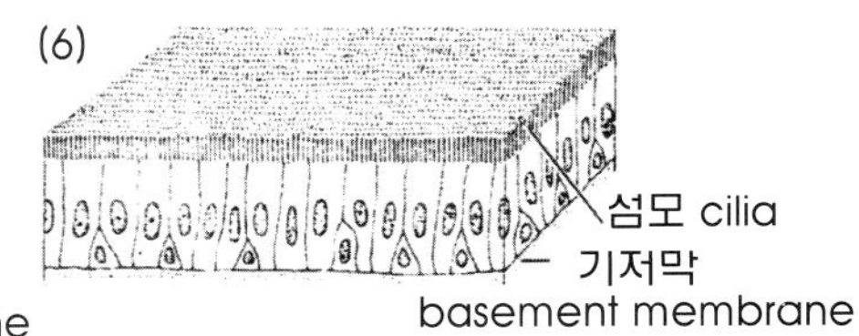

(7)

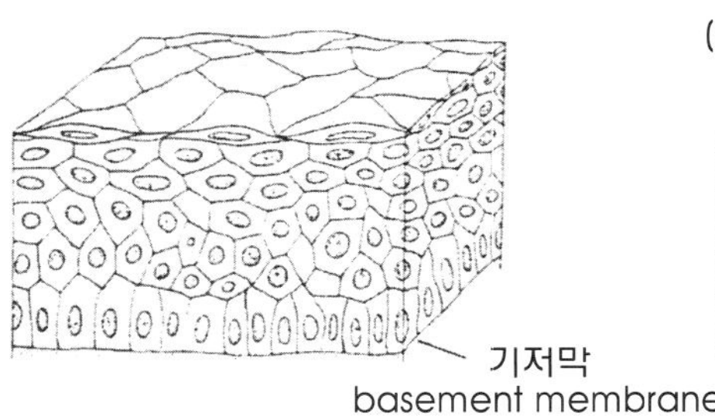

(8)

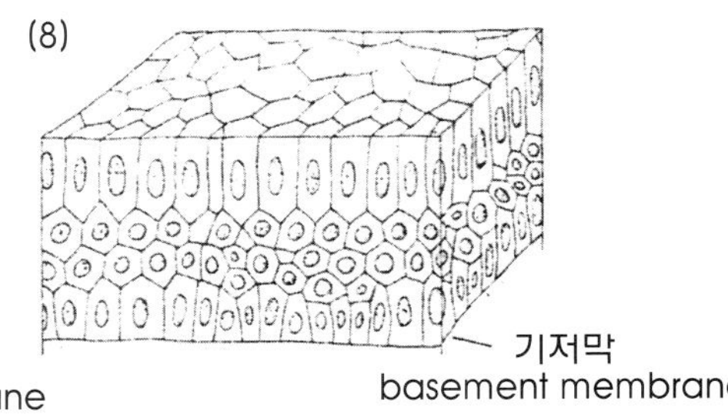

(9)

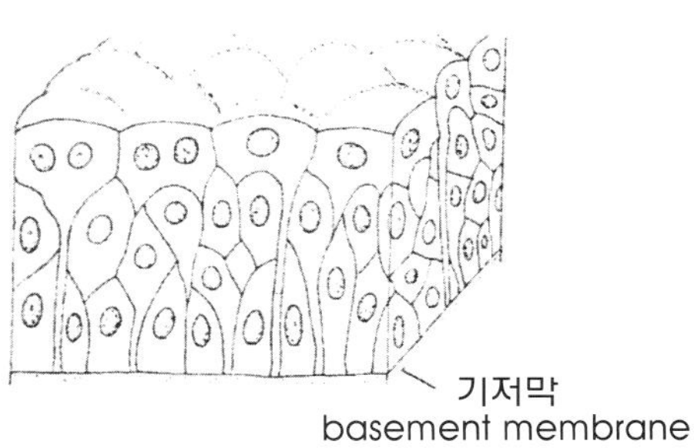

(10)

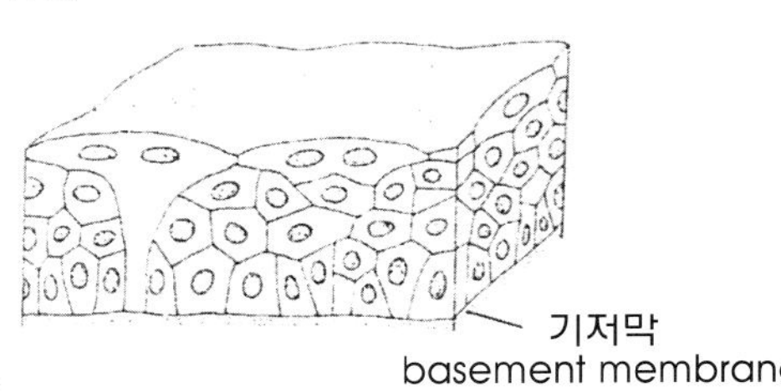

4. 고유 결합조직(Connective tissue prorer)

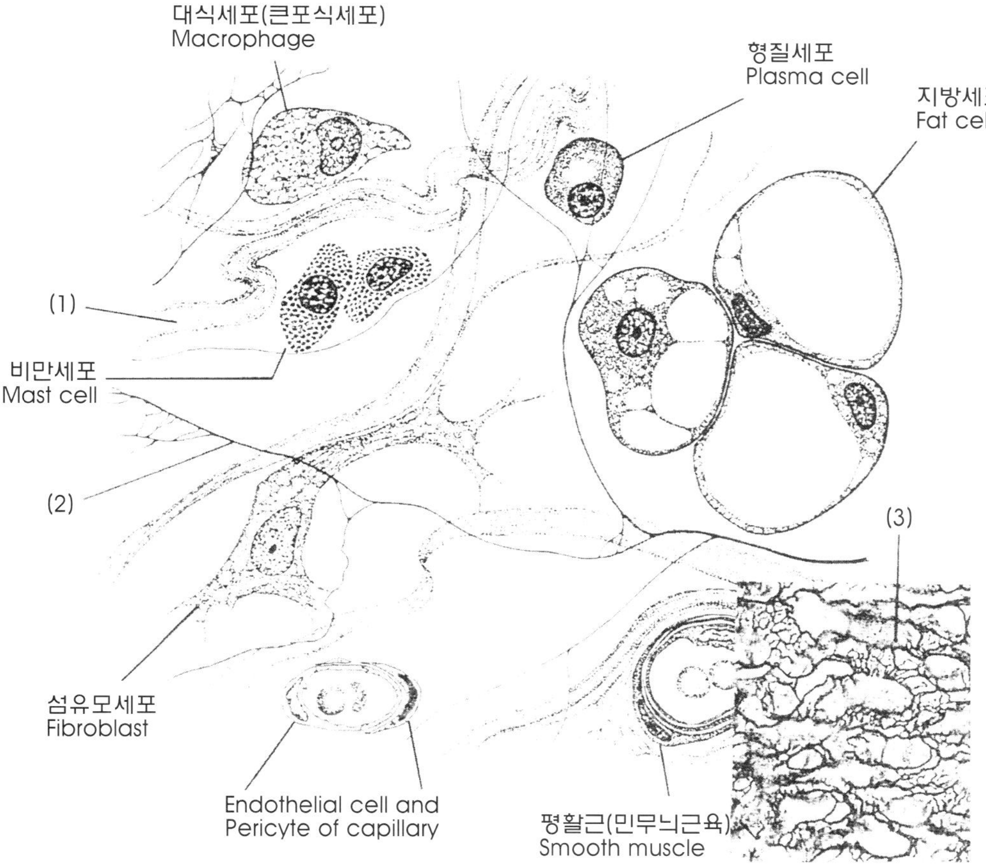

(1)

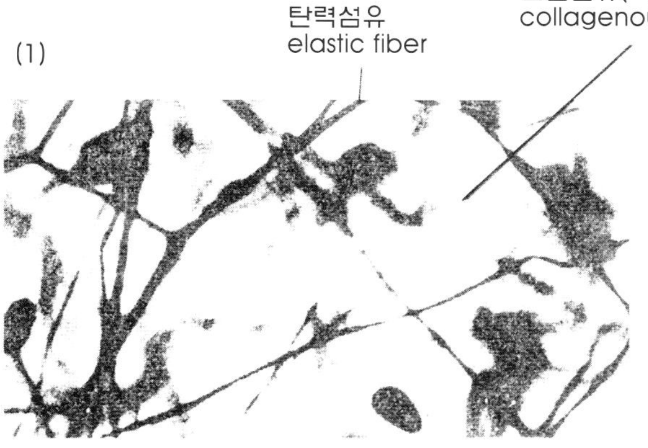

(5)

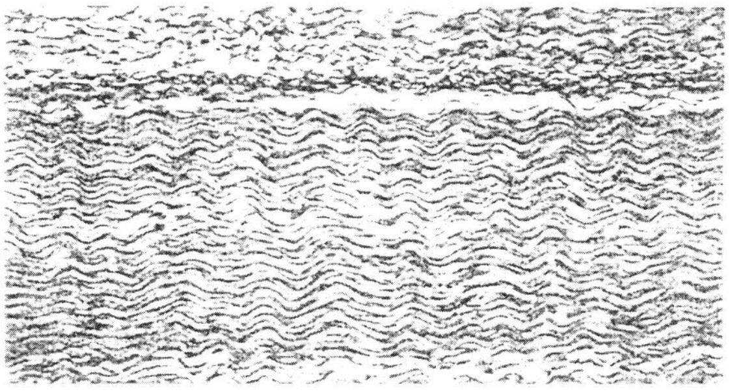

5. 근육조직(Muscular tissue)

(1)

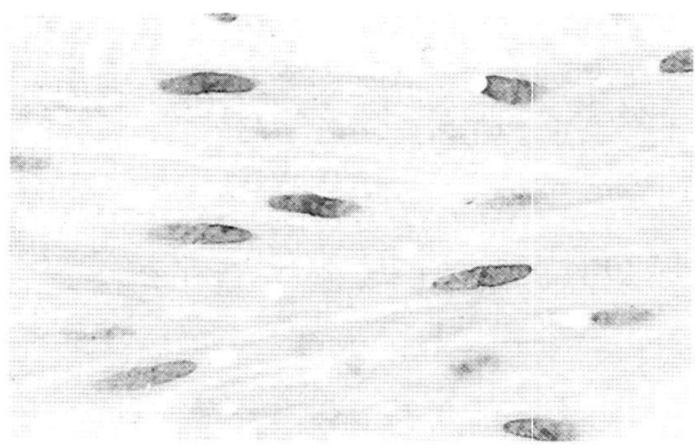

(2)

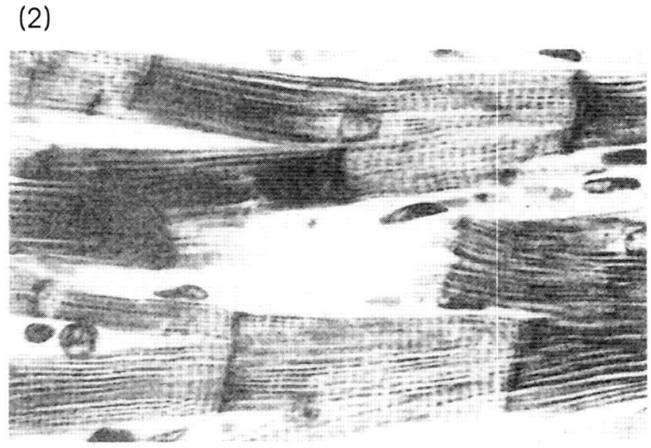

(3)

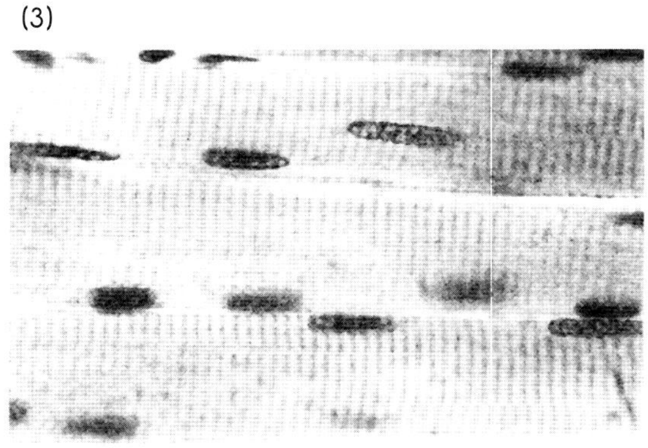

6. 신경조직(Nervous tissue)

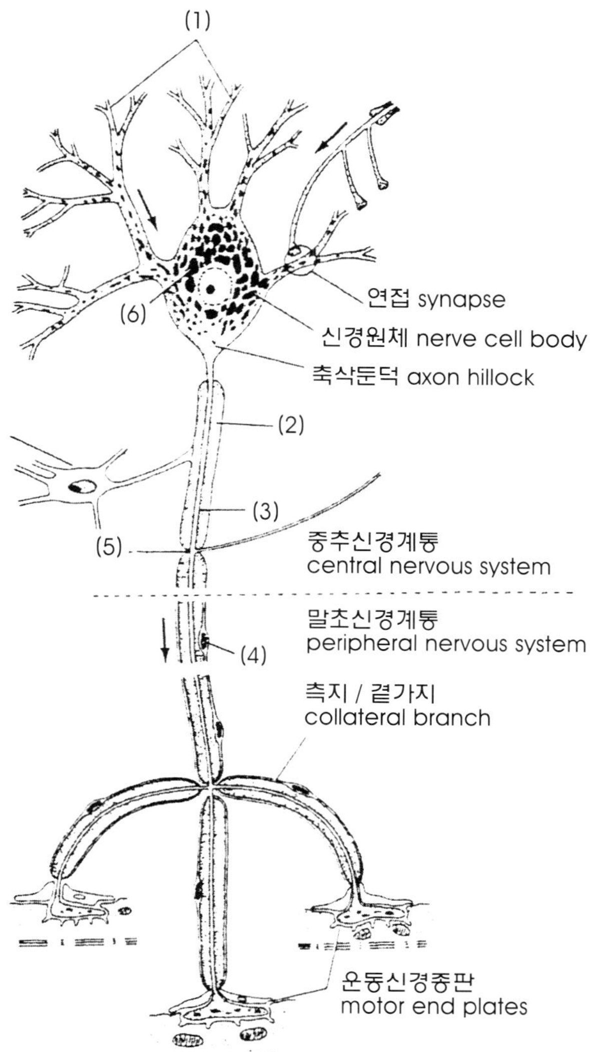

(1) ____________________ (2) ____________________

(3) ____________________ (4) ____________________

(5) ____________________ (6) ____________________

< 연습 문제 >

* 문제에 대한 답을 쓰시오.

1. 신체를 좌우대칭으로 나누는 단면을 무엇이라 하는가?

2. 신체를 관상봉합과 평행하게 나누는 단면을 무엇이라 하는가?

3. 신체를 위·아래로 나누는 면을 무었이라 하는가?

4. 해부학적 자세란?

5. 단백질합성에 관여하는 세포소기관은?

6. 호흡대사 및 에너지대사가 이루어지는 세포소기관은?

7. 농축 및 분비작용을 하는 세포소기관은?

8. 세포분열시 중심소체가 방추사를 형성하여 염색체이동에 관여하는 세포소기관은?

9. 염색질(핵질)내에서 유전정보에 관여하는 이중나선구조는?

10. 표피를 구성하는 상피조직은?

11. 표피와 구강(입안)을 구성하고 있는 상피조직은?

12. 소화관, 자궁을 구성하는 상피조직은?

13. 방광, 요도, 요관을 구성하는 상피조직은?

14. 후두, 기관, 난관(자궁관)을 구성하는 상피조직은?

15. 결합조직을 크게 두 종류로 분류하시오.

16. 고유결합조직은 소성결합조직(성긴결합조직)과 무슨 결합조직으로 나누는가?

17. 골격근(뼈대근육)의 근섬유(근육섬유) 사이나 근섬유다발(근육다발)을 구성하고 있는 결합조직섬유는?

18. 결합조직섬유 중 간장(간), 비장(지라), 골수 등에서 주로 관찰되는 섬유는?

19. 뼈, 혈액, 지방 등은 어느 결합조직에 해당되는가?

20. 인체 기본조직은?

제2장 골격계

(Skeletal system)

1. 뼈의 구조(Structure of bone)
2. 인체의 골격(Skeleton of the human body)
3. 두개골(머리뼈, Skull) 앞면(Anterior view)
4. 두개골(머리뼈, Skull) 옆면(Lateral view)
5. 두개골(머리뼈, Skull) 옆면(Lateral view)의 시상단면(Sagittal section)
6. 두개바닥(Base of skull)의 속면(Interior view)
7. 두개골(머리뼈, Skull)의 아랫면(Inferior view)
8. 두개골(머리뼈, Skull) 윗면(Superior view)과 봉합(Suture)
9. 신생아 두개골(머리뼈)의 봉합(Suture)과 숫구멍(Fontanelle) 옆면(Lateral view)과 윗면(Superior view)
10. 척추(Vertebral column)를 구성하는 추골(척추뼈, Vertebrae)과 만곡(굽이, Curvature)
11. 경추(목뼈, Cervical vertebrae)
12. 흉추(등뼈, Thoracic vertebrae)와 요추(허리뼈, Lumbar vertebrae)
13. 천골(엉치뼈, Sacrum)과 미골(꼬리뼈, Coccyx)
14. 흉곽(가슴우리, Thorax)
15. 흉골(복장뼈, Sternum)과 늑골(갈비뼈, Rib)
16. 상지뼈(팔뼈, The bones of upper limb)
17. 하지뼈(다리뼈, The bones of lower limb)
18. 관절(joint)의 종류

1. 뼈의 구조(Structure of bone)

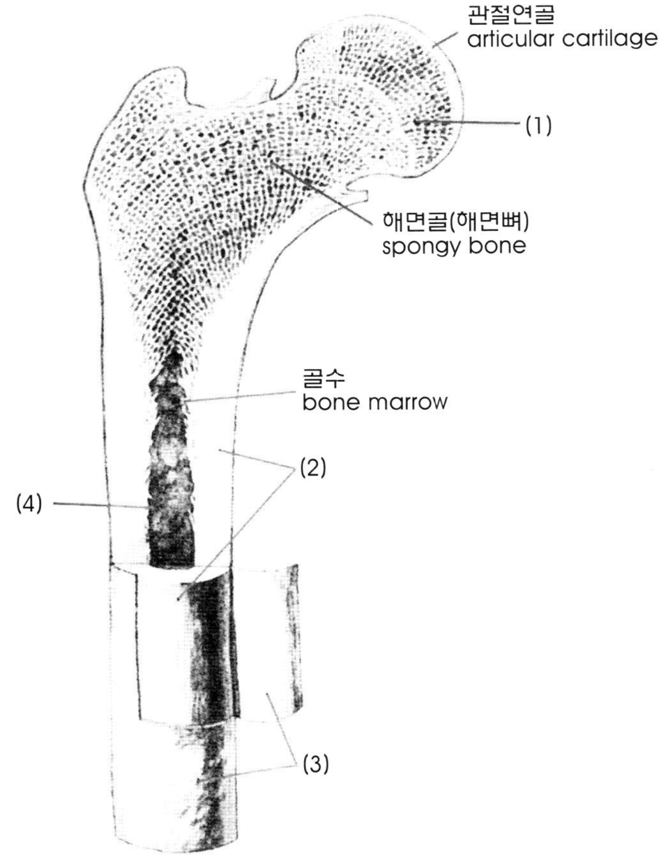

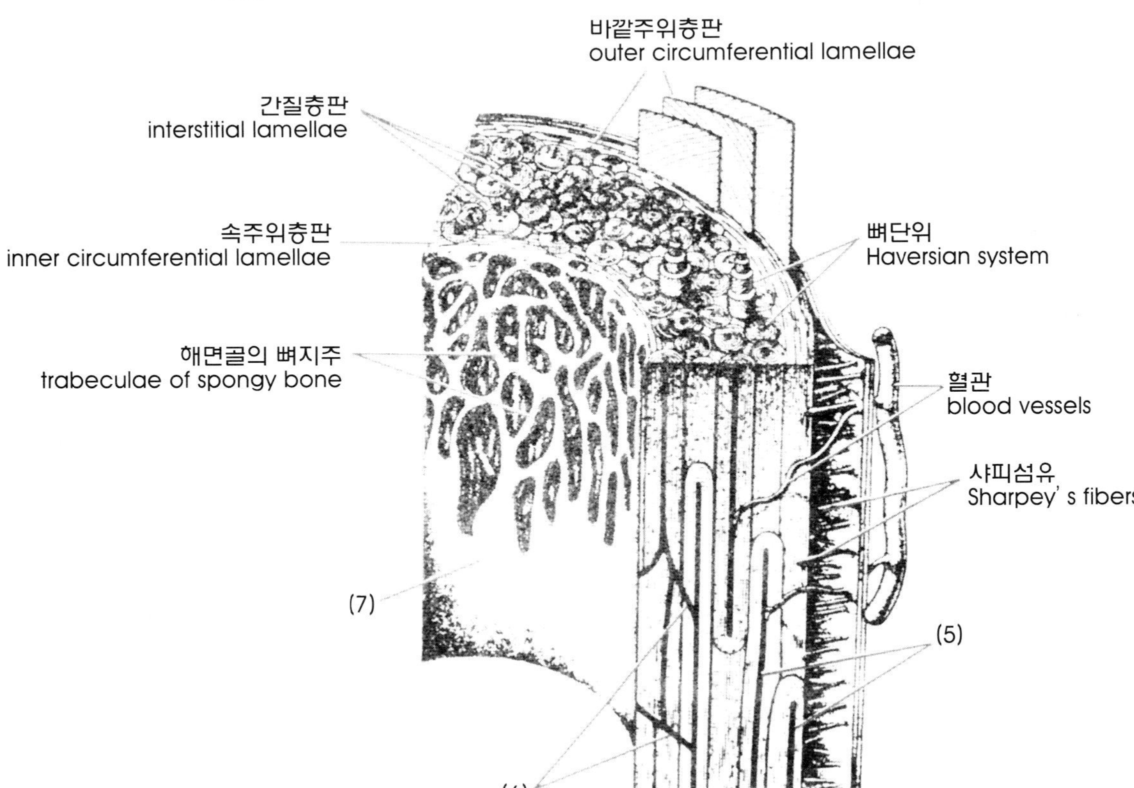

2. 인체의 골격(몸통뼈대, Skeleton of the human body)

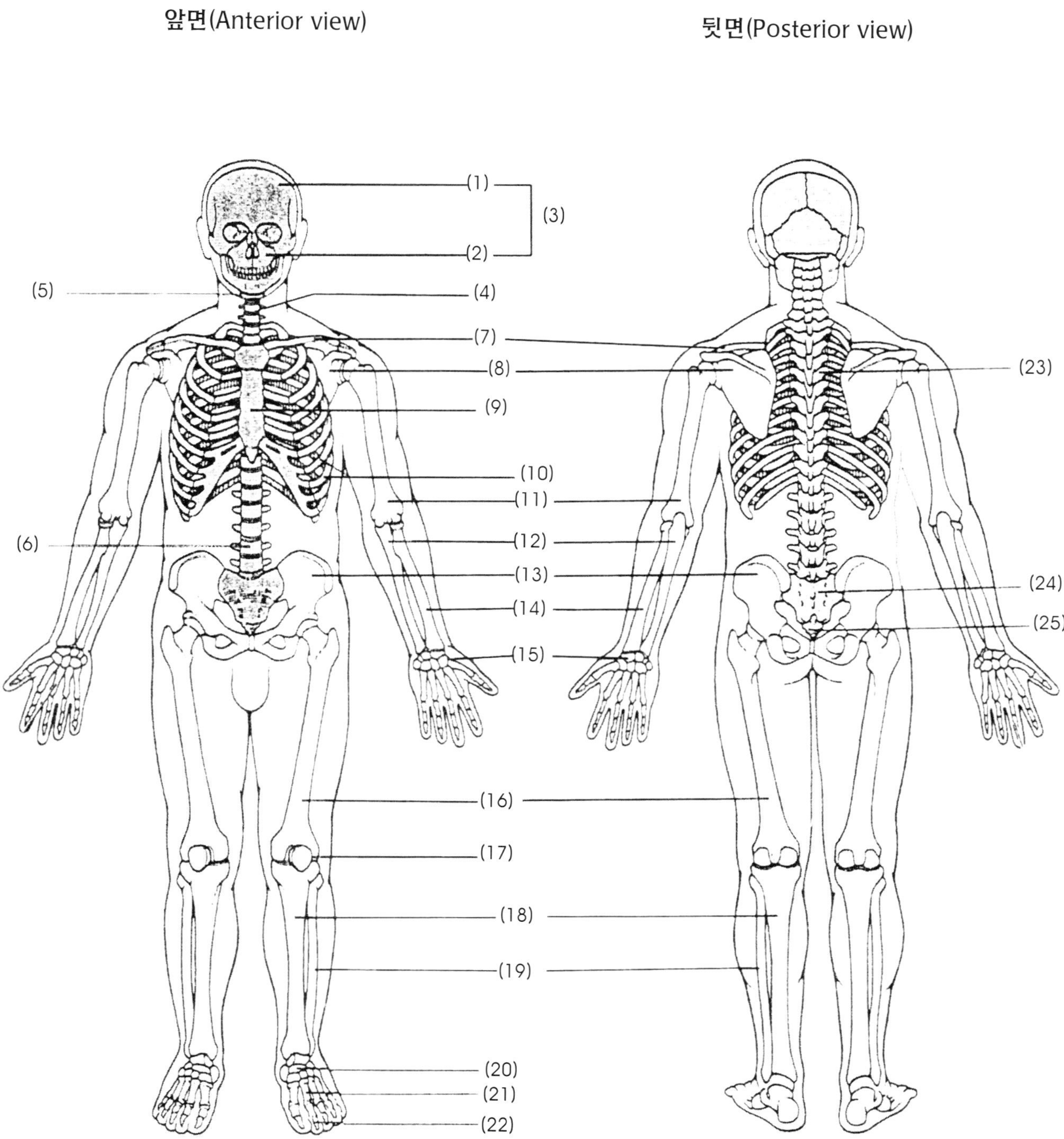

3. 두개골(머리뼈, Skull)

앞면(Anterior view)

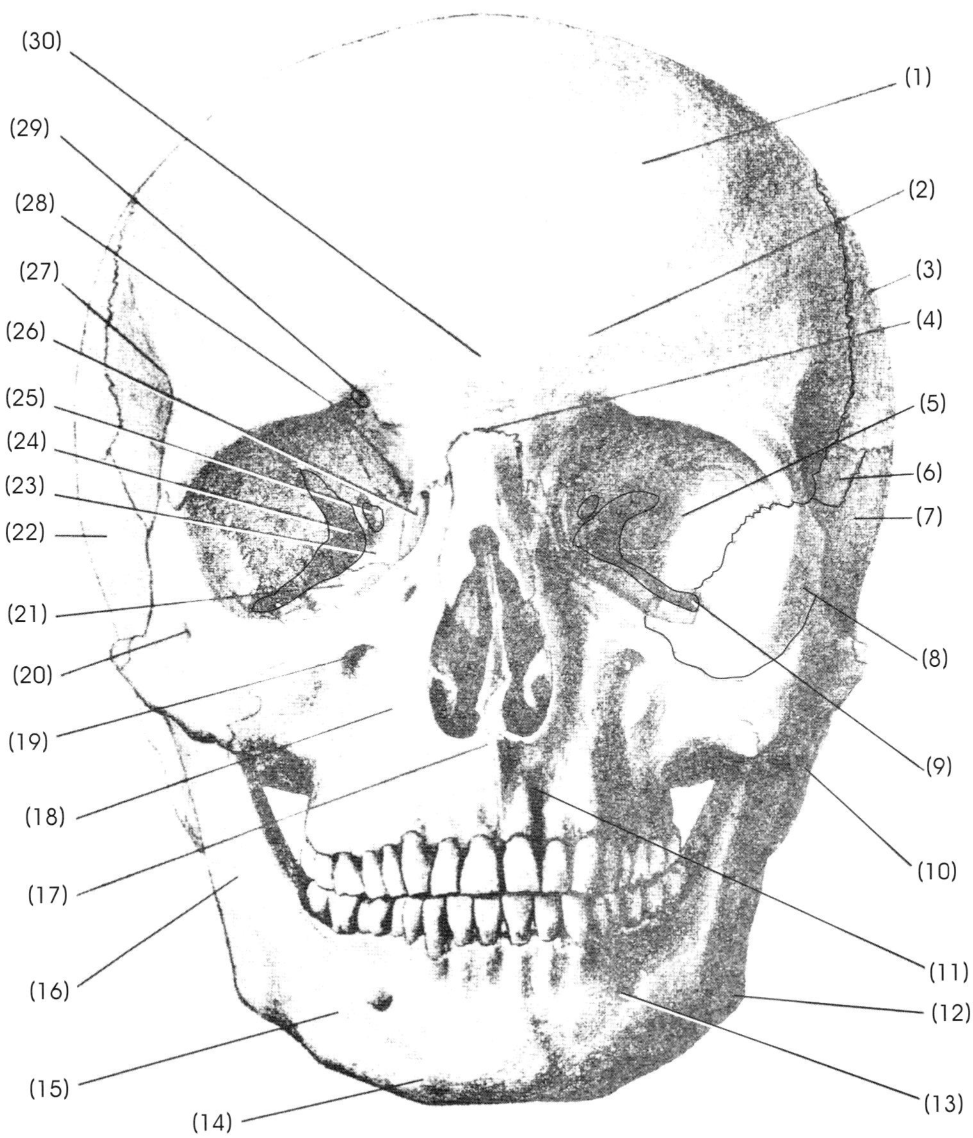

4. 두개골(머리뼈, Skull)

옆면(Lateral view)

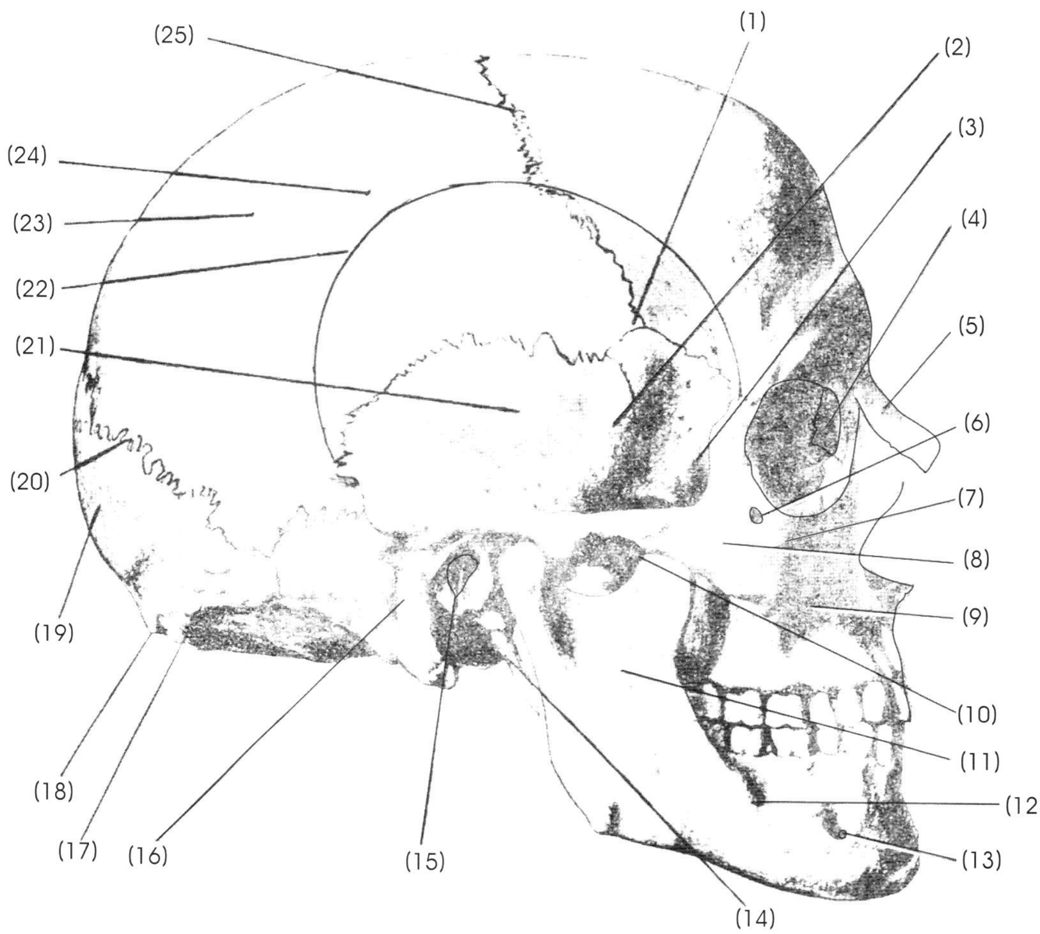

5. 두개골(머리뼈, Skull)

옆면(Lateral view)의 시상단면(Sagittal section)

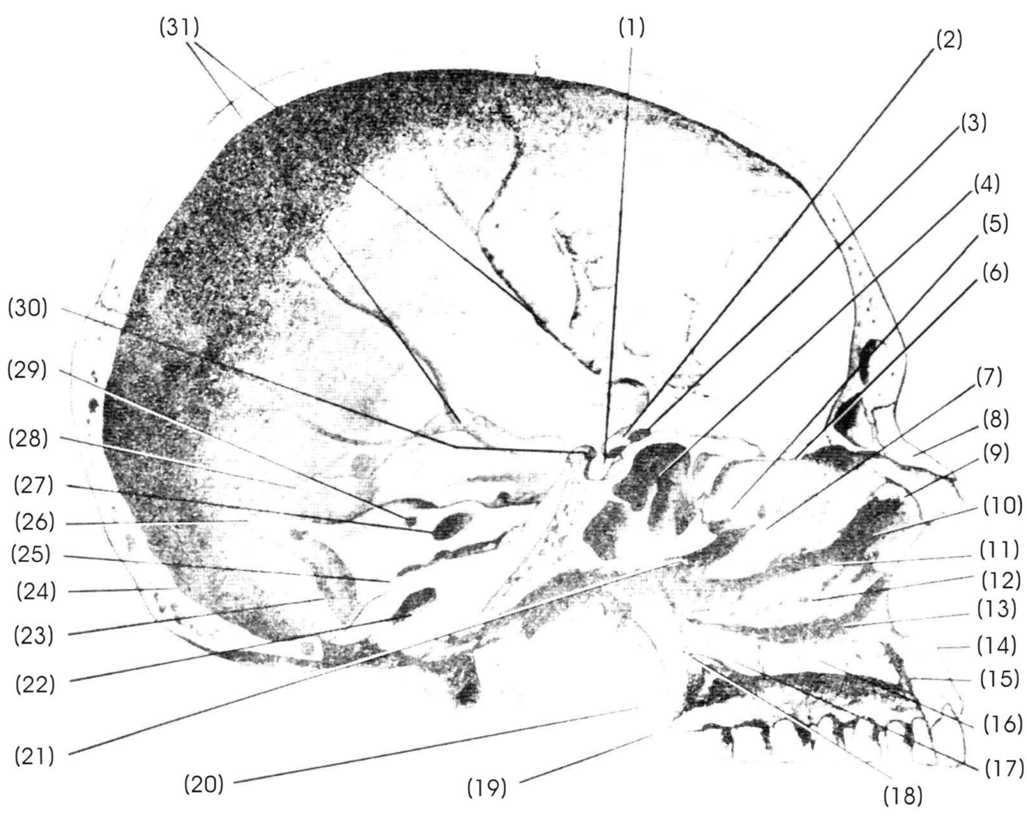

6. 두개바닥(Base of skull)

속면(Interior view)

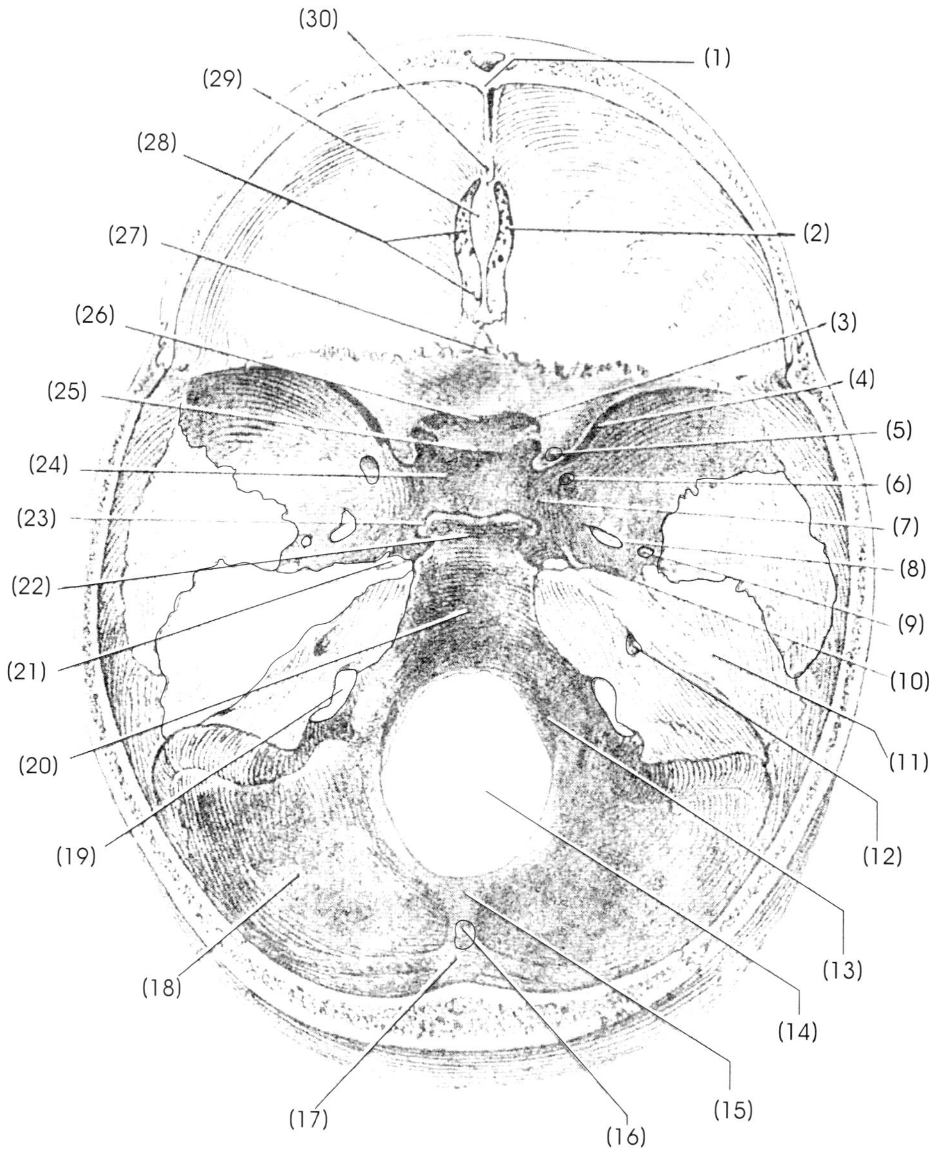

7. 두개골(머리뼈, Skull)

아랫면(Inferior view)

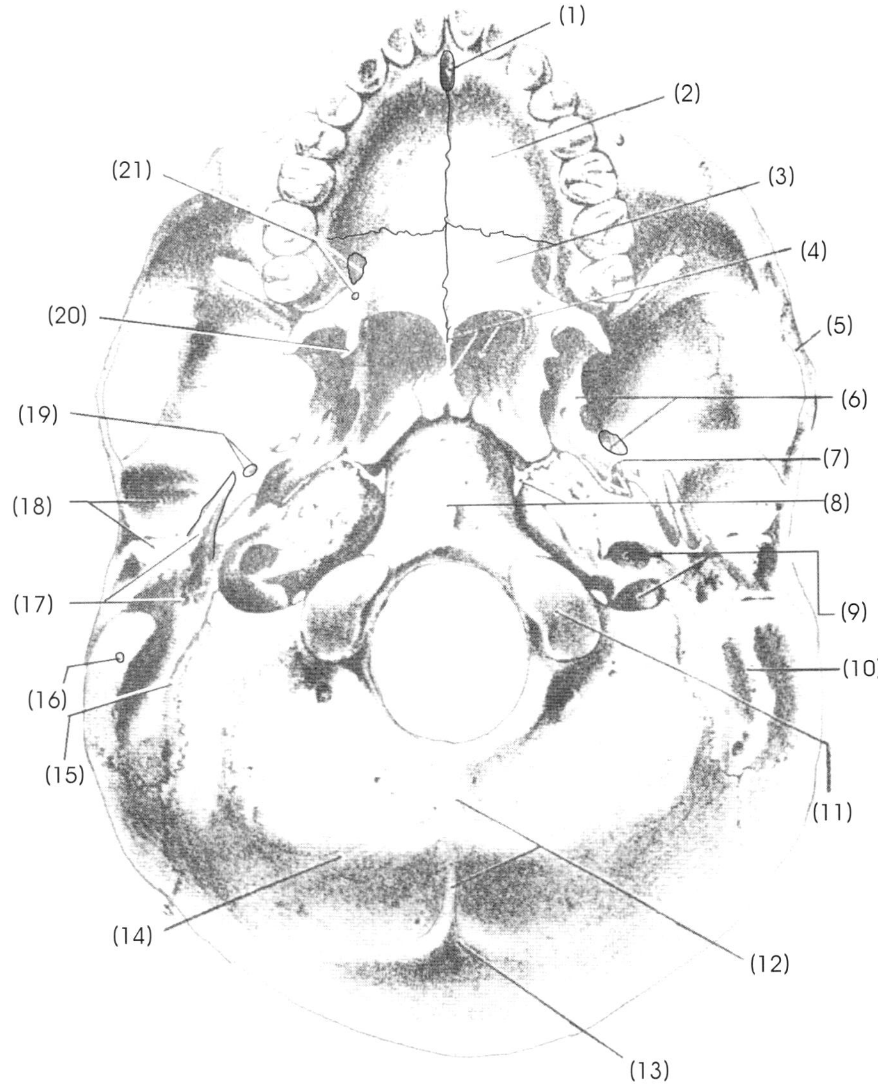

8. 두개골(머리뼈, Skull)

윗면(Superior view)과 봉합(Suture)

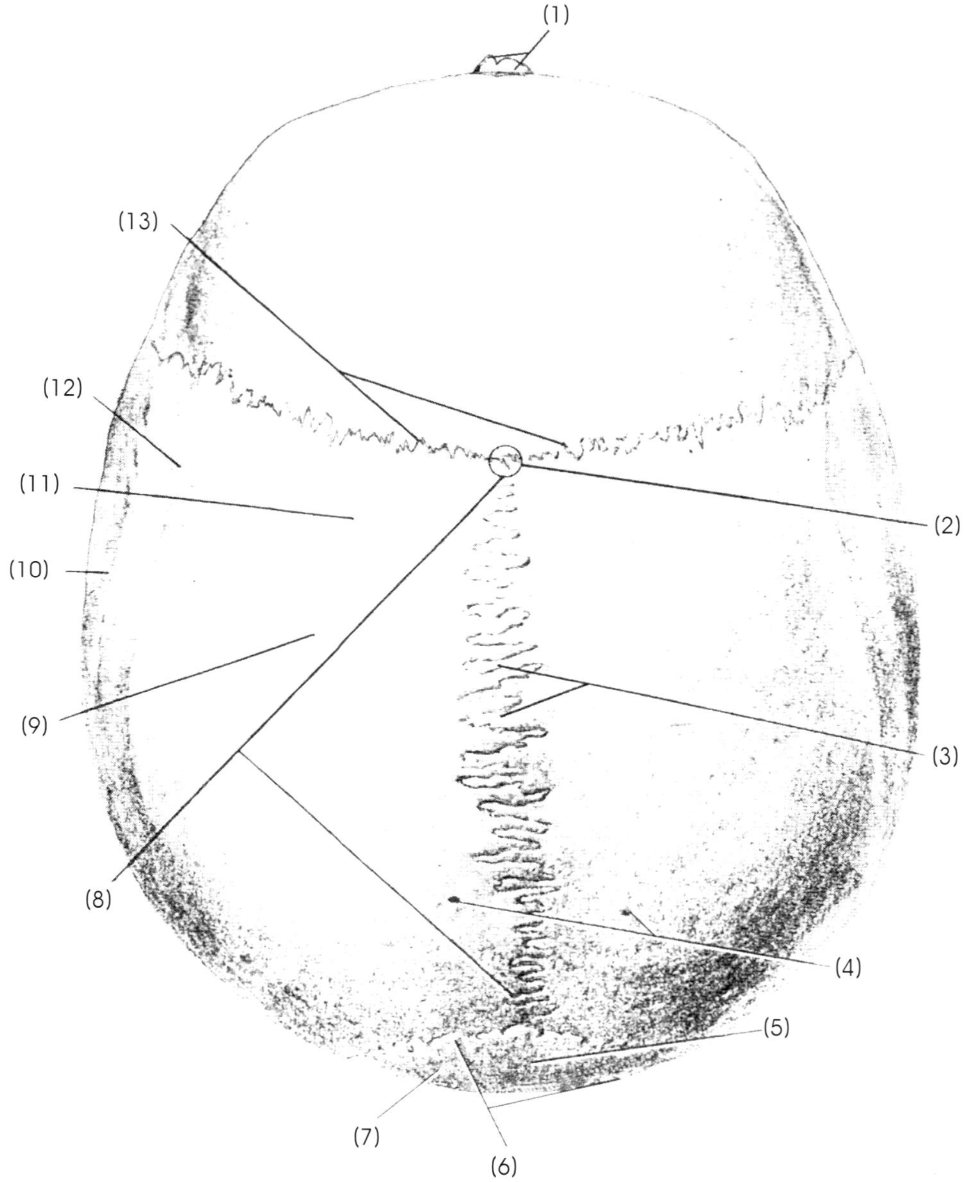

9. 신생아 두개골의 봉합(sature)과 천문(숫구멍, Fontanelle)

옆면(Lateral view)

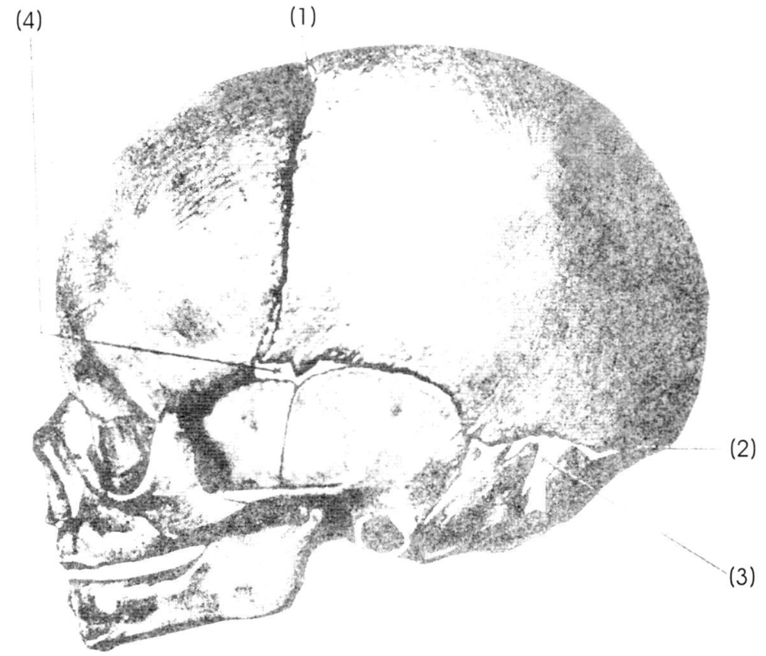

윗면(Superior view)

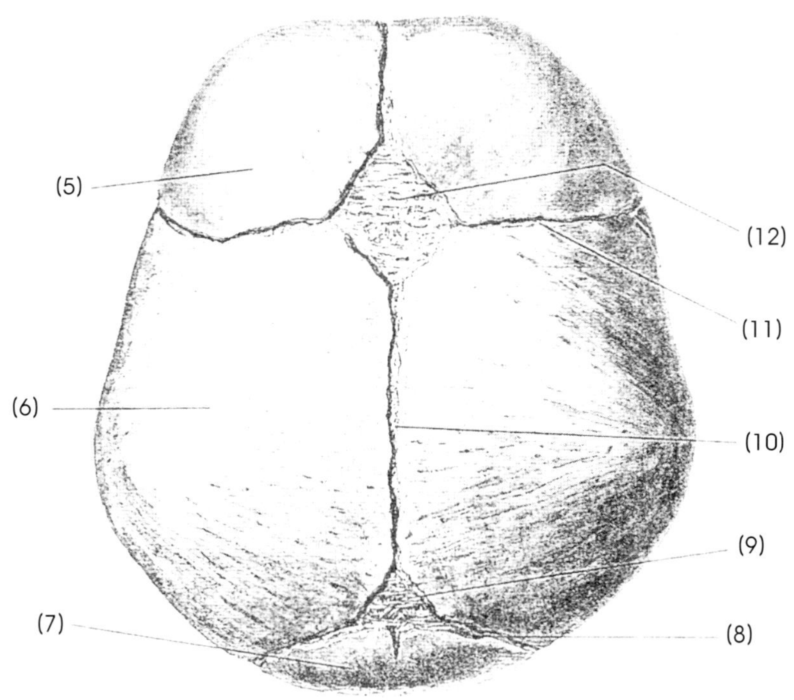

10. 척추(Vertebral column)를 구성하는 추골(척추뼈, Vertebrae)과 만곡(굽이, Curvature)

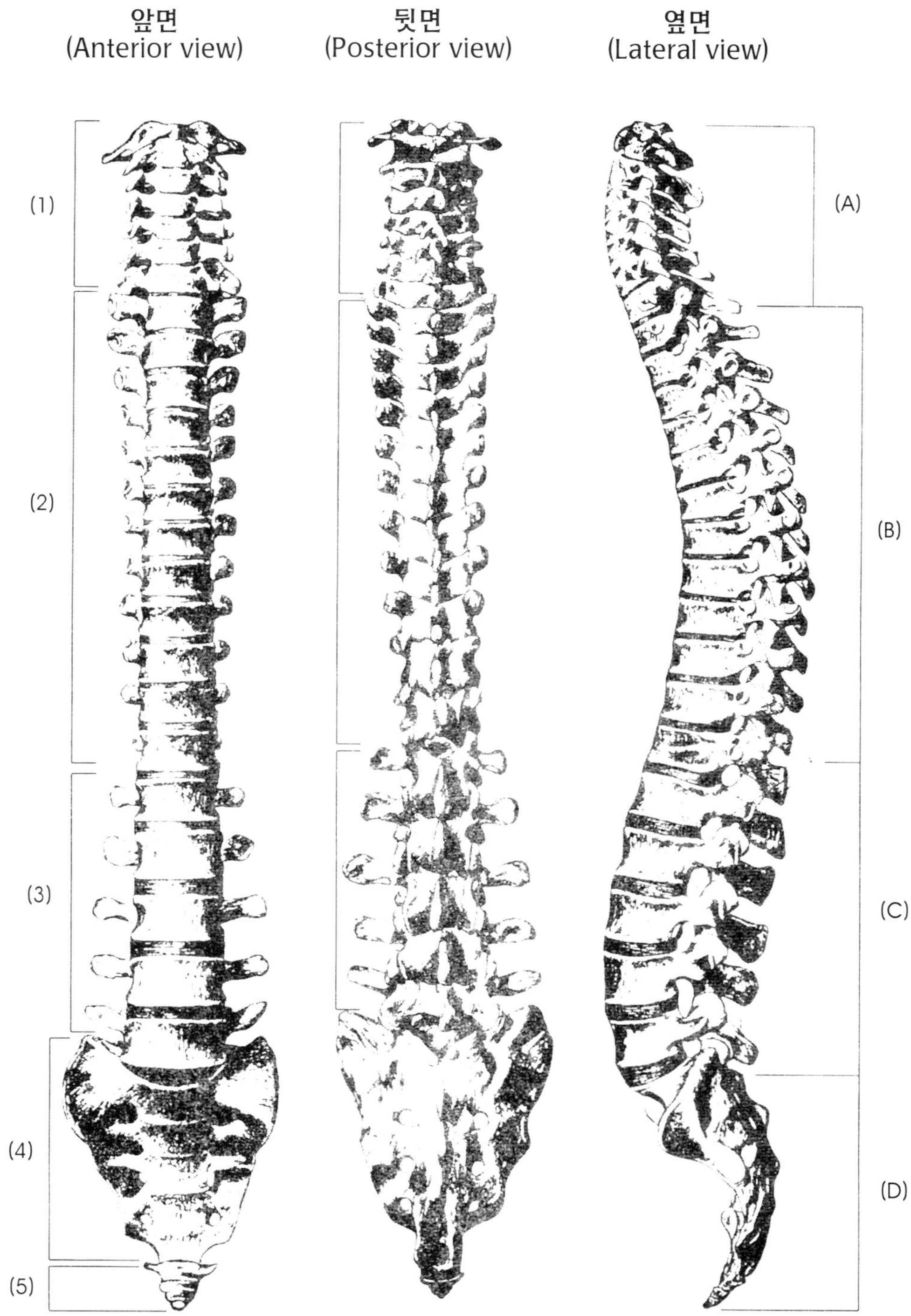

11. 경추(목뼈, Cervical vertebrae)

1) 경추(목뼈)의 일반적인 구조

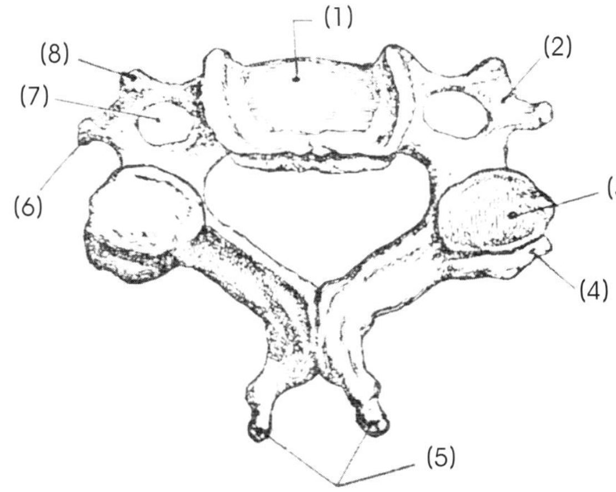

2) 제 1경추(환추<고리뼈>, Atlas)

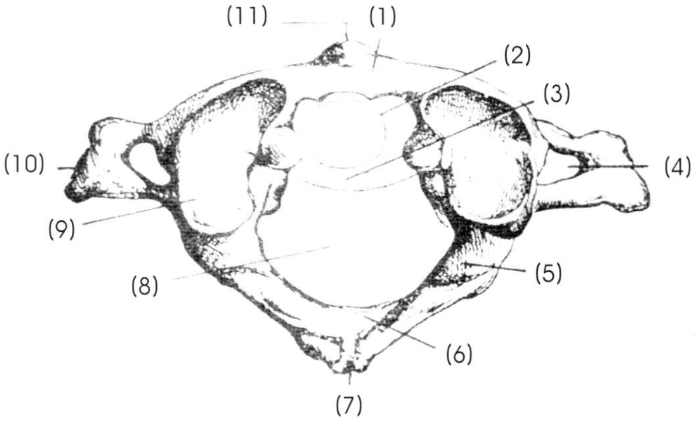

3) 제 2경추(축추<둘째목뼈, 중쇠뼈>, Axis)

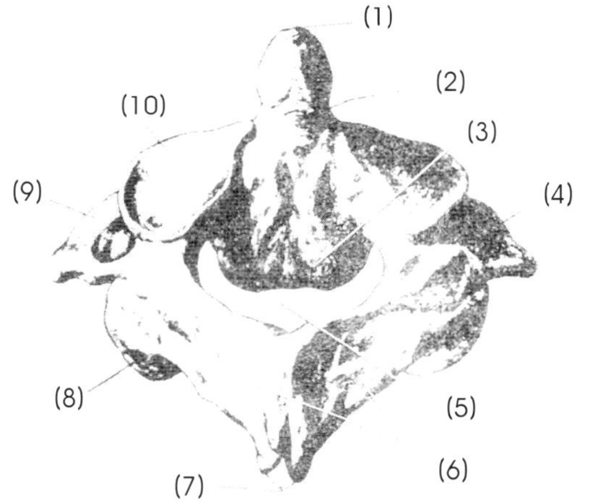

4) 제 7경추(융추<솟을뼈>, Vertebra prominens)

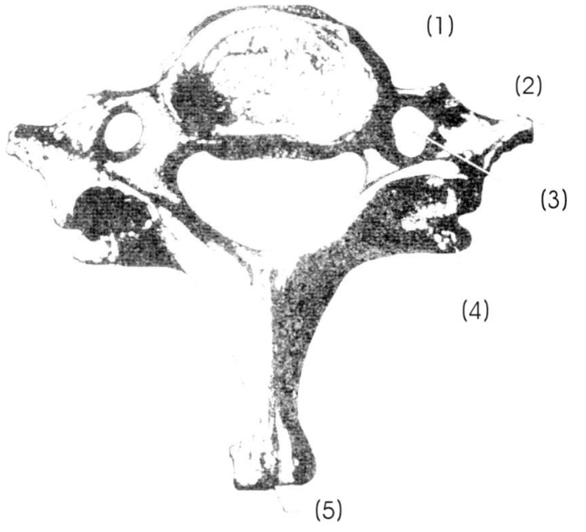

12. 흉추(등뼈, Thoracic vertebrae)와 요추(허리뼈, Lumbar vertrae)

1) 흉추(등뼈, Thoracic vertebrae)

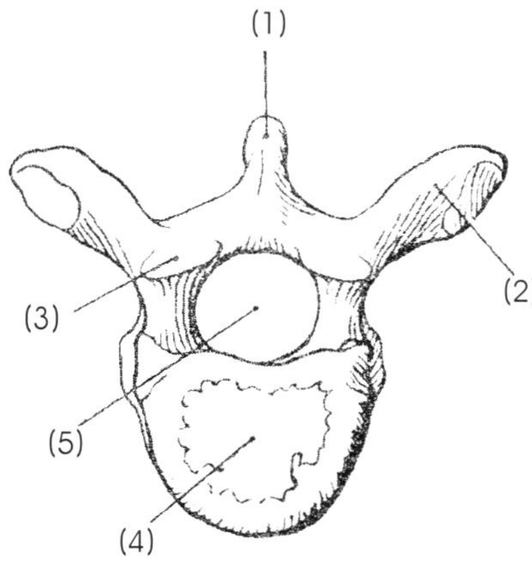

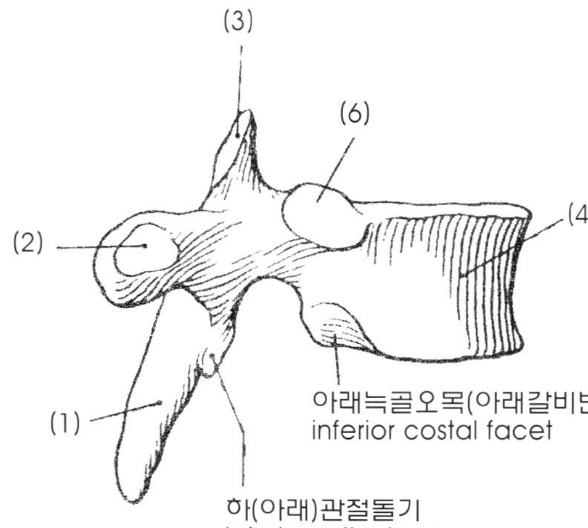

2) 요추(허리뼈, Lumbar vertebrae)

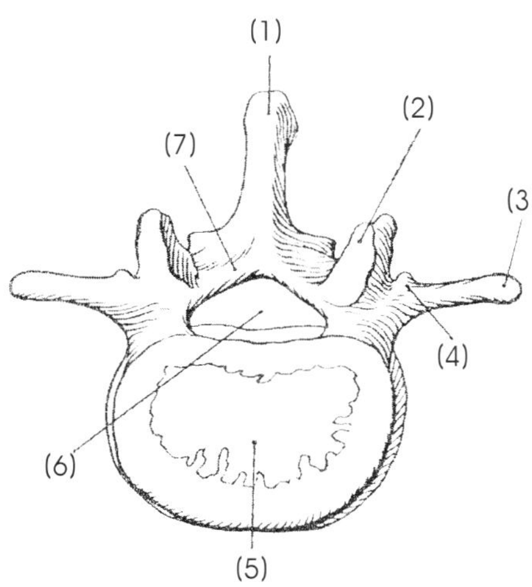

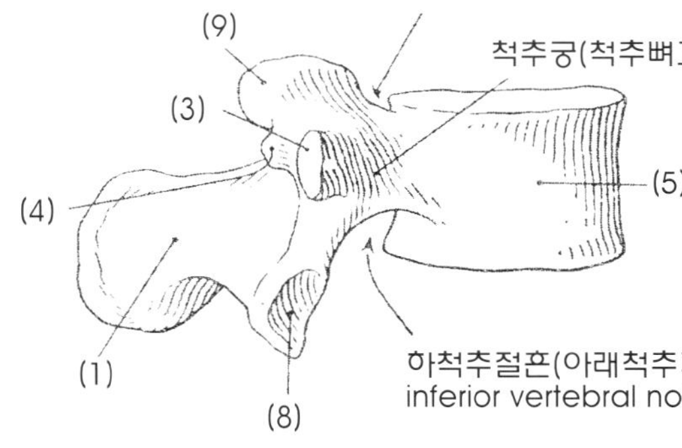

13. 천골(엉치뼈, Sacrum)과 미골(꼬리뼈, Coccyx)

앞면(Anterior view)

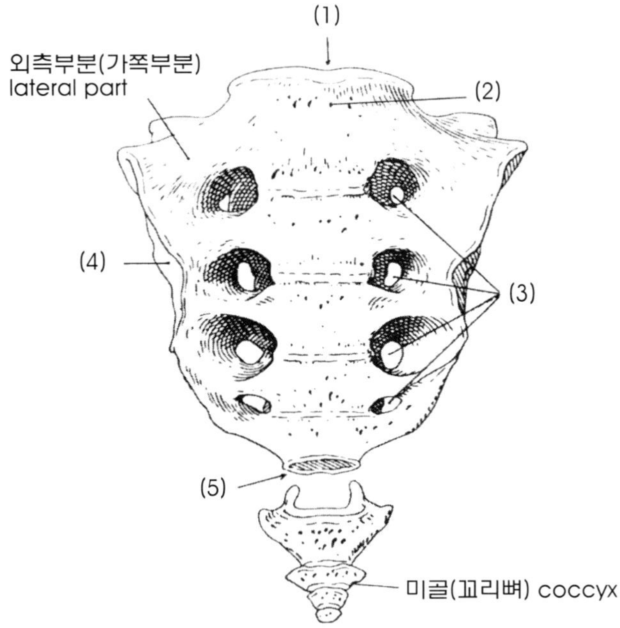

뒷면(Posterior view)

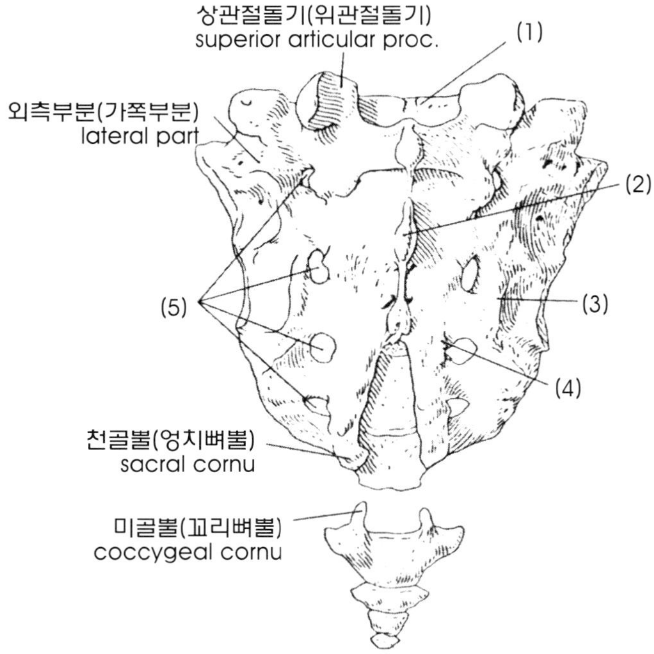

14. 흉곽(가슴우리, Thorax)

앞면(Anterior view)

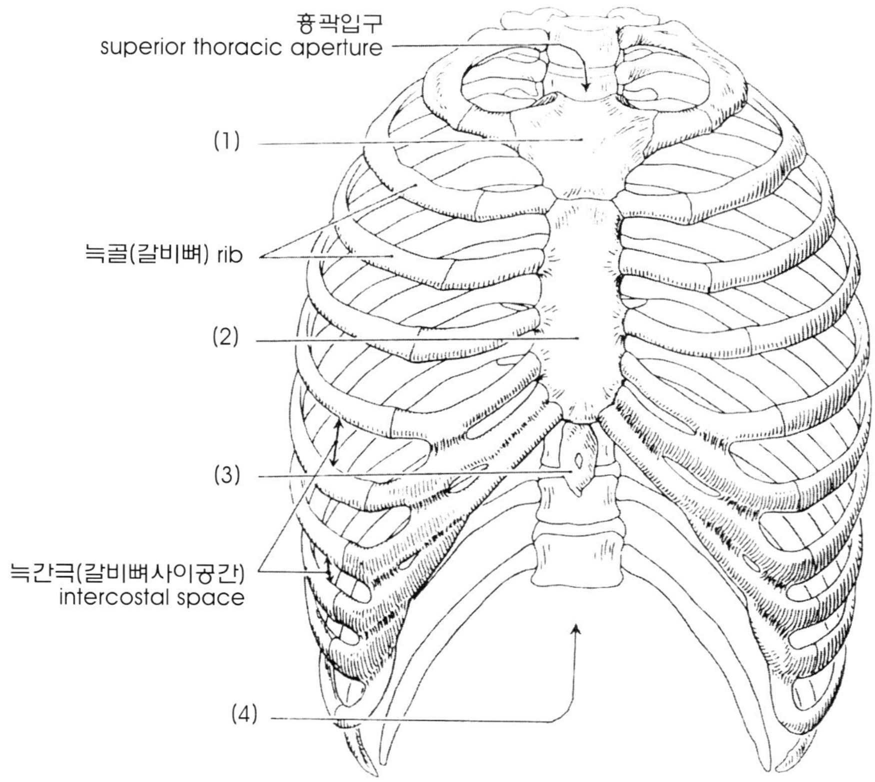

뒷면(Posterior view)

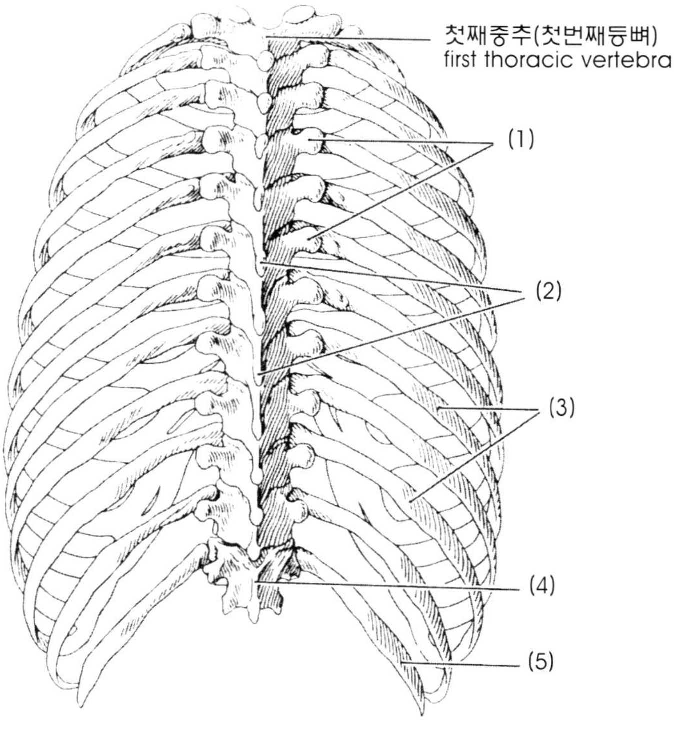

15. 흉골(복장뼈, Sternum)과 늑골(갈비뼈, Rib)

1) 흉골(복장뼈, Sternum)

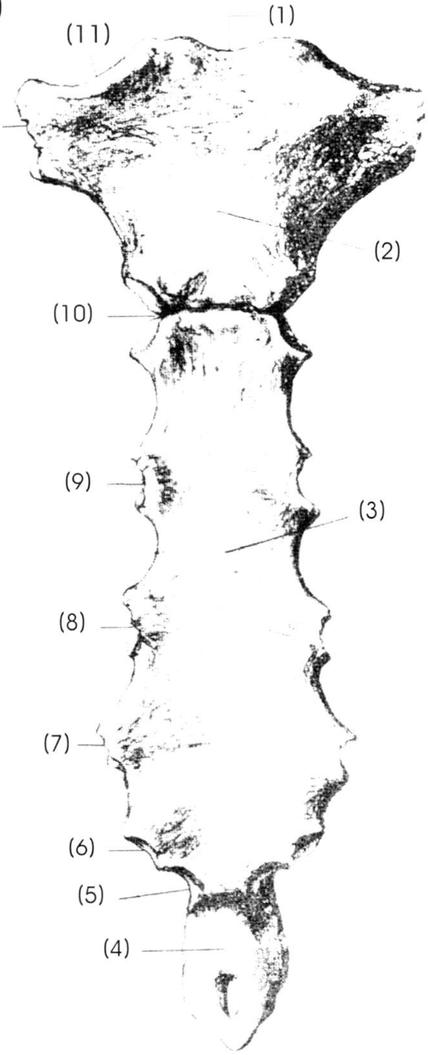

2) 늑골(갈비뼈, Rib)

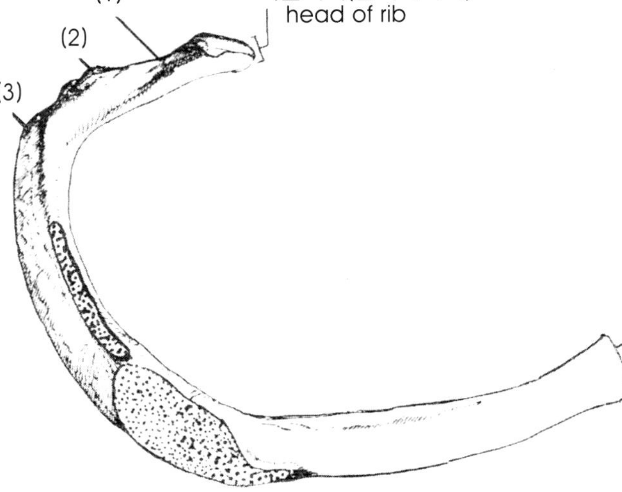

16. 상지뼈(팔뼈, The bones of upper limb)

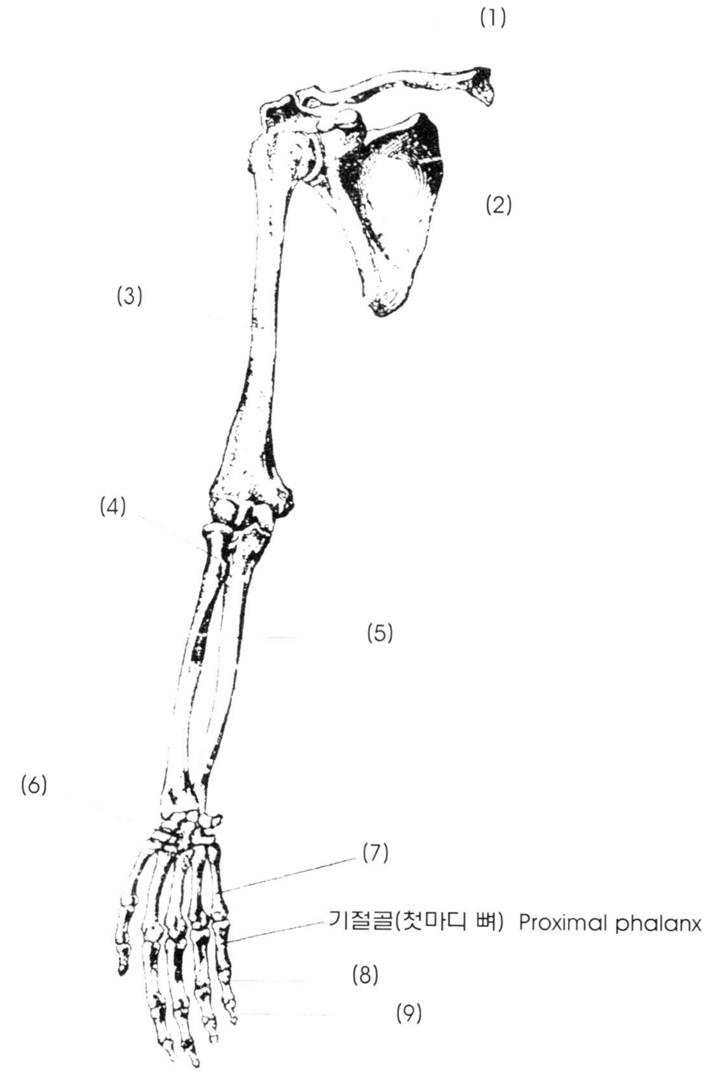

1) 쇄골(빗장뼈, Clavicle)

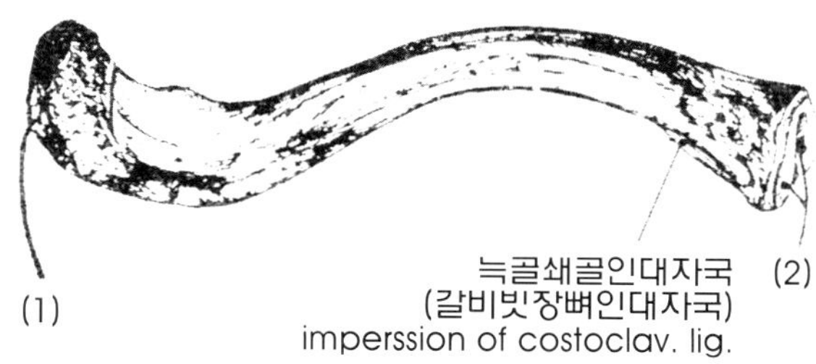

2) 견갑골(어깨뼈, Scapula)

앞면(Anterior view)

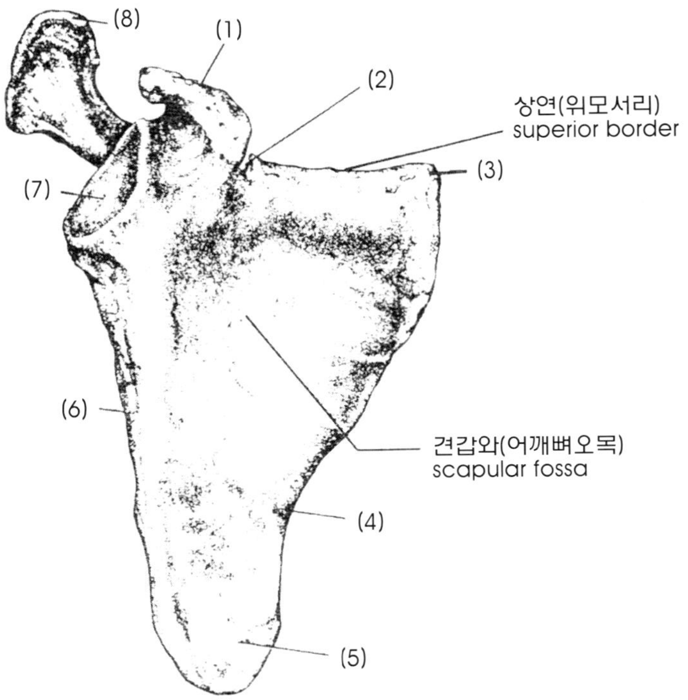

뒷면(Posterior view)

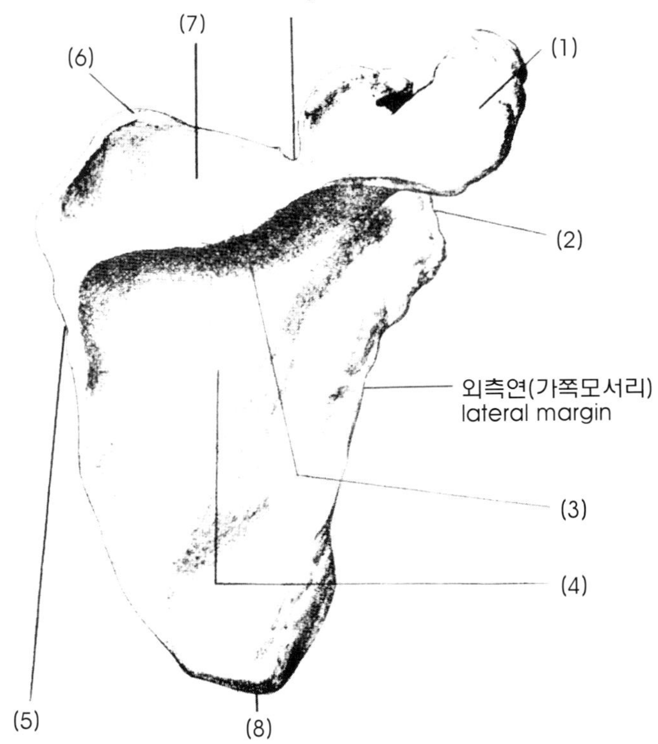

3) 상완골(위팔뼈, Humerus)

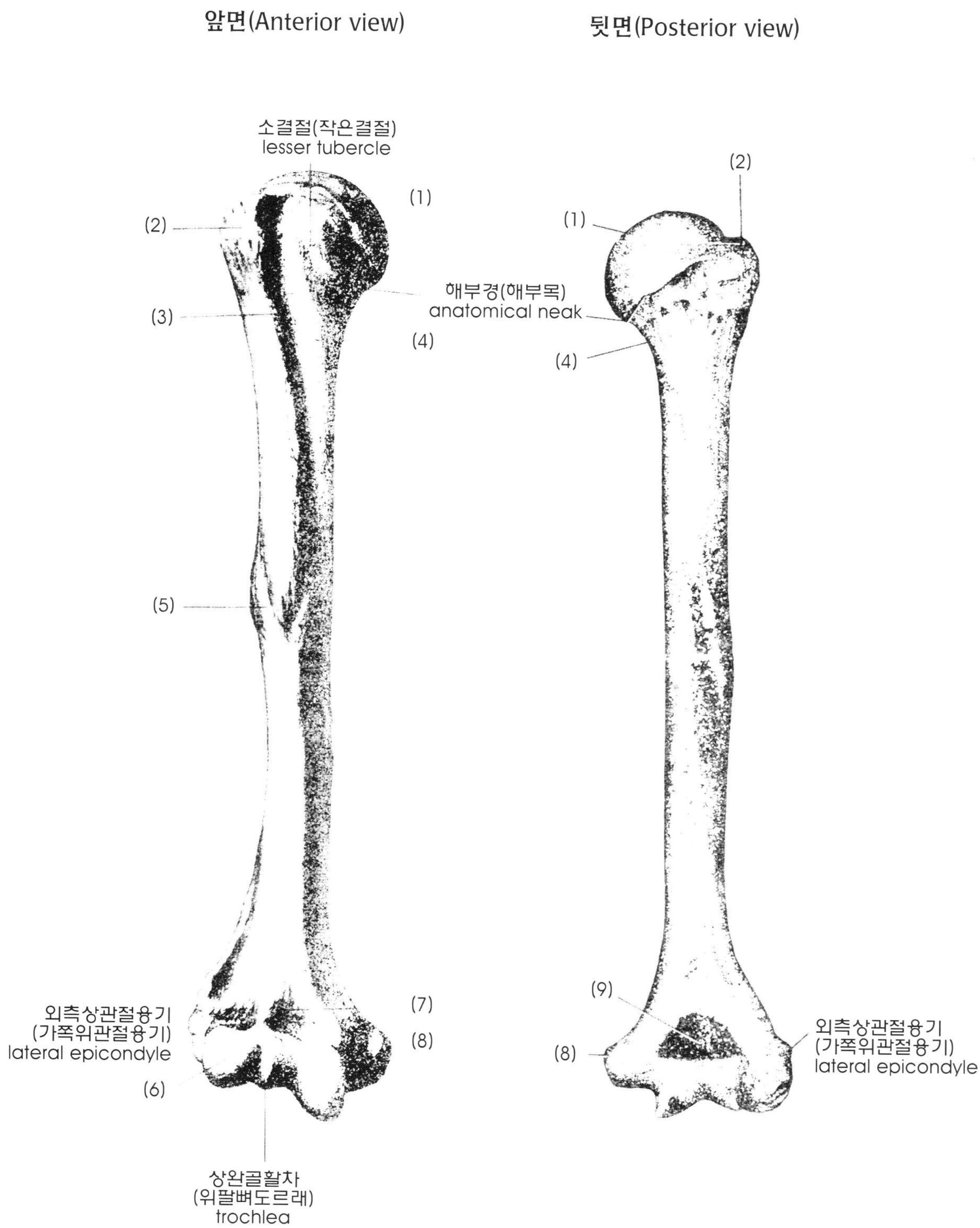

4) 요골(노뼈, Radius)과 척골(자뼈, Ulna)

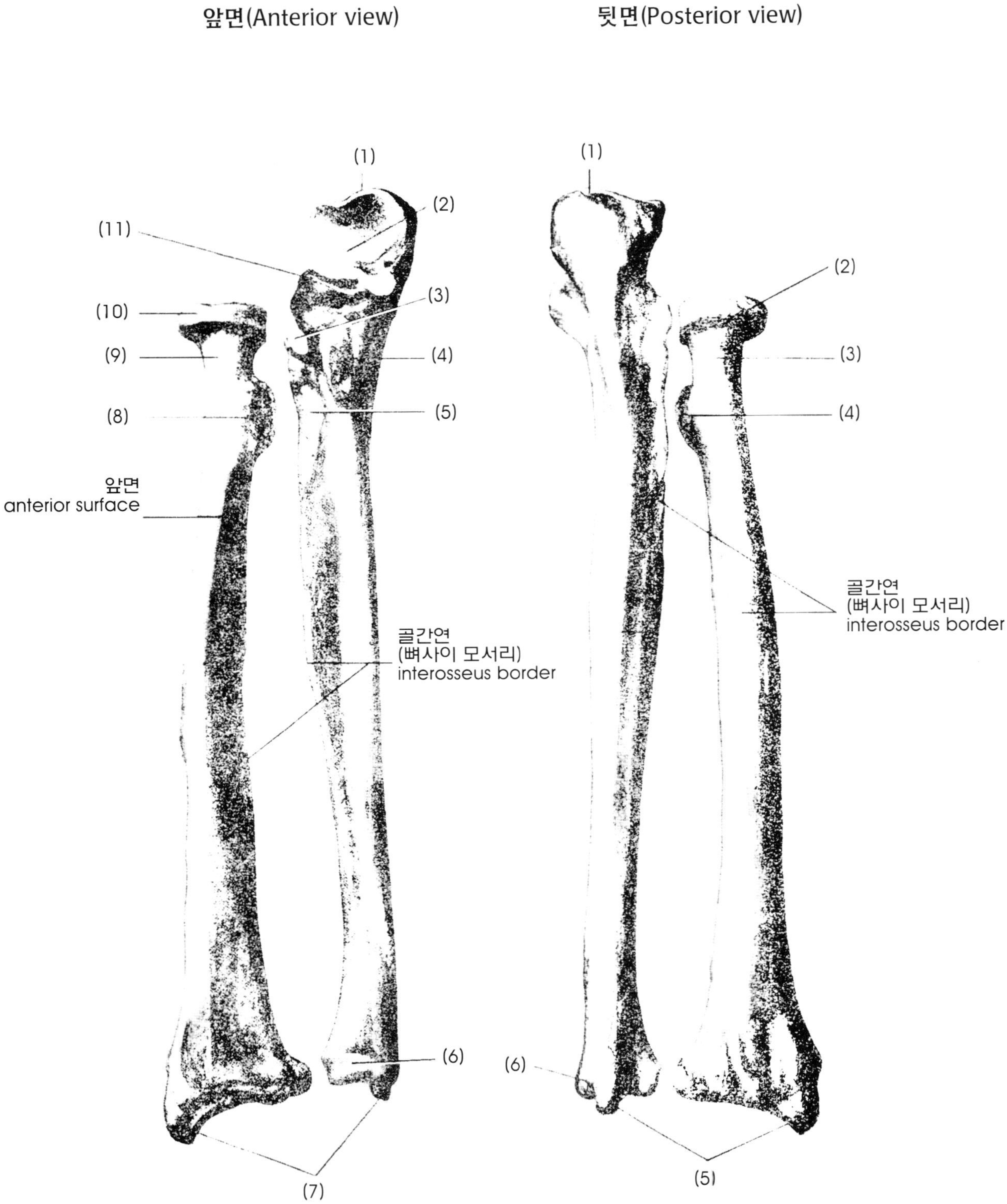

5) 손뼈(Bone of the hand)

앞면(Anterior view)

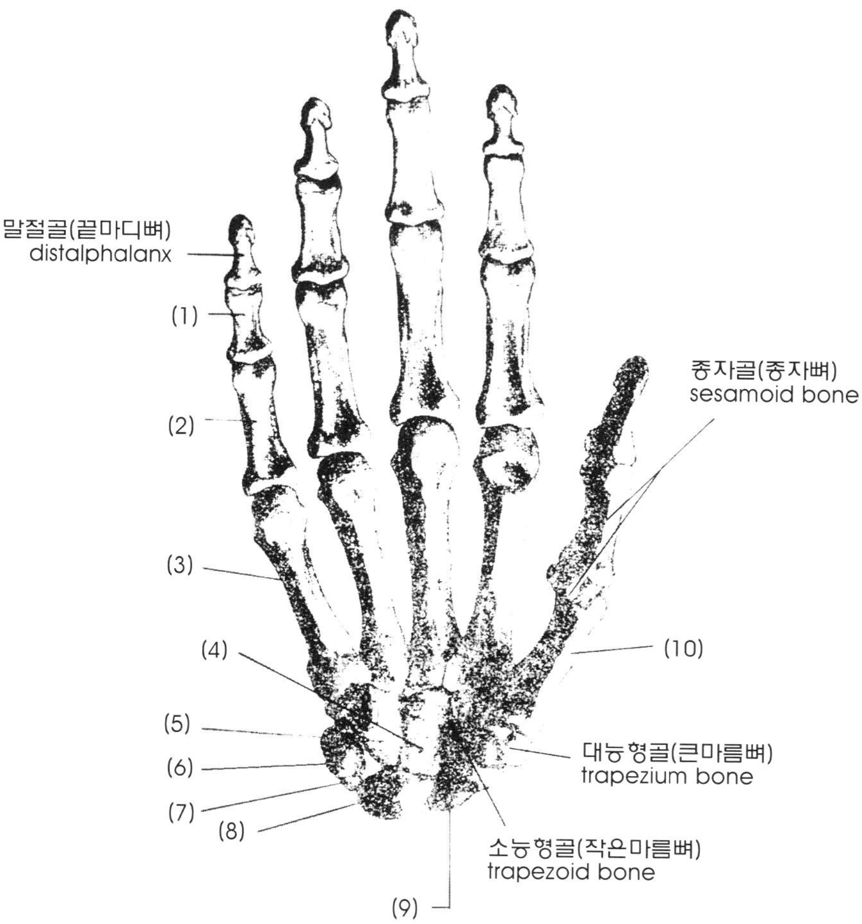

뒷면(Posterior view)

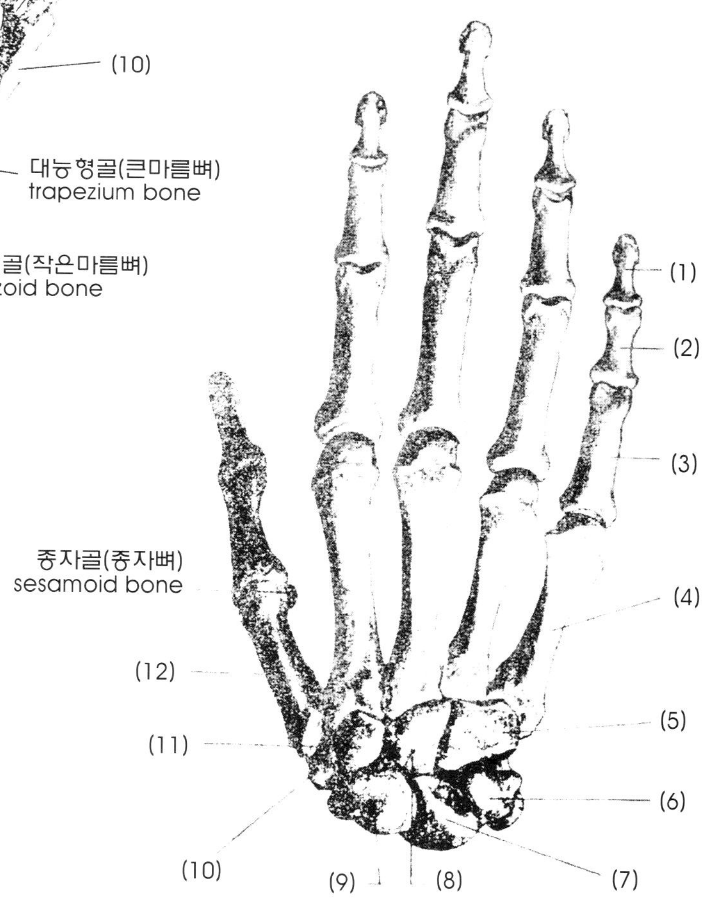

17. 하지뼈(다리뼈, the bones of lower limb)

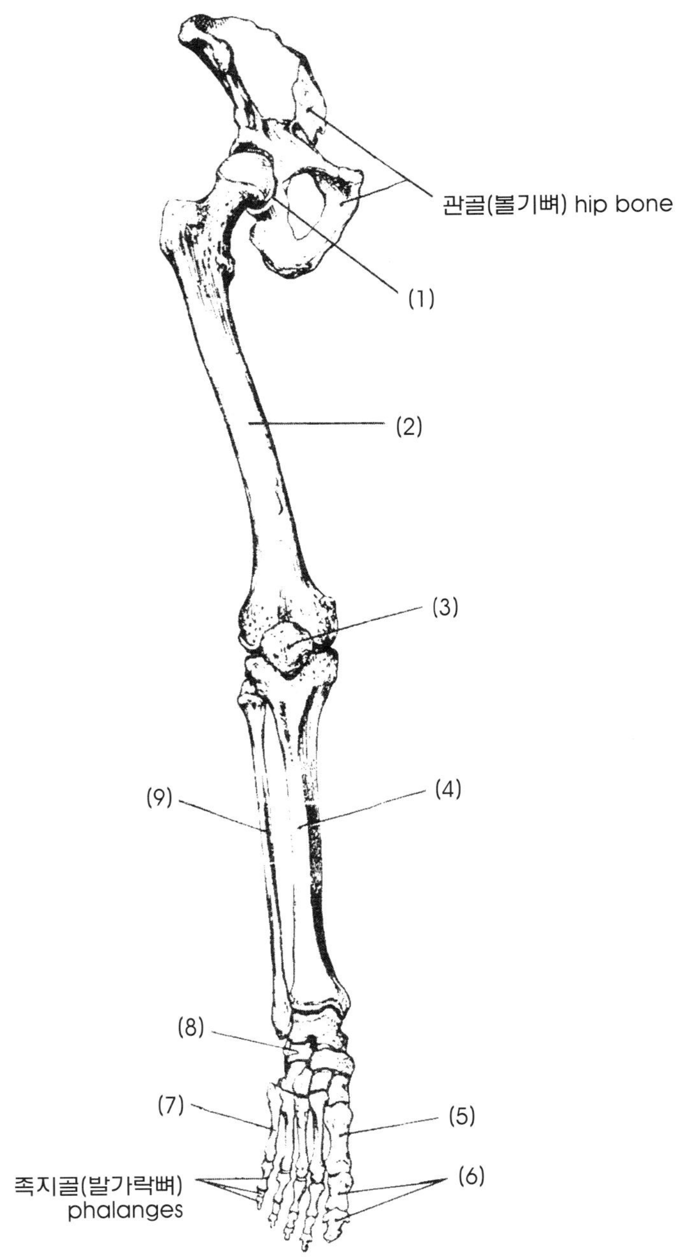

1) 관골(볼기뼈, Hip bone)

속면(Internal view)

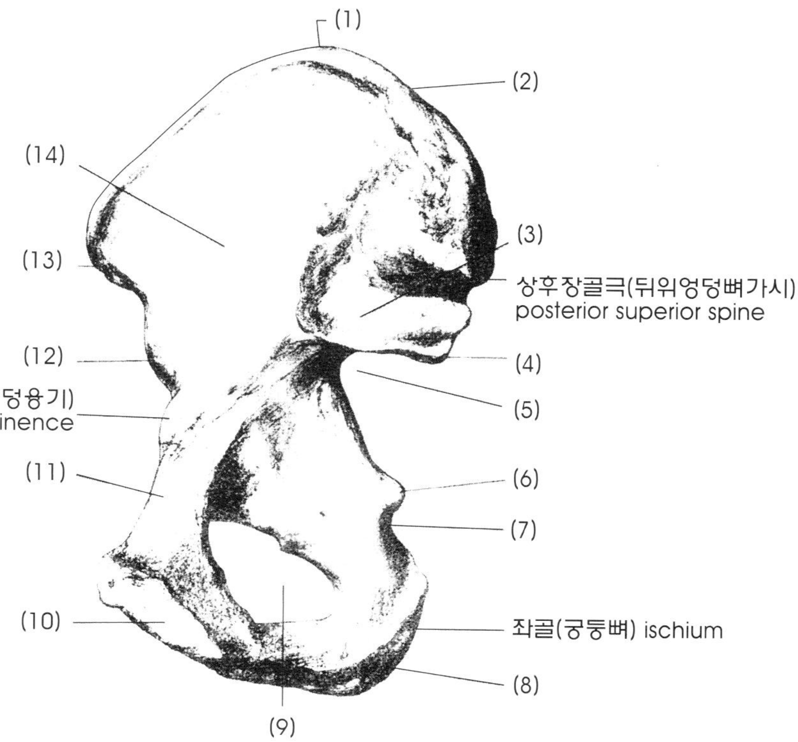

옆면(Lateral view)

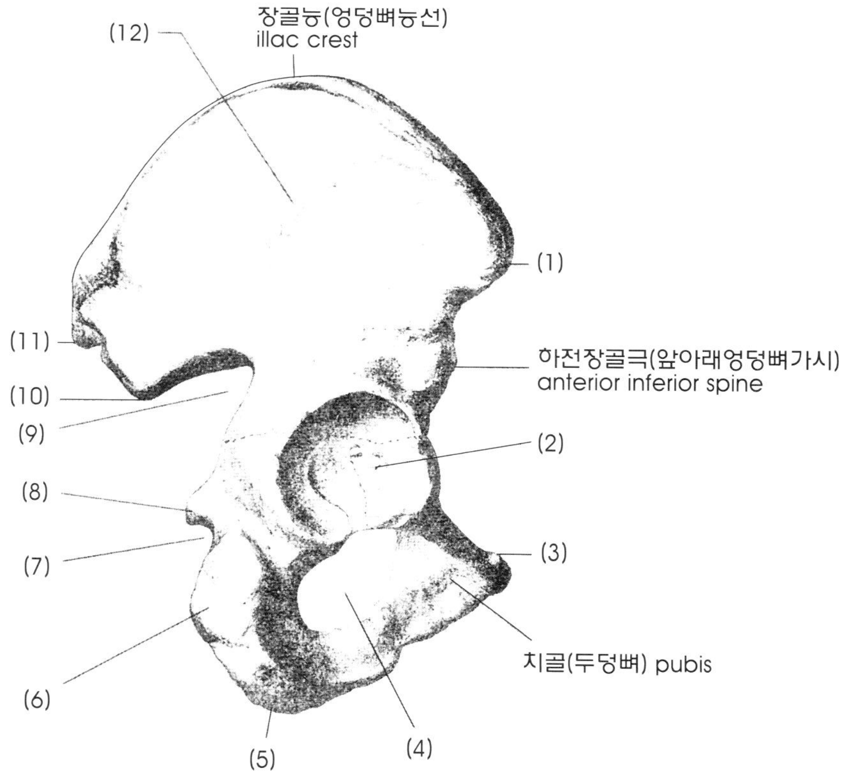

2) 대퇴골(넙다리뼈, Femur)

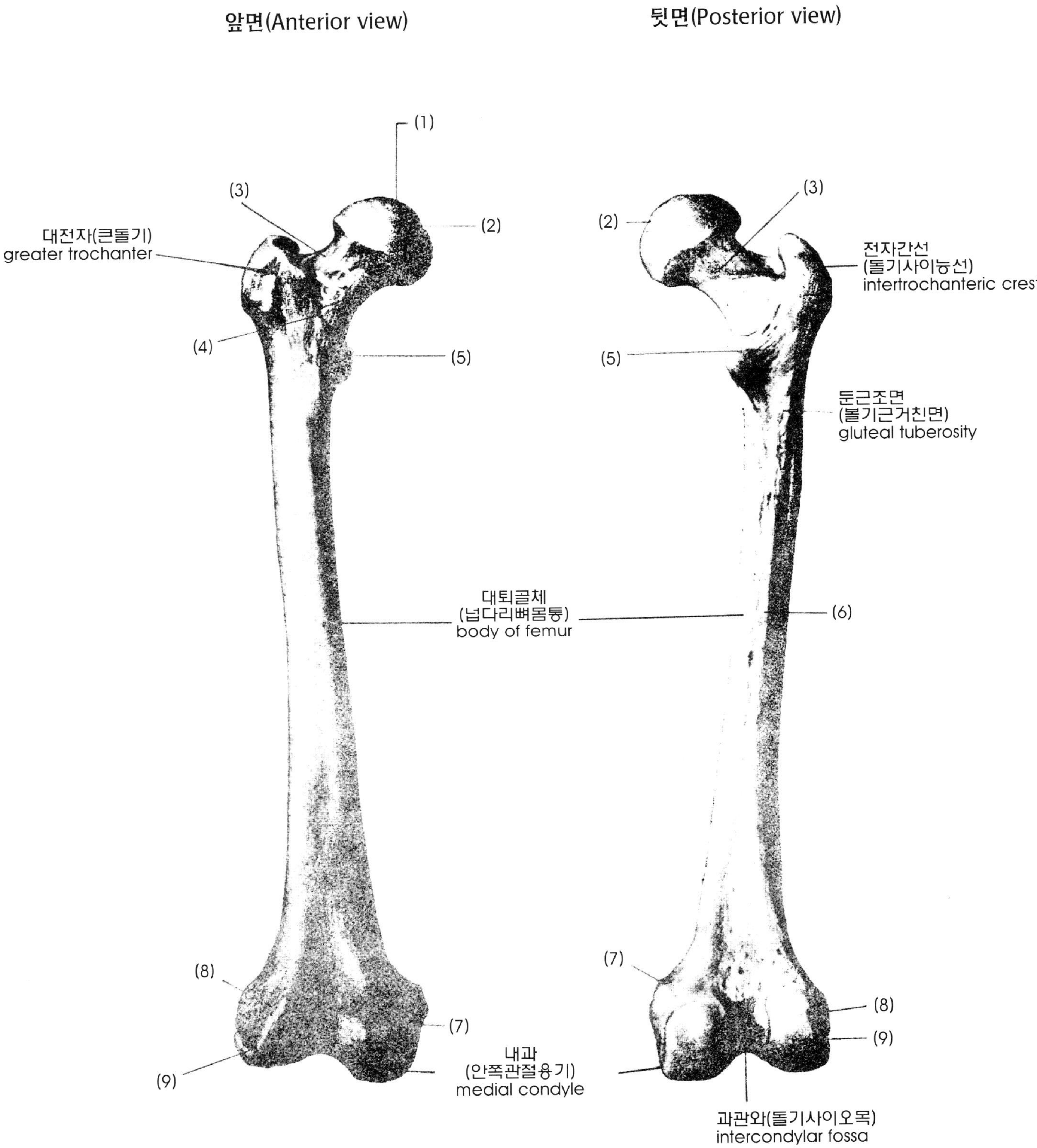

3) 슬개골(무릎뼈, Patella)

앞면(Anterior view)

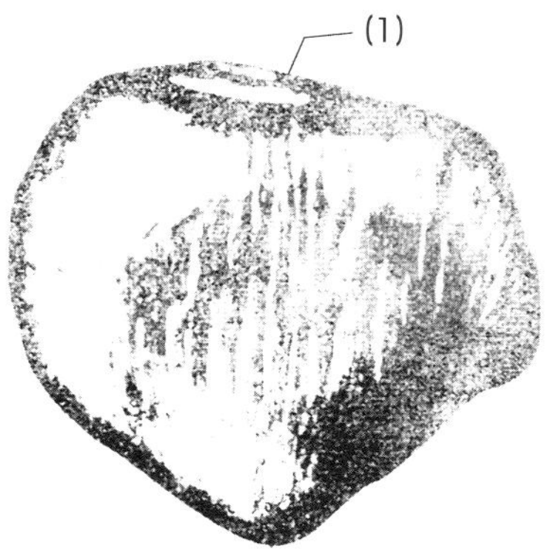

뒷면(Posterior view)

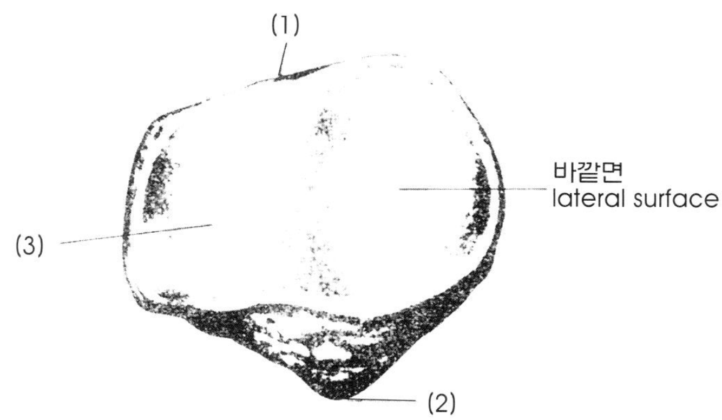

4) 경골(정강뼈, Tibia)과 비골(종아리뼈, Fibula)

앞면(Anterior view)

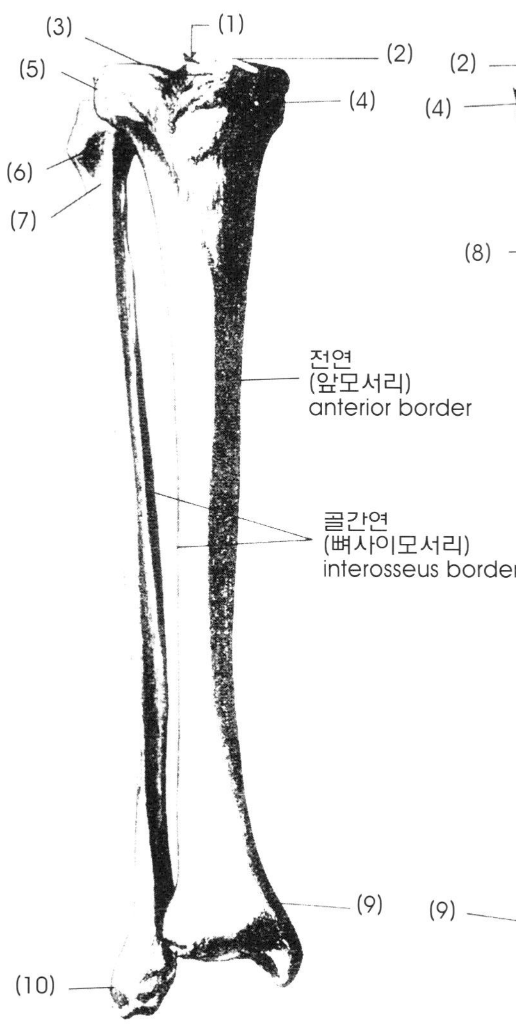

뒷면(Posterior view)

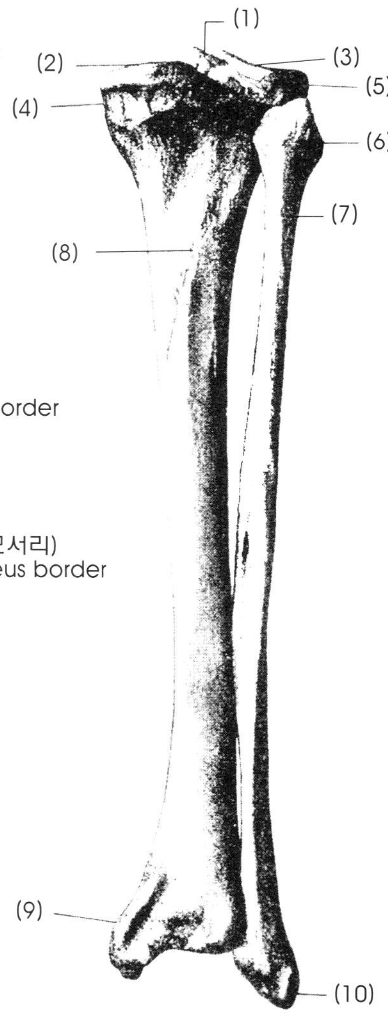

5) 발뼈(Bone of the feet)

윗면(Superior view)

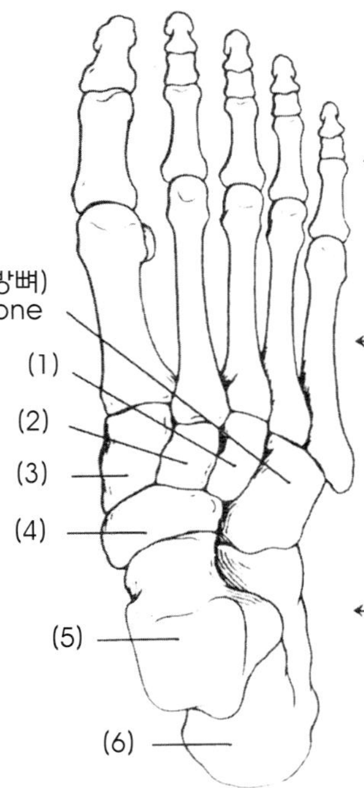

옆면(Lateral view)

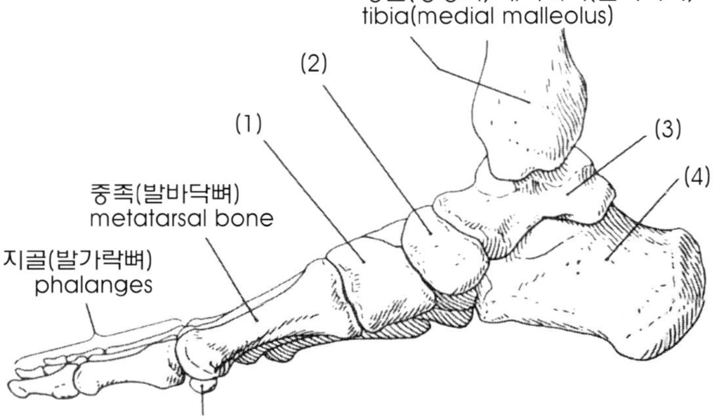

< 연습 문제 >

*** 문제에 대한 답을 쓰시오.**

1. 뼈를 싸고 있는 질긴막으로 부피성장에 관여하는 구조물은?

2. 조혈작용을 하고 있다는 증거를 나타내는 골수 이름은?

3. 인체에서 가장 큰 종자골(종자뼈)는?

4. 인체에서 볼 수 있는 함기골(공기뼈)의 종류를 쓰시오.

5. 전두골(이마뼈)과 두정골(마루뼈)이 만나는 봉합의 명칭은?

6. 양쪽 두정골(마루뼈)이 만나는 봉합의 명칭은?

7. 두정골(마루뼈)과 측두골(관자뼈)이 만나는 봉합의 명칭은?

8. 측두골(관자뼈)의 관골돌기(광대돌기)와 관골(광대뼈)의 측두돌기(관자돌기)가 만나서 형성되는 것은?

9. 코의 비중격(코중격)상부를 구성하는 골격(뼈대)과 부위명칭은?

10. 뇌하수체를 수용하는 골격(뼈)과 부위명칭은?

11. 두개골저(머리뼈바닥)에서 안면신경(얼굴신경)이 통과하는 구멍의 이름은?

12. 상악골(위턱뼈)과 구개골(입천장뼈)이 만나는 봉합의 명칭은?

13. 악관절(턱관절)을 구성하는 골격의 이름과 위치를 쓰시오.

14. 연수(숨뇌)와 척수의 경계를 이루고 있는 구멍의 이름은?

15. 접형골(나비뼈)의 대익(큰날개)에 위치하고 있는 3쌍의 구멍은?

16. 사골(벌집뼈)의 사판(체판)으로 통과하는 신경은?

17. 안와(눈확)의 상벽(위벽)을 형성하는 뼈는?

18. 시상봉합과 관상봉합이 만나는 곳에 위치하는 천문(숫구멍)의 이름은?

19. 부비동(코곁굴)의 종류를 쓰시오.

20. 부비동(코곁굴) 중 가장 큰 것은?

18. 관절(Joint)의 종류

1) 섬유성관절(Fibrous joint)

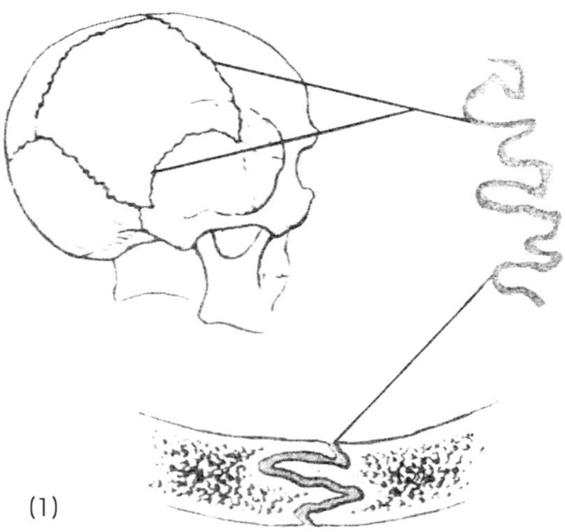

(1)

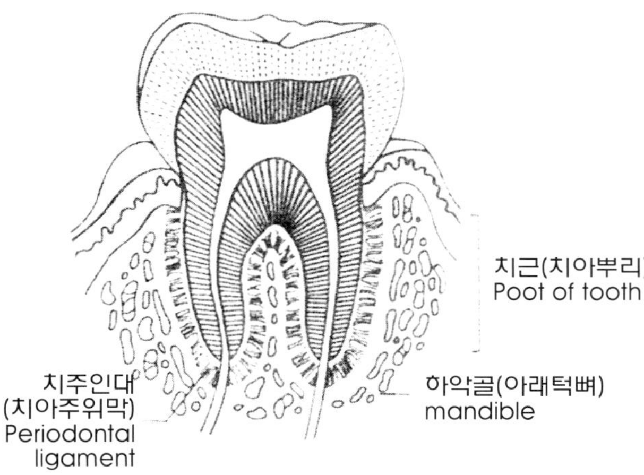

(2)

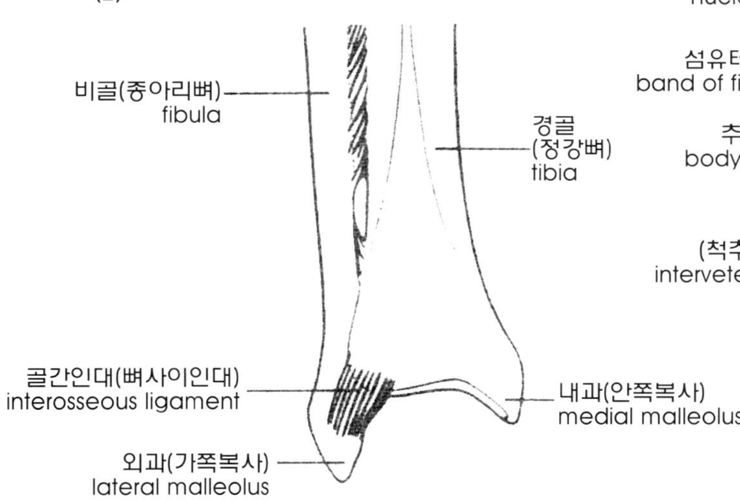

2) 연골관절(Cartilagenous joint)

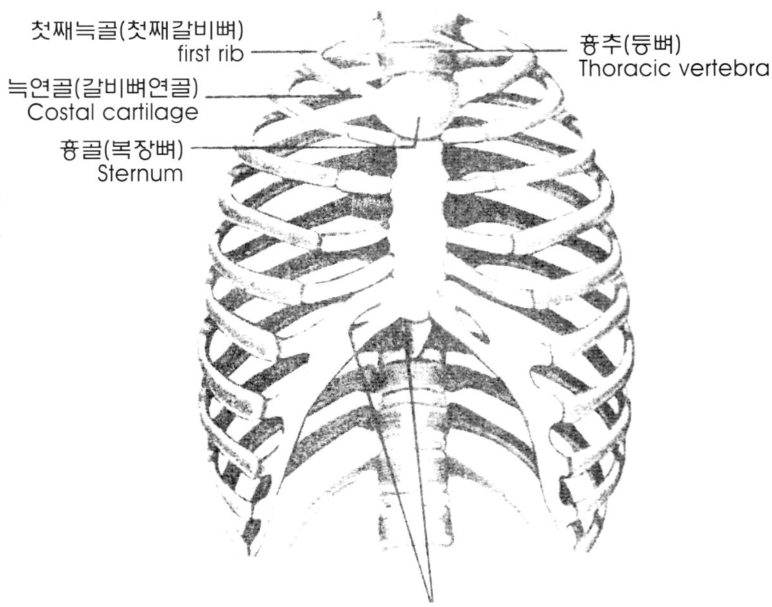

(1)

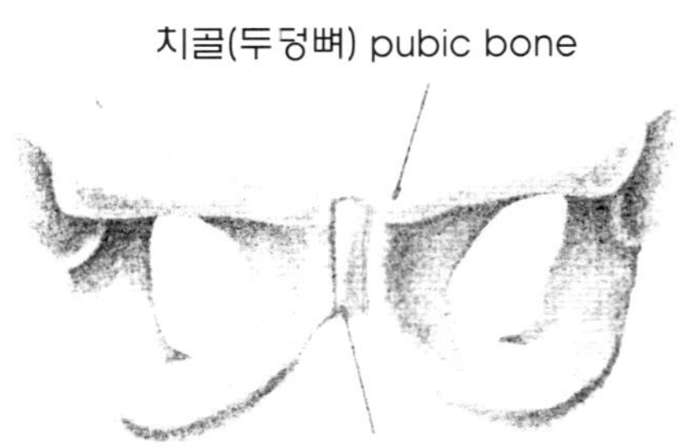

(2)

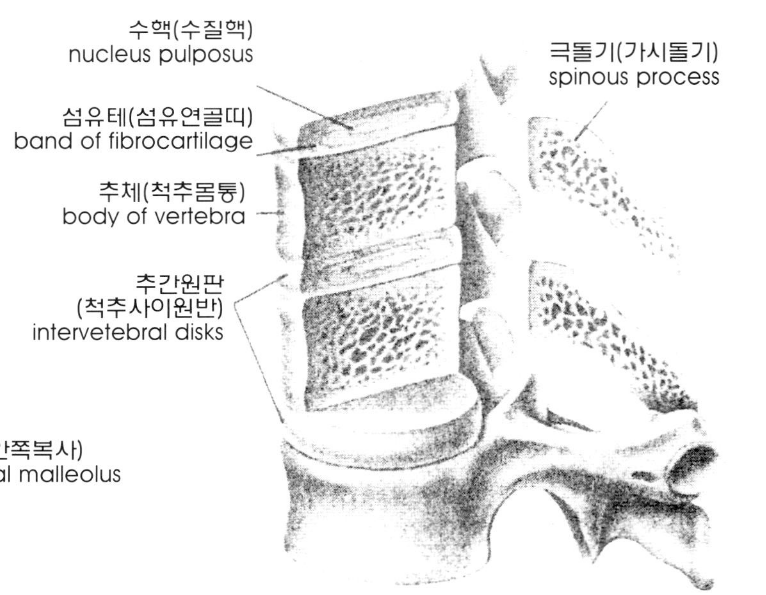

19. 윤활관절(Synovial joint)

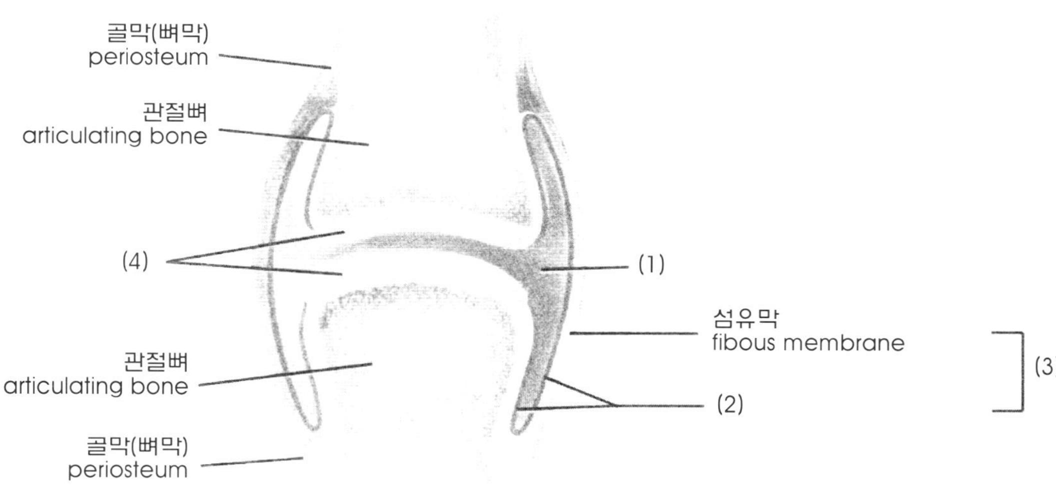

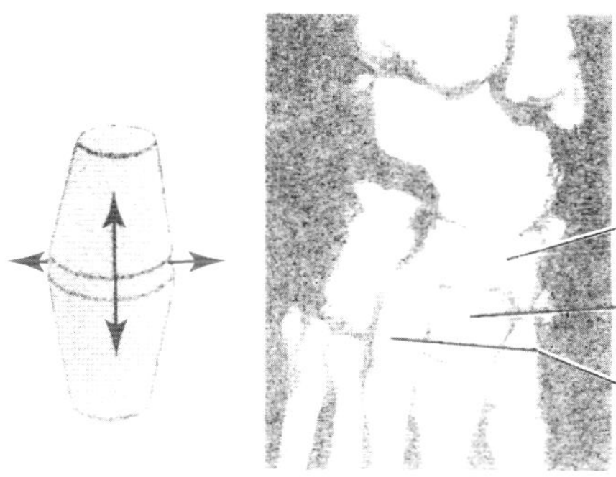

(a)

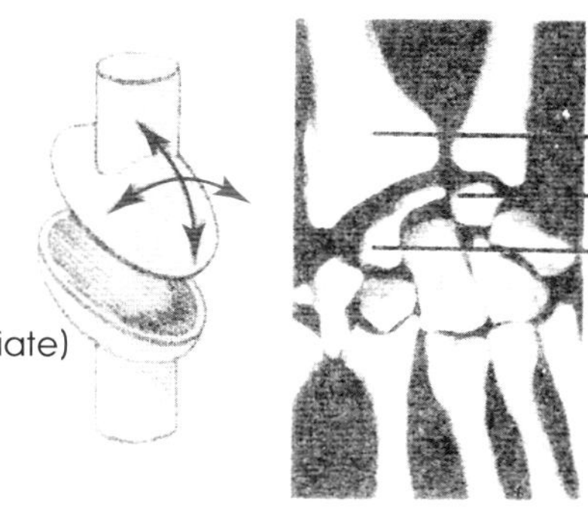

(d)

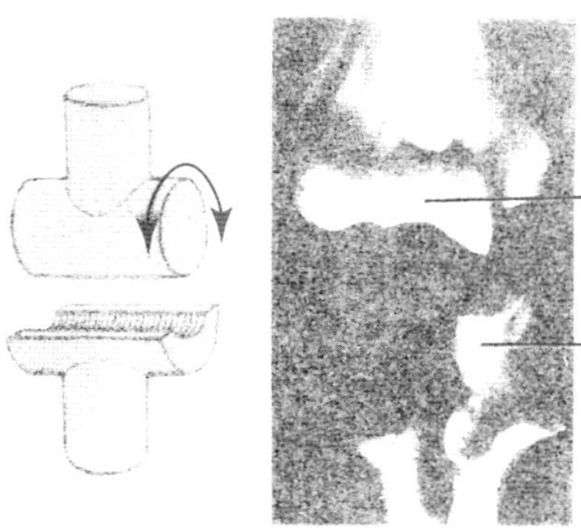

(b)

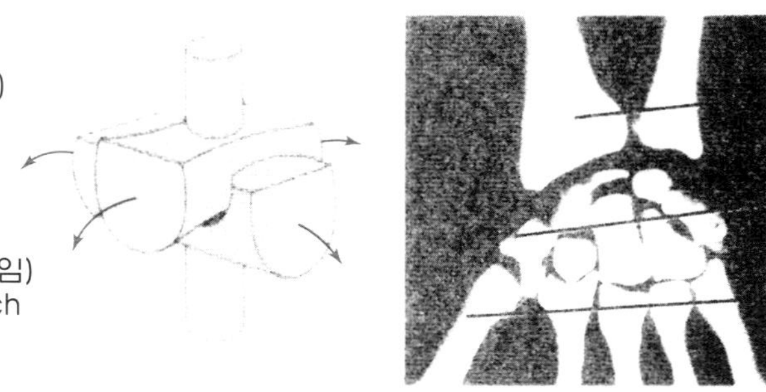

(e)

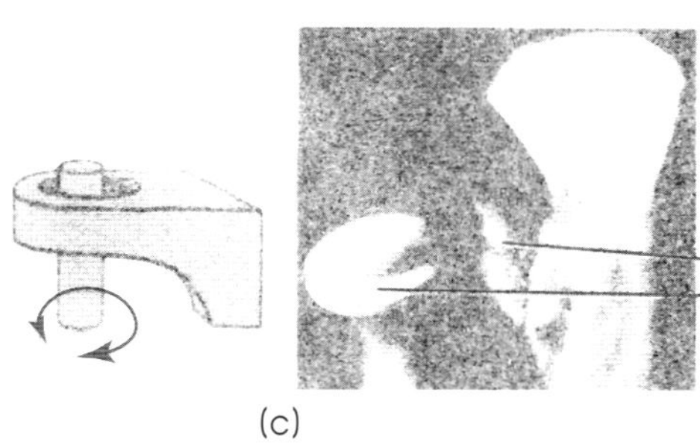

(c)

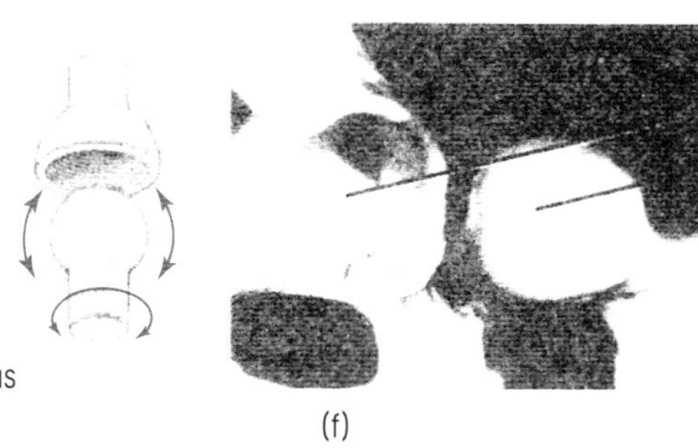

(f)

20. 두개척추관절(머리척추관절, Ranio vertebral joint)

1) 환추후두관절(고리뒤통수관절, Atlantooccipital joint)

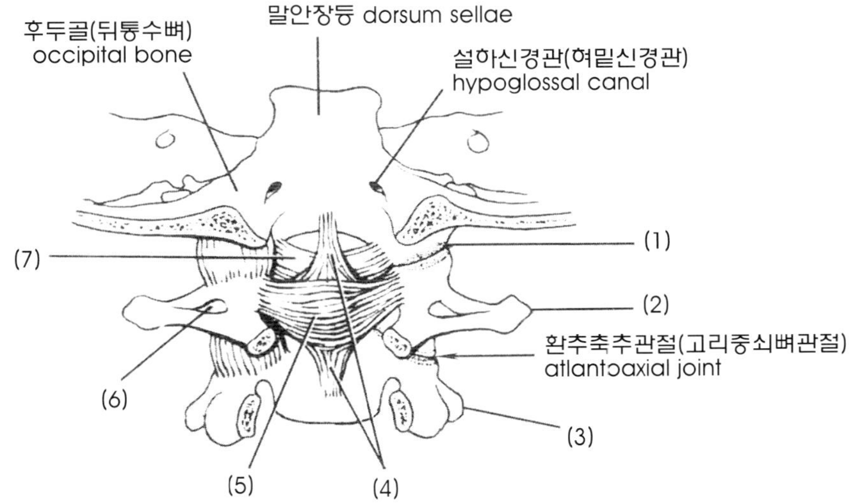

2) 환추축추관절(고리중쇠뼈관절 Atlantoaxial joint)

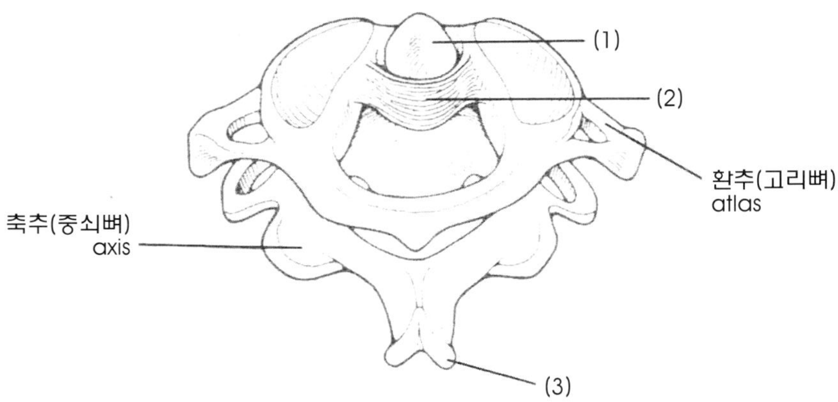

3) 척추관절(Joint of vertebral column)

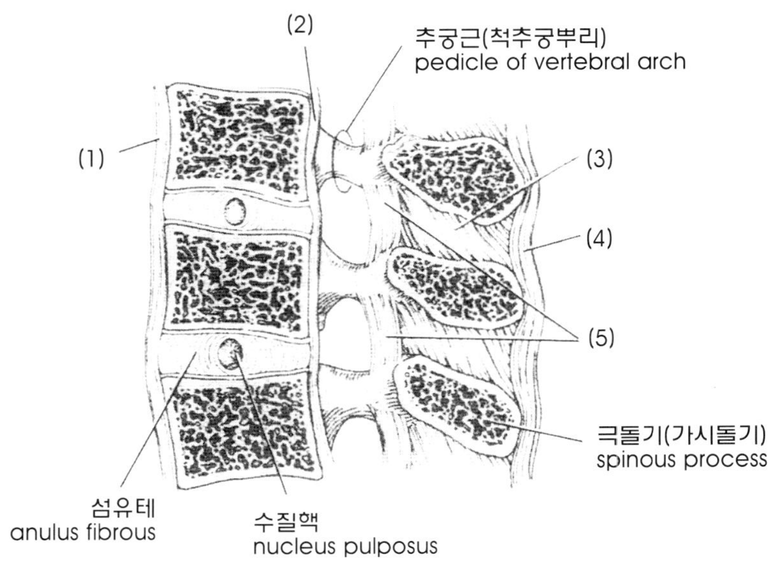

21. 견관절(어깨관절, Shoulder joint)

1) 견관절 후면(어깨관절 뒷면, Posterior view of shoulder joint)

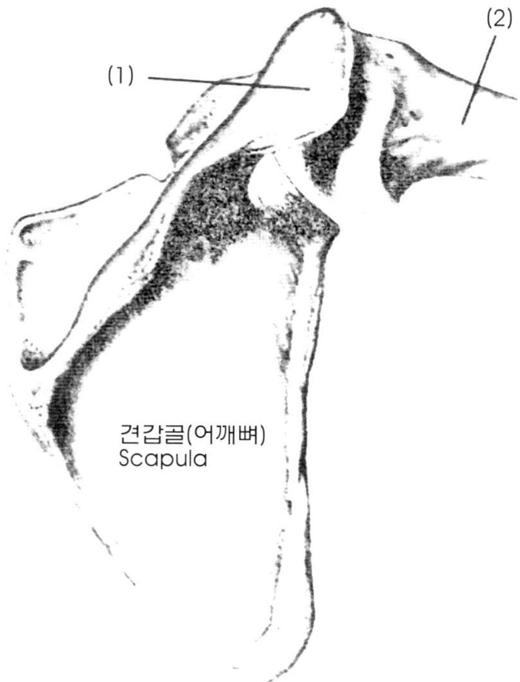

2) 견관절(어깨관절) 인대 (Ligamemts of shoulder joint)

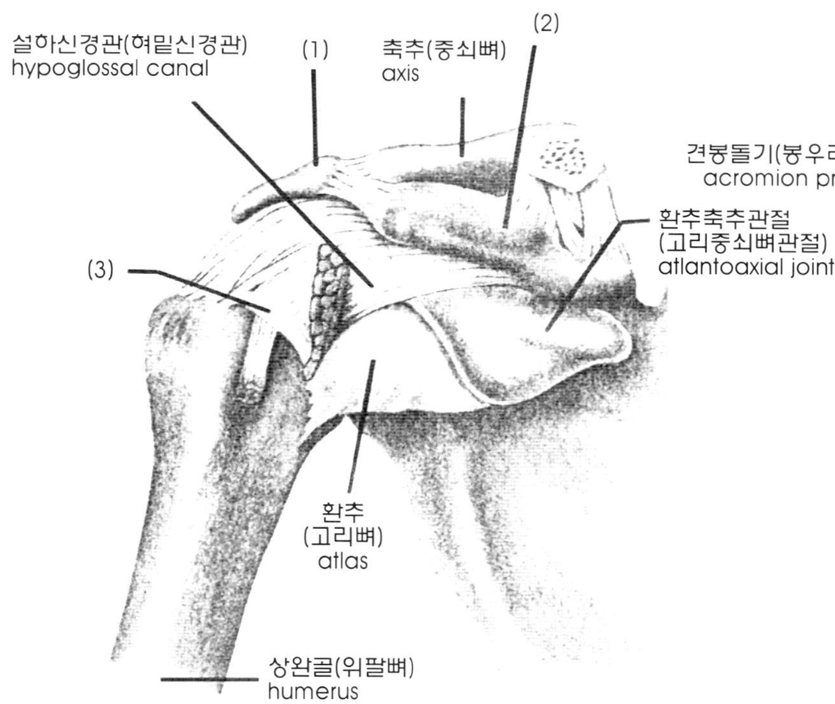

3) 견관절(어깨관절) 옆면 (Lateral view of shoulder joint)

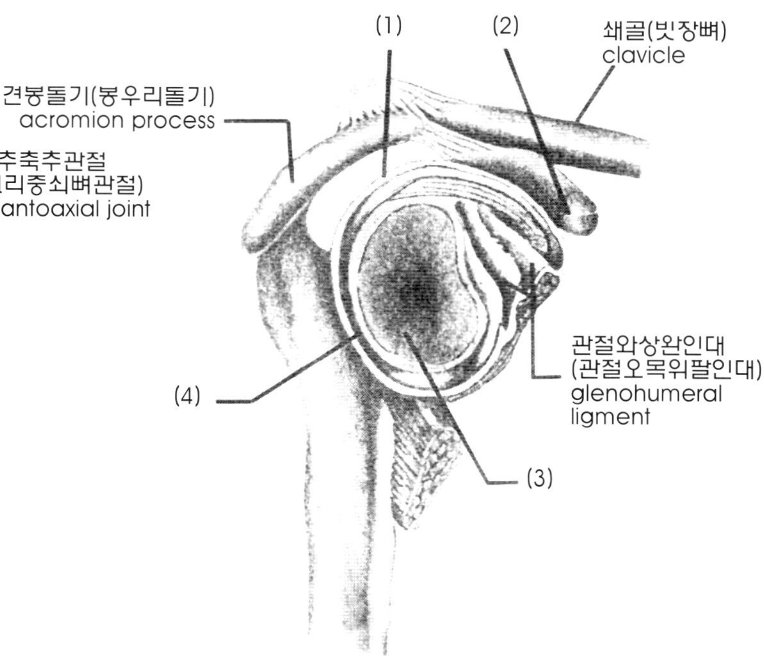

22. 주관절(팔굽관절, Elbow joint)

1) 관상단면(전두단면, Coronal plane)

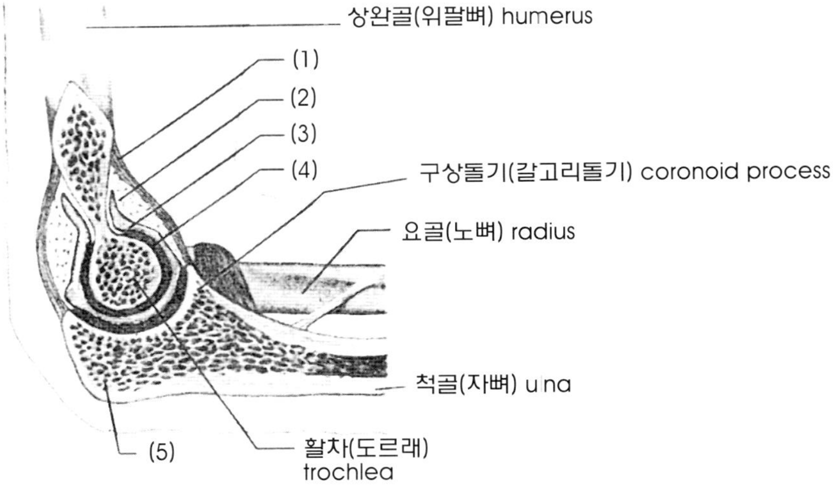

2) 내측면(안쪽면, Medial view)

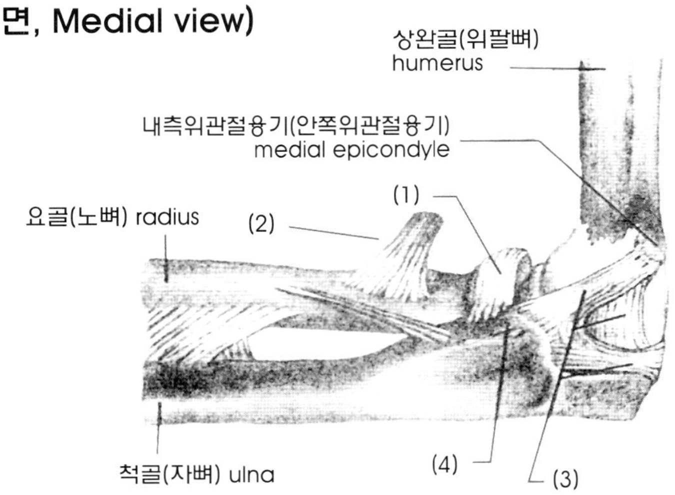

3) 외측면(가쪽면, Lateral view)

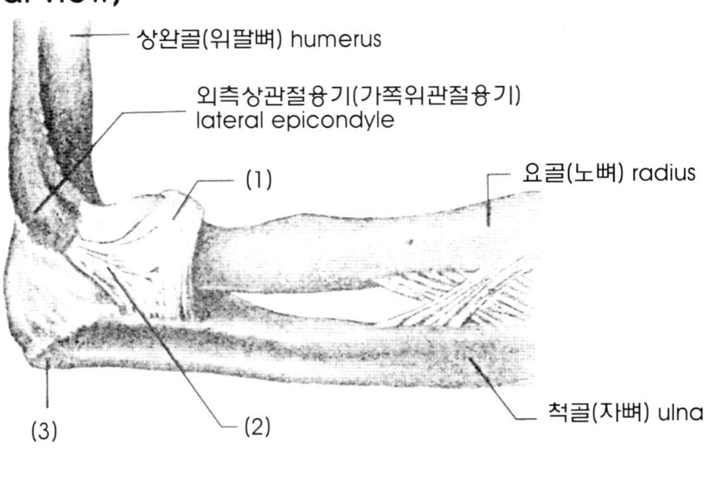

23. 손목(Wrist)과 손목뼈사이관절(Intercarpal joint)

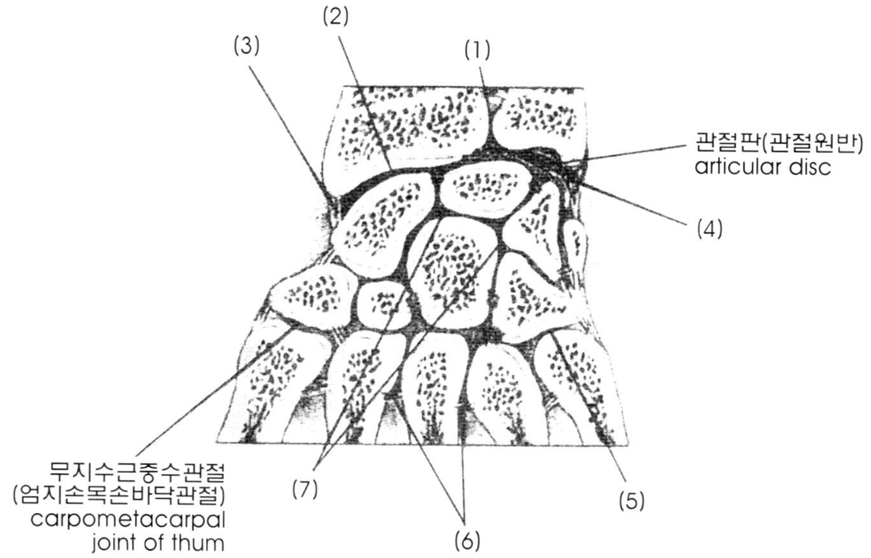

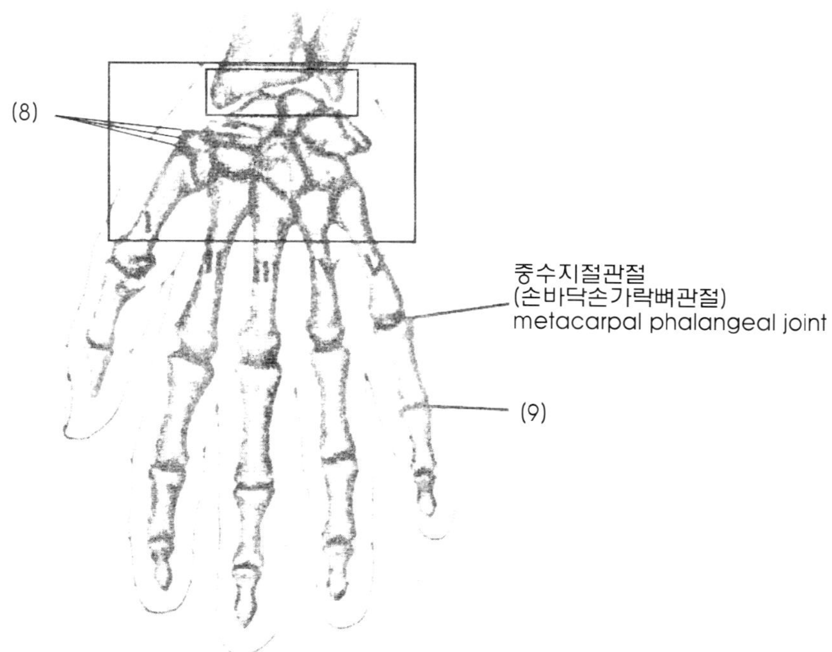

24. 흉곽의 관절(가슴우리의 관절, Joint of thorax)

1) 흉늑 관절(복장갈비뼈 관절 Sternocostal joint)

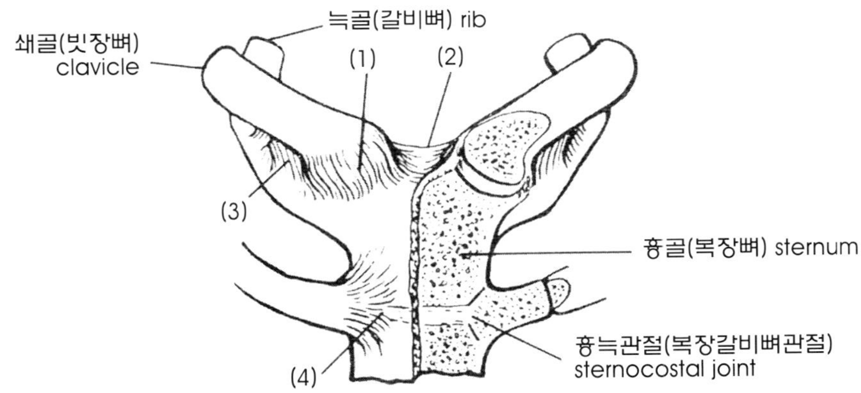

2) 흉쇄 관절(복장빗장관절, sternoclavicular joint)

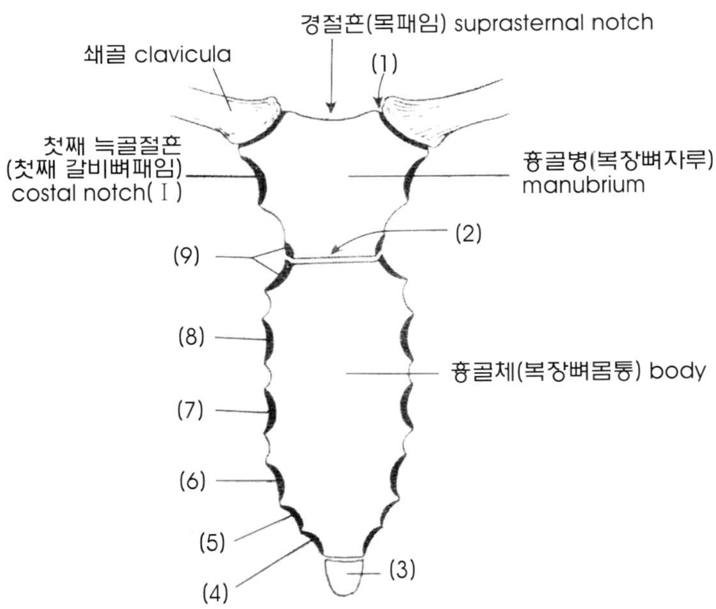

3) 늑추 관절(갈비척추뼈관절, Cestovertebral joint)

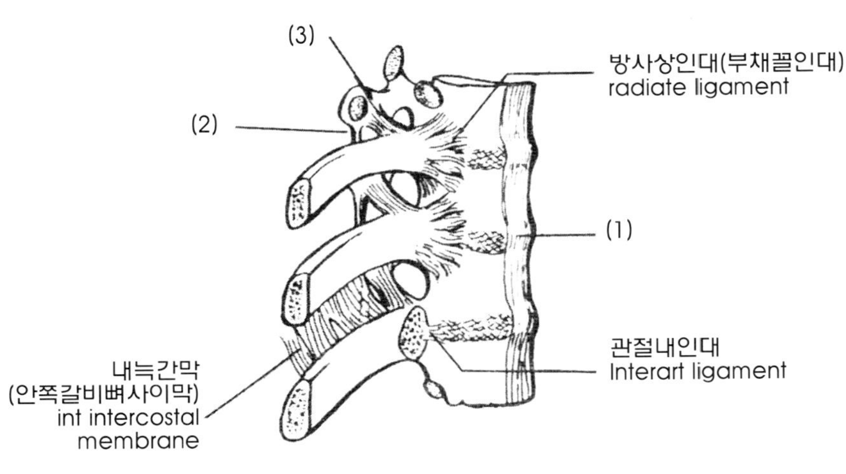

25. 골반(Pelvis)

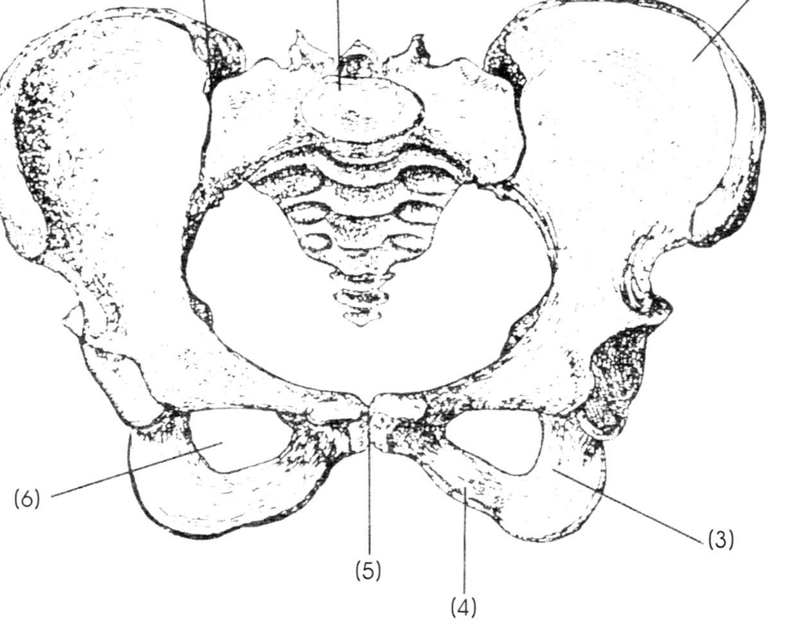

26. 고관절관절(엉덩관절, Hip joint)

1) 앞면(Anterior view)

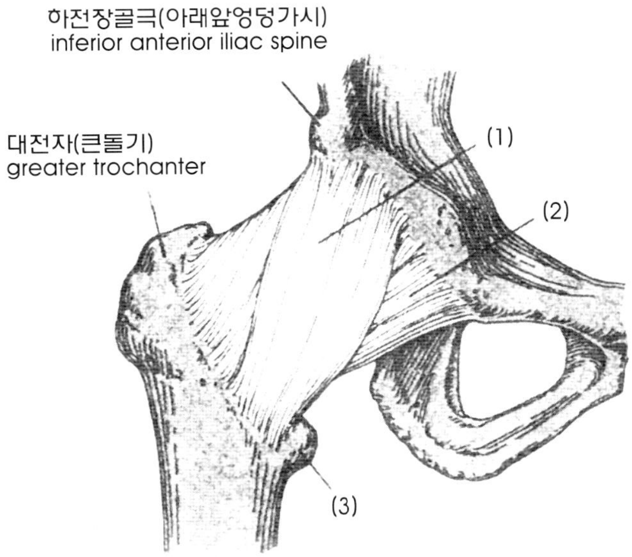

2) 뒷면(Posterior view)

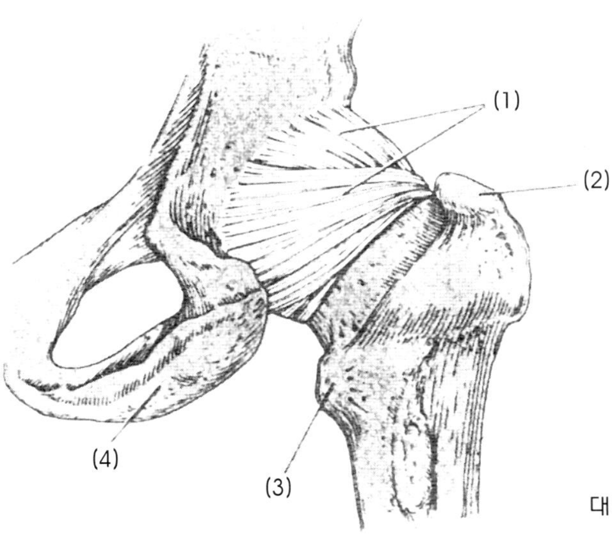

3) 관상단면(전두단면, Coronal plane)

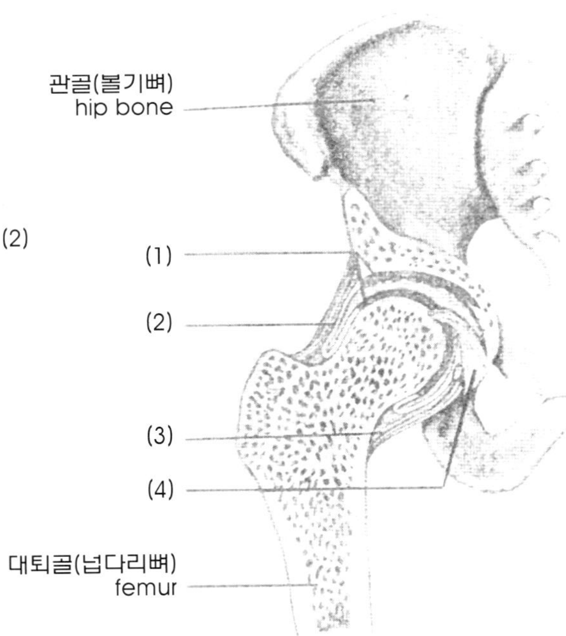

27. 무릎관절(Knee joint)

1) 앞면(Anterior view)

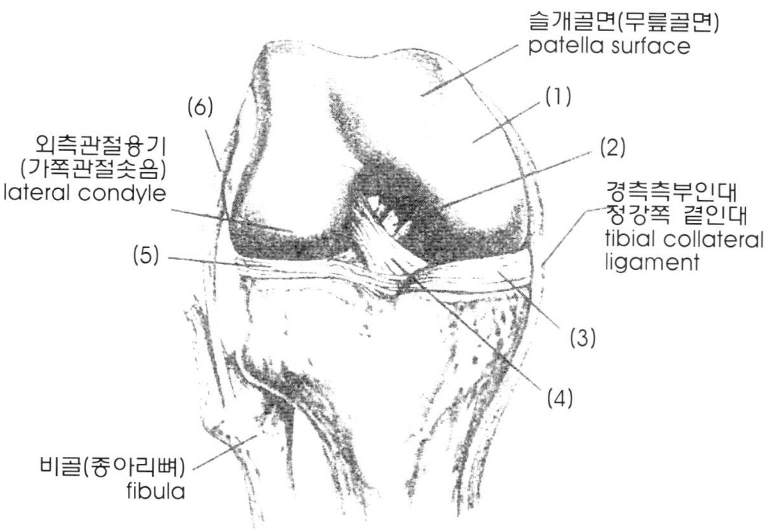

2) 뒷면(Posterior view)

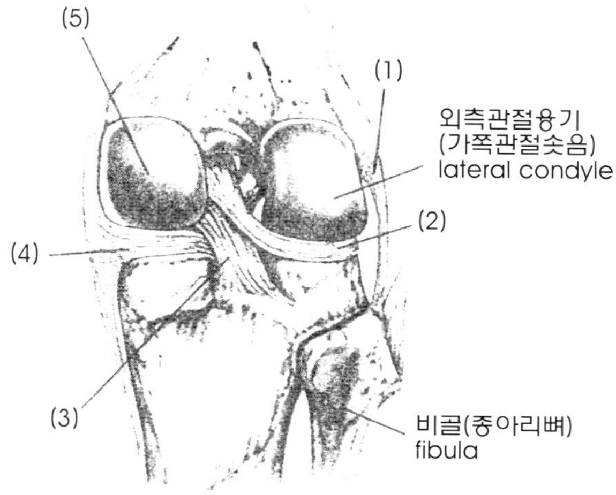

3) 관상단면(전두단면, Coronal plane)

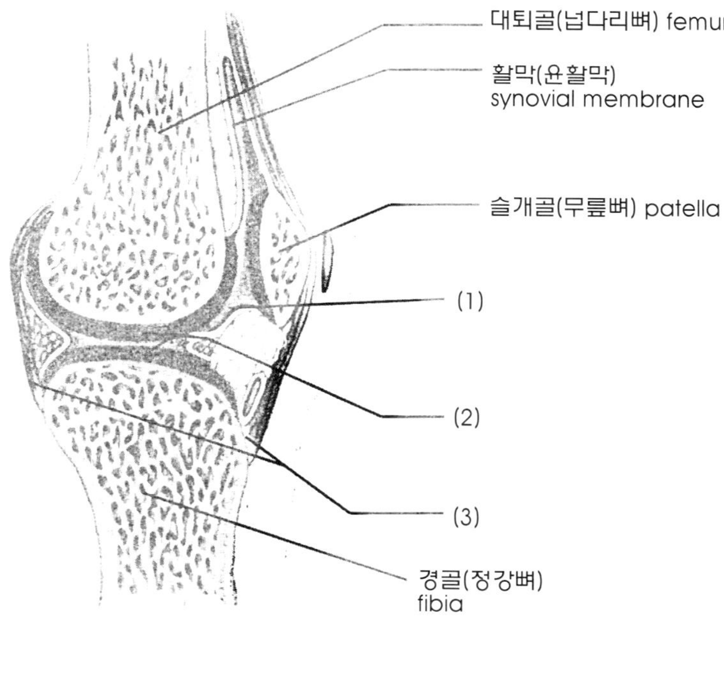

28. 발목관절(거퇴관절, Ankle joint)과 발목뼈사이 관절(족근간 관절, Interarsal joint)

1) 내측면(안쪽면, Medial view)

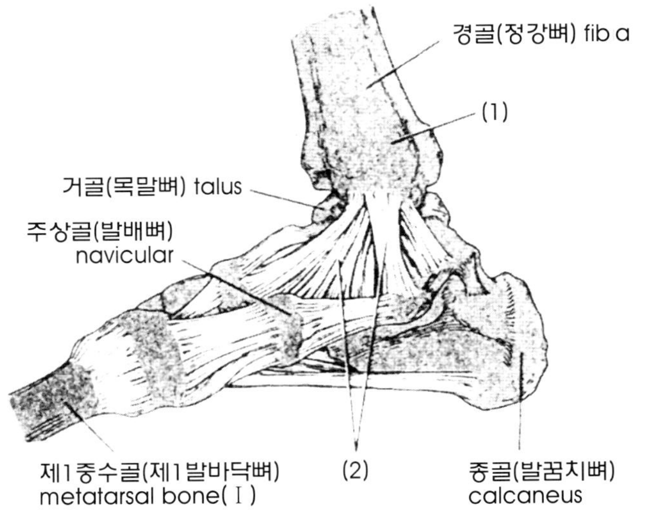

2) 외측면(가쪽면, Lateral view)

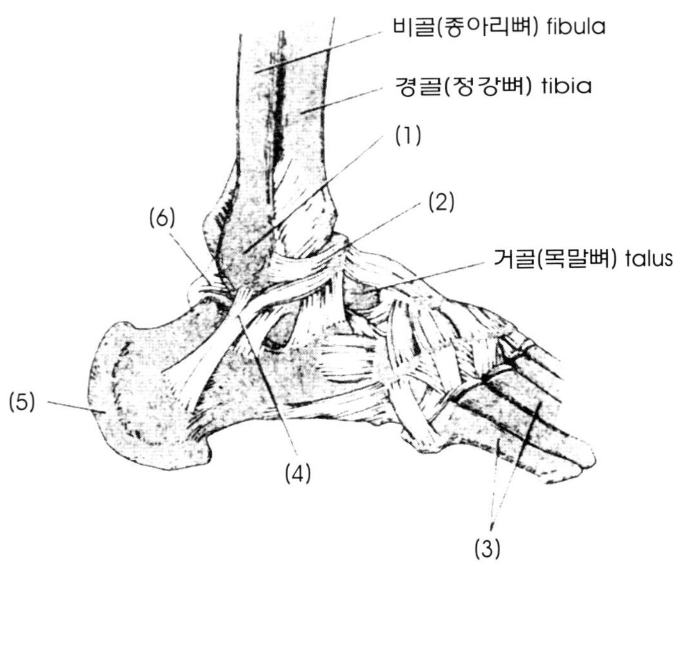

< 연습 문제 >

* 질문에 답하시오.

1. 성인의 척주를 구성하는 추간원판(척추사이원반)은 몇 개인가?

2. 성인의 척주길이는 대략 얼마 정도인가?

3. 극돌기(가시돌기)의 양분 및 횡돌기공(가로돌기구멍)을 가지고 있는 추골(척추뼈)은?

4. 일반적으로 추골(척추뼈)은 몇종 몇개의 돌기로 구성되어 있는가?

5. 치돌기(치아돌기)가 발달되어 있는 추골(척추뼈)은?

6. 추체(척추뼈몸통)가 없고 고리모양을 하고 있는 추골(척추뼈)은?

7. 추골(척추뼈) 중에 가장 크고 무거운 추골(척추뼈)은?

8. 천골(엉치뼈)에는 몇쌍의 구멍이 있는가?

9. 흉곽(가슴우리)을 구성하는 골격(뼈)의 이름과 수를 쓰시오.

10. 흉골(등뼈)에 직접 부착하는 늑골(갈비뼈)은 몇쌍인가?

11. 부유늑골(뜬갈비뼈)은 몇번째 늑골(갈비뼈)을 말하는가?

12. 흉막(가슴막)천자의 위치로 어느 곳을 주로 선택하는가?

13. 흉골(복장뼈)에서 골수천자를 시행하는 부위는?

14. 견관절(어깨관절)을 구성하는 골격(뼈) 이름과 위치를 쓰시오.

15. 인체에서 가장 먼저 만들어진 뼈는?

16. 융합되기 전 관골(볼기뼈)을 구성하는 골격(뼈)의 종류는?

17. 앉아 있을 때 체중을 가장 많이 받는 골격(뼈)은?

18. 슬관절(무릎관절)을 구성하는 골격(뼈)의 종류를 쓰시오.

19. 거퇴관절(발목관절)을 이루는 골격(뼈)의 종류를 쓰시오.

20. 서 있을 때 무게중심을 가장 많이 받고 아킬레스건이 부착하는 골격(뼈)은?

제3장 근육계

(Muscular system)

1. 인체근육(Muscle of the whole body)
2. 얼굴과 목부위 근육(Muscle of face and neck)
3. 저작근(씹기근육, Muscle of mastication)
4. 목부위 근육(Muscle of neck)
5. 가슴근육(Thoraxal muscle)
6. 복부근(배벽근육, (Muscle of abdominal wall)
7. 배부근(등근육, Dorsal muscle)
8. 상지의 굴근(팔의 굽힘근, Flexor muscle of upper limb)
9. 상지의 신근(팔의 펴짐근, Extensor muscle of upper limb)
10. 하지의 굴근(다리의 굽힘근, Flexor muscle of lower limb)
11. 하지의 신근(다리의 펴짐근, Extensor muscle of lower limb)

1. 인체의 근육(Muscle of whole body)

1) 앞면(Anterior view)

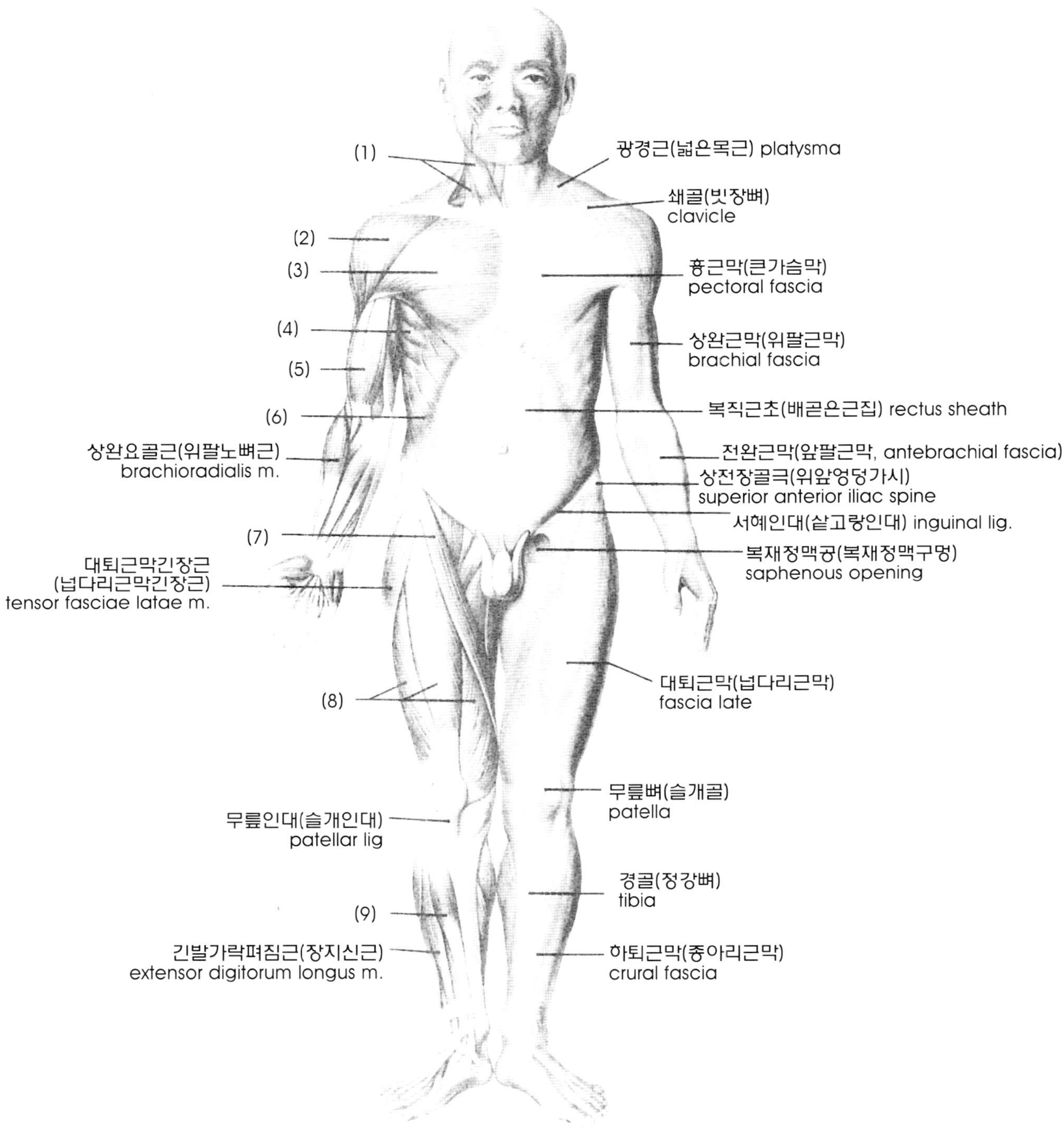

2) 뒷면(Posterior view)

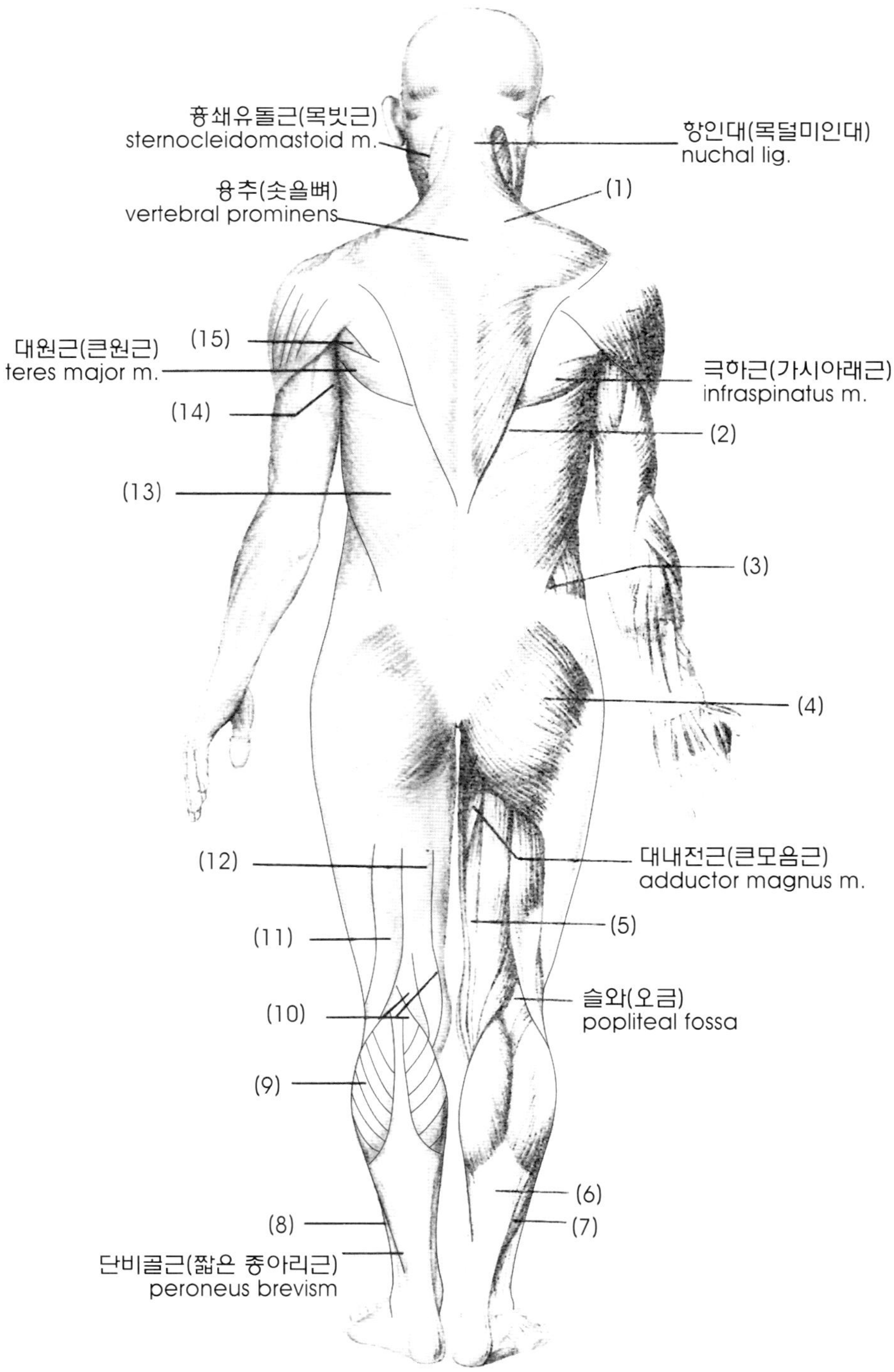

3) 옆면(Lateral view)

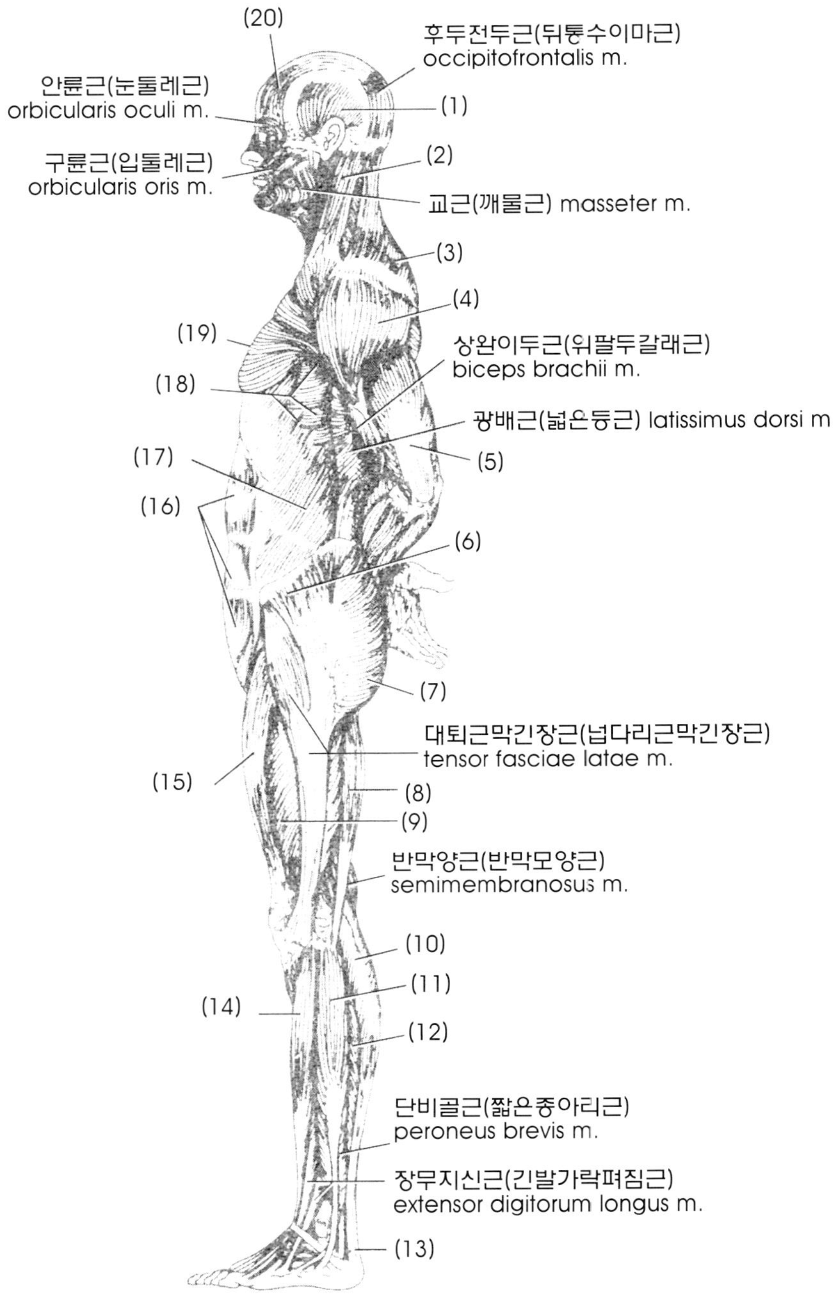

2. 얼굴과 목 부위근육(Muscle of face and neck)

1) 옆면(lateral view)

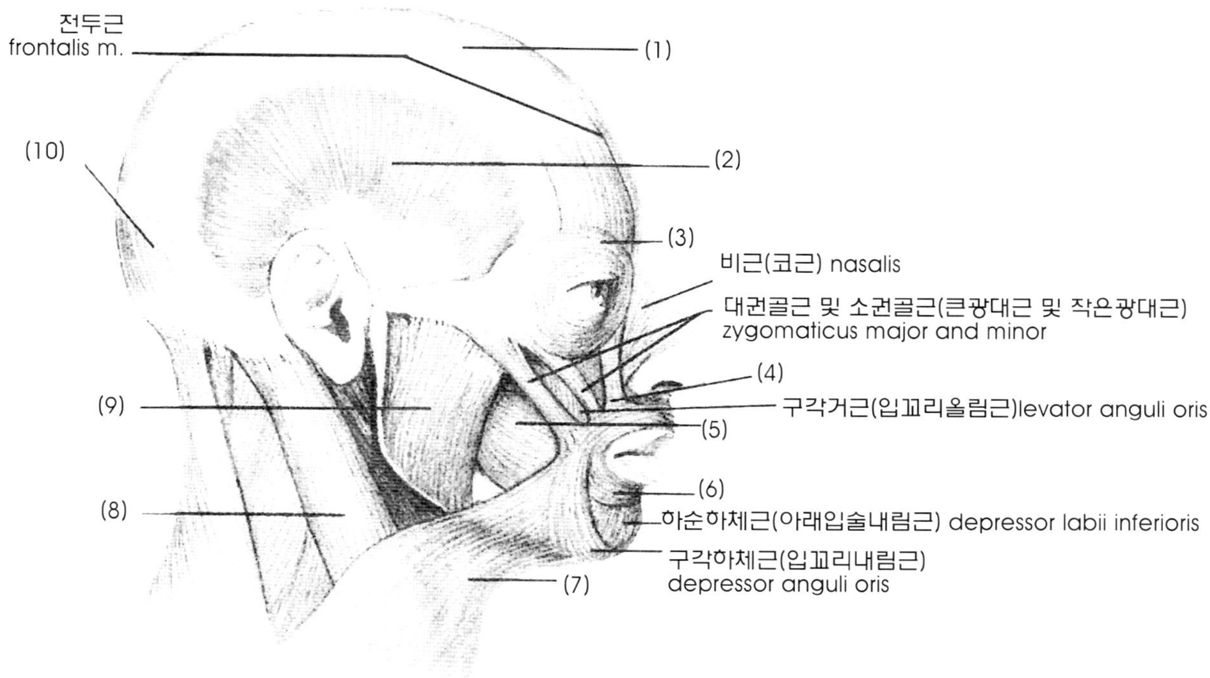

2) 앞면(Anterior view)

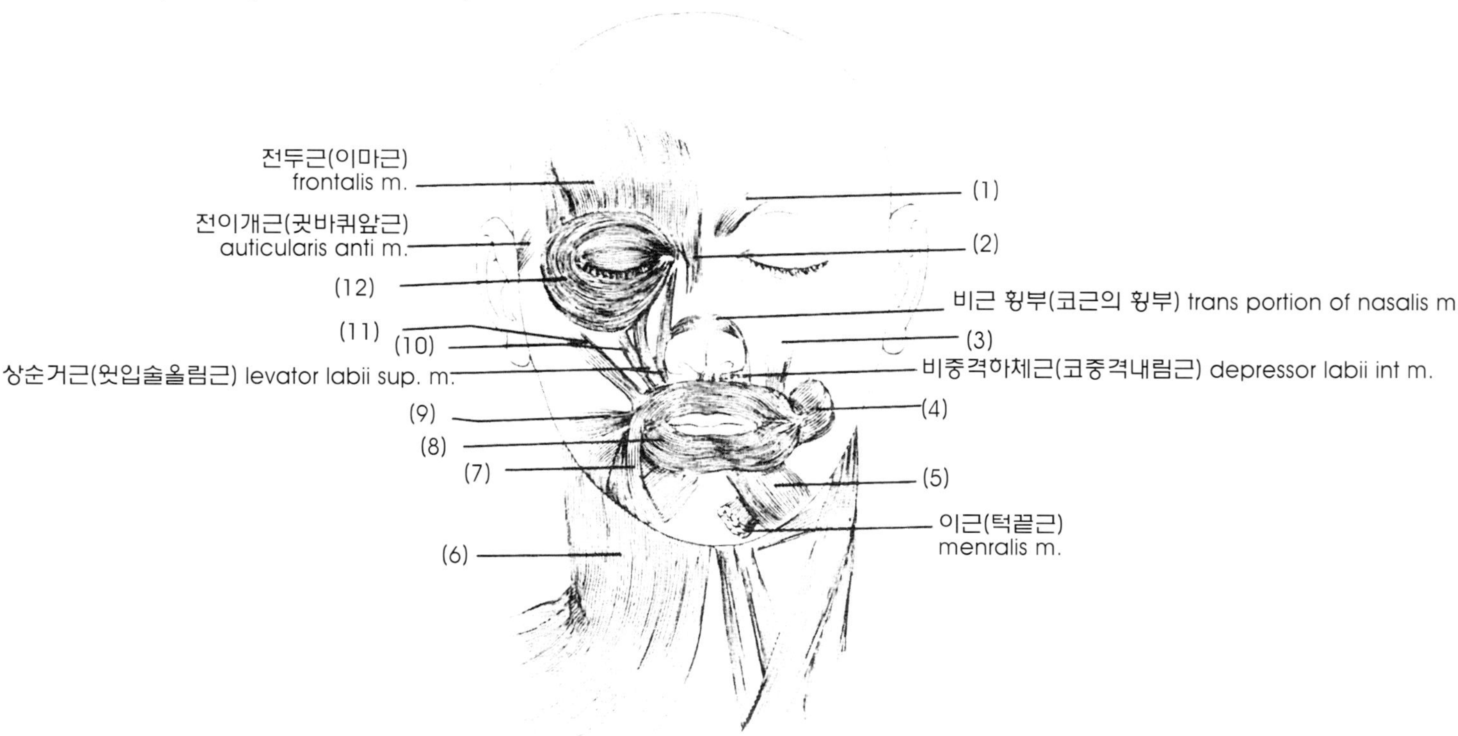

3. 저작근(씹기근육, Muscle of mastication)

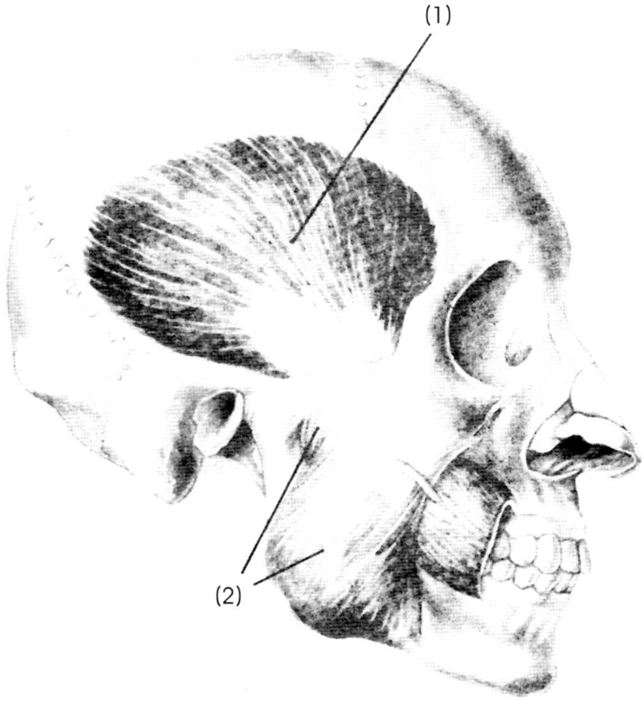

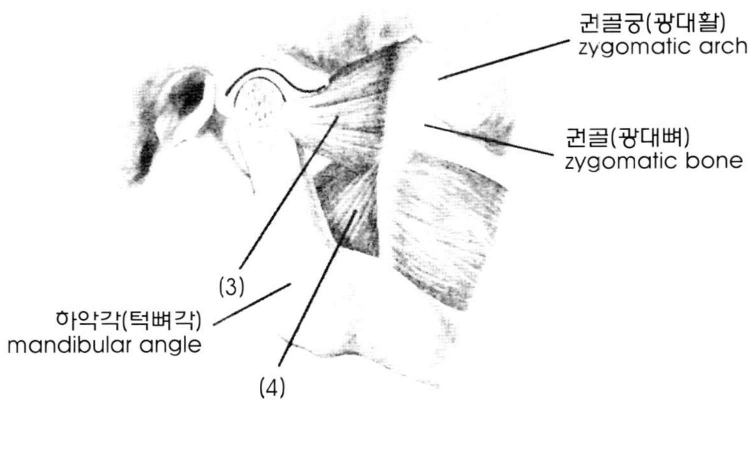

4. 목 부위근육(Muscle of neck)

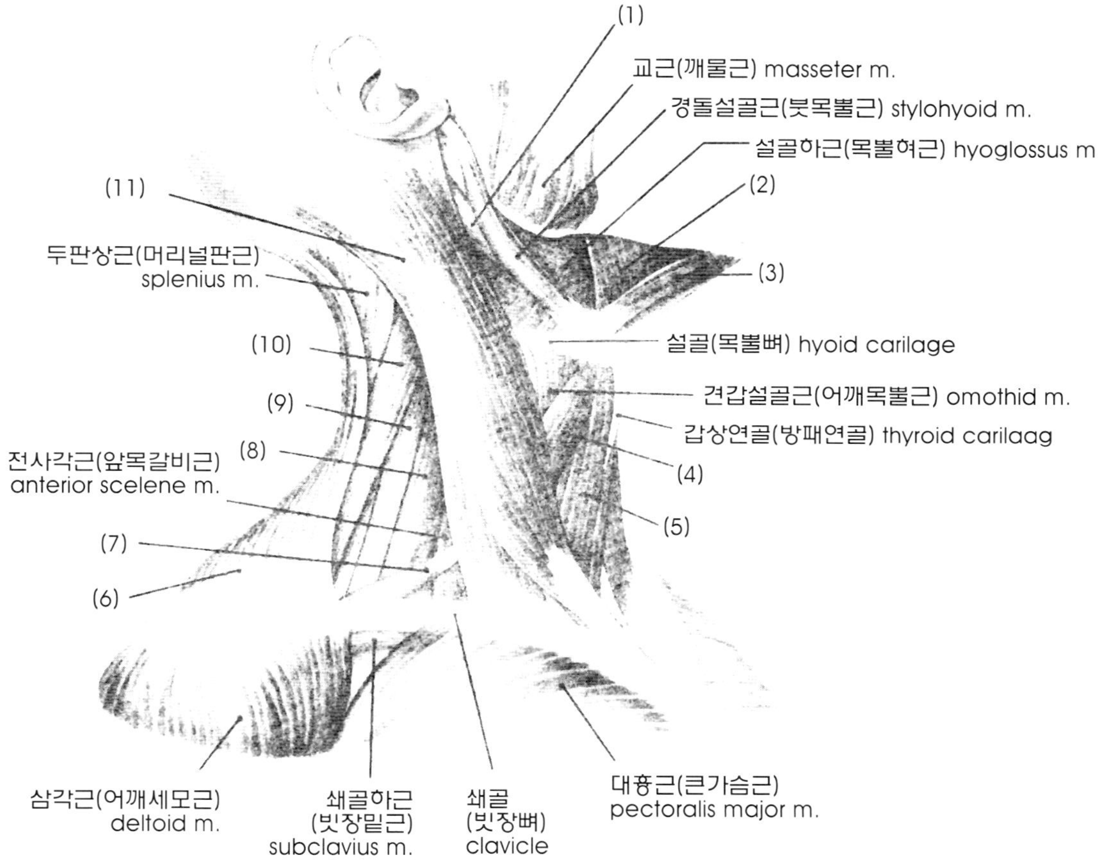

5. 가슴근육(Thoraxal muscle)

1) 천흉근(얕은 가슴근육, Superficial muscle of the thorax)

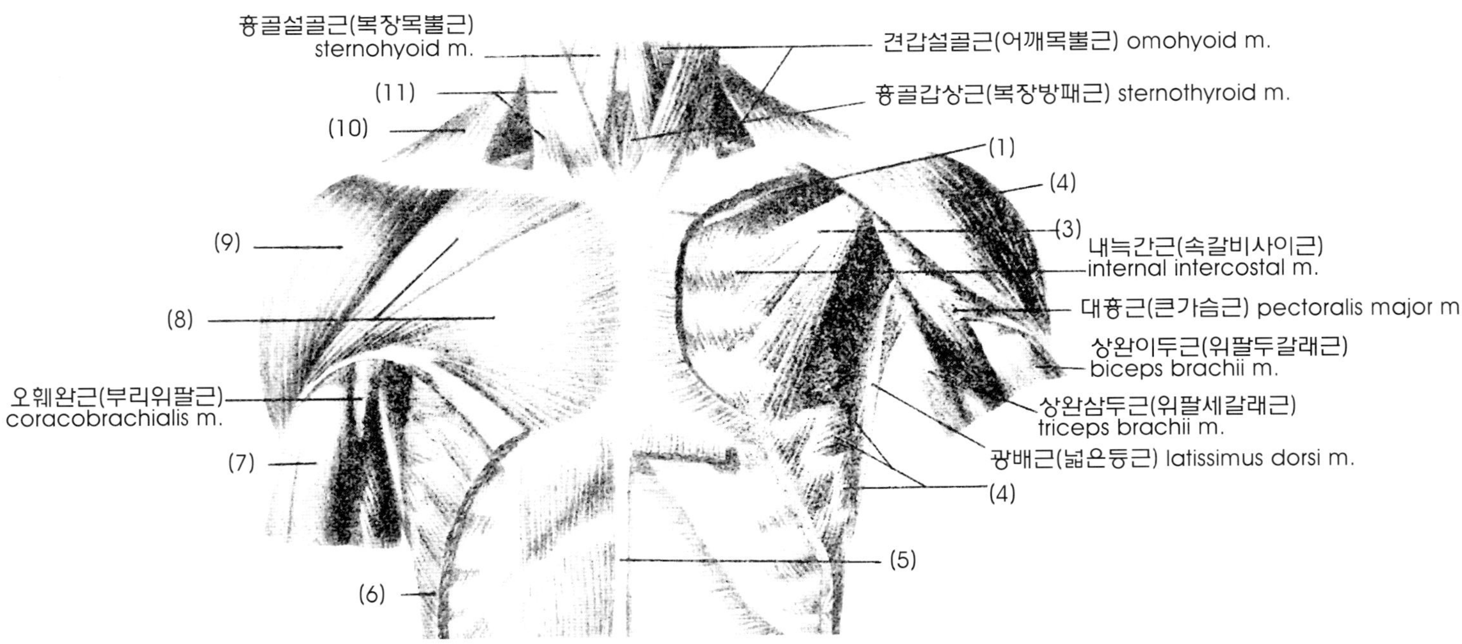

2) 깊은 가슴근육(호흡근육) (Deep muscle of the thorax. Respiratory muscle)

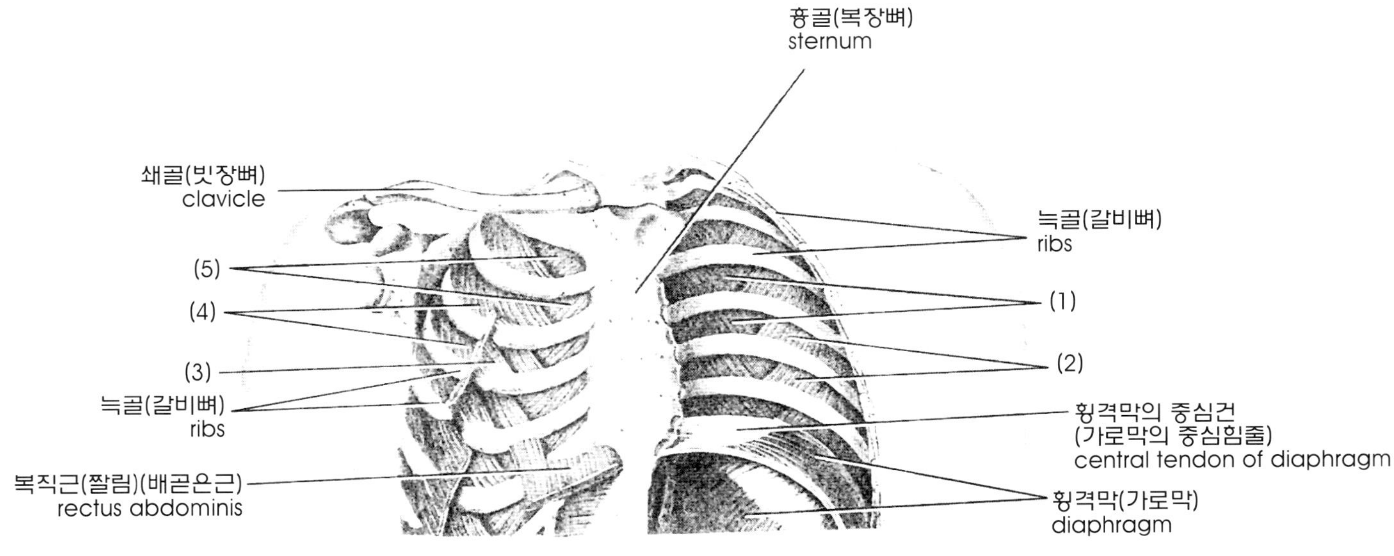

6. 배벽근육(Muscle of the abdominal wall)

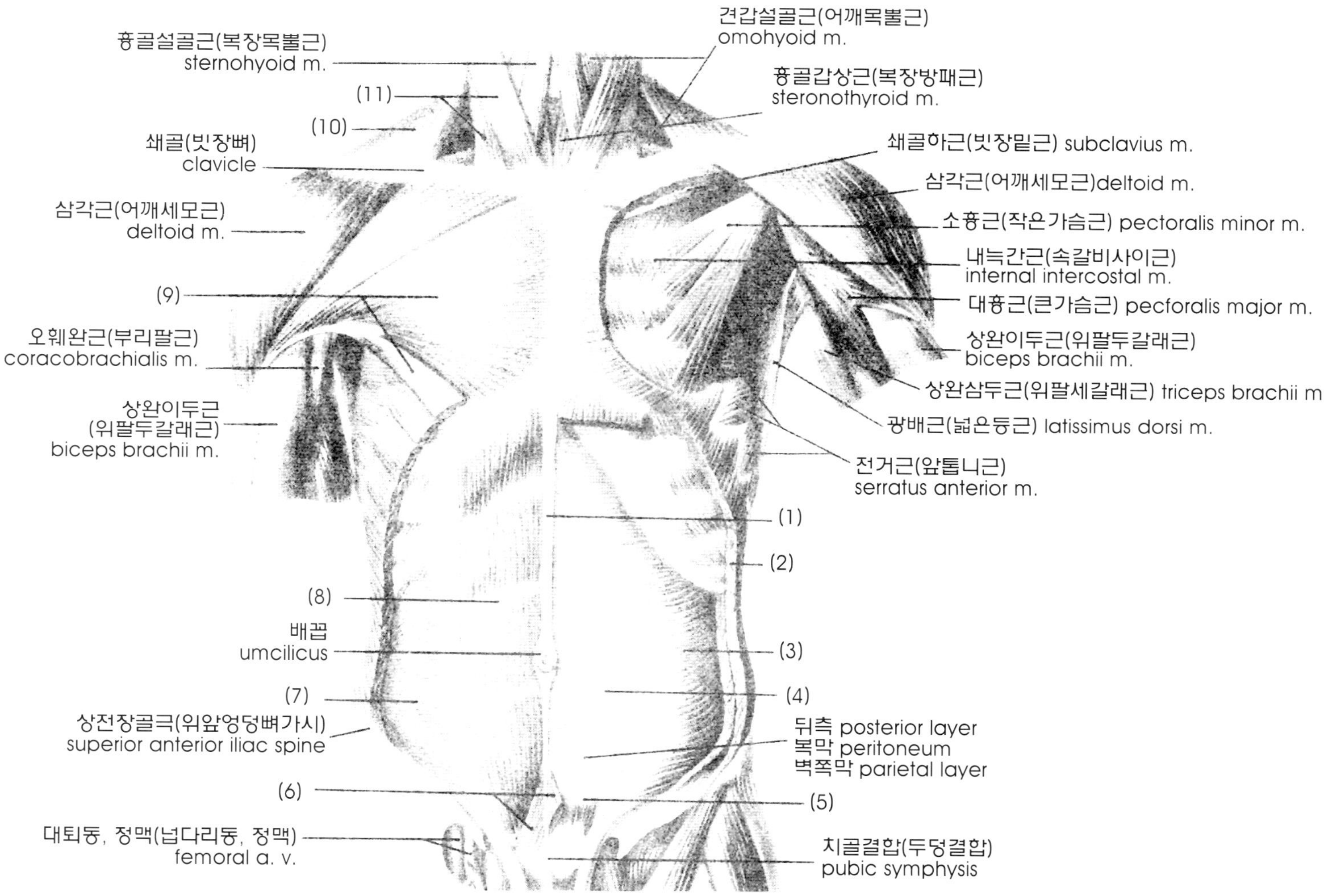

7. 등근육(Dorsal muscle)

1) 얕은등 근육(Superficial dorsal muscle)

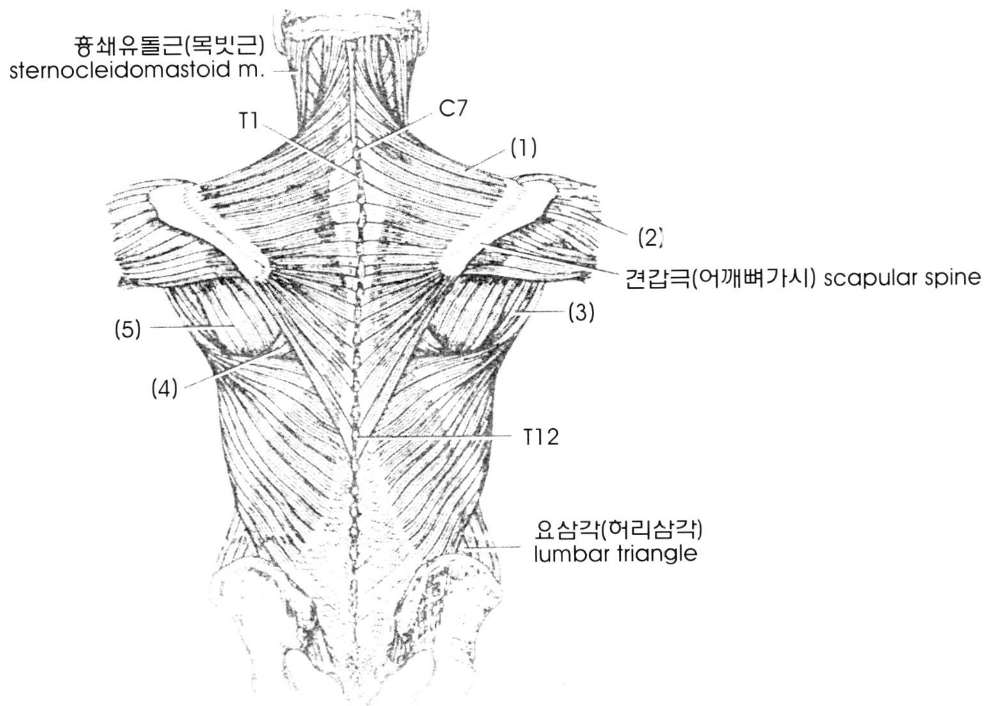

2) 깊은등 근육(Deep dorsal muscle)

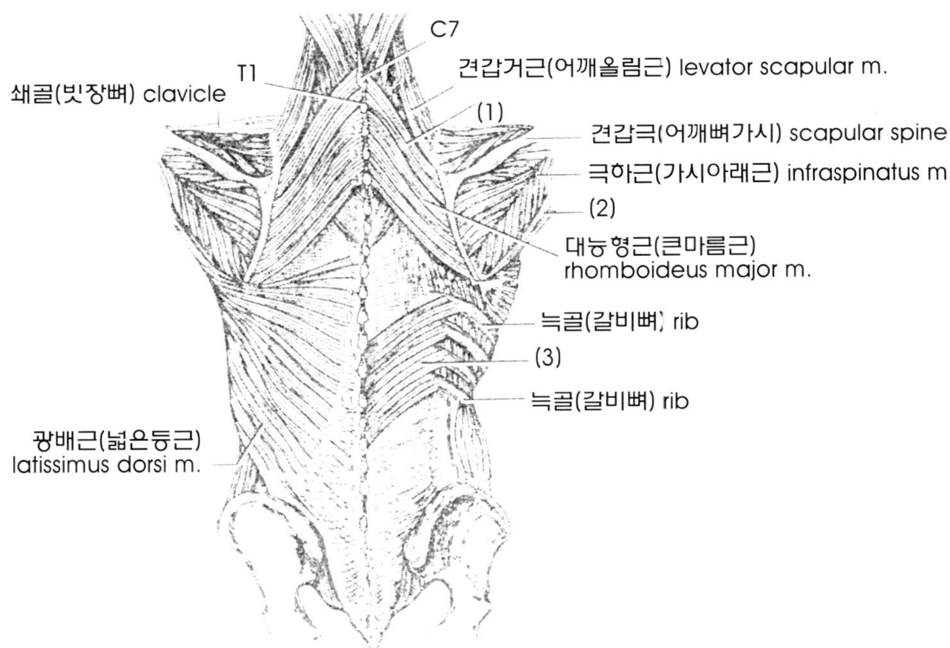

8. 상지의 굽힘근(Flexor muscle of upper limb)

1) 천근(얕은층 근육, Superficial muscle)

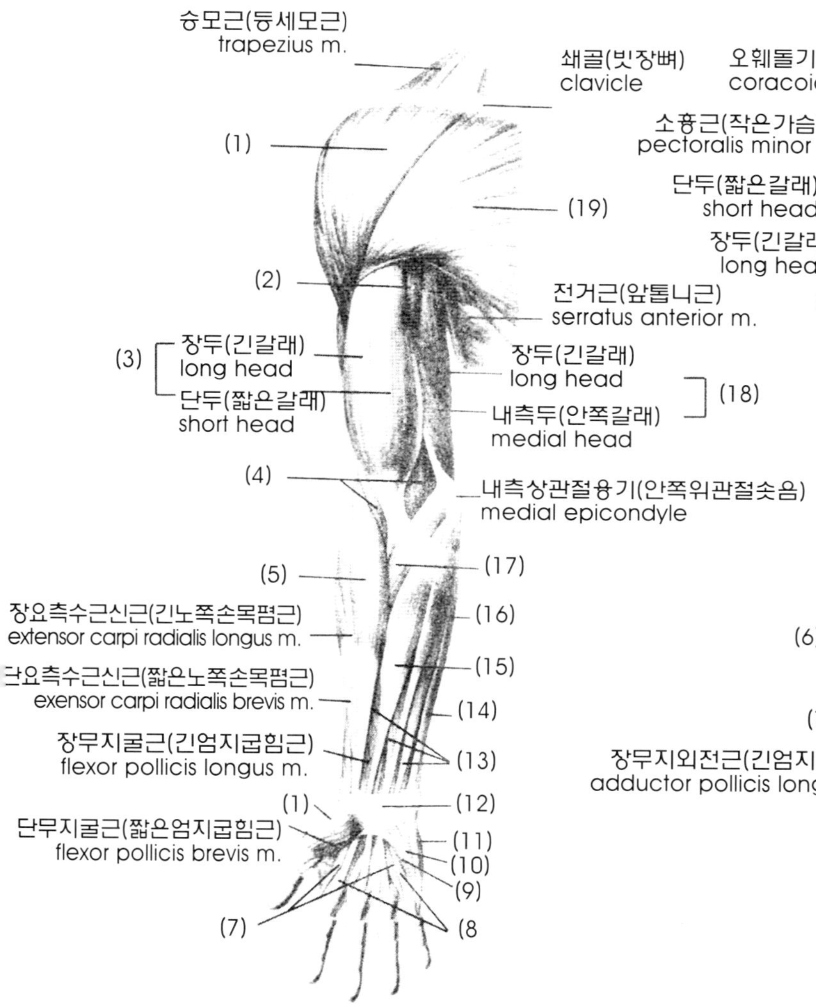

2) 심근(깊은층 근육, Deep muscle)

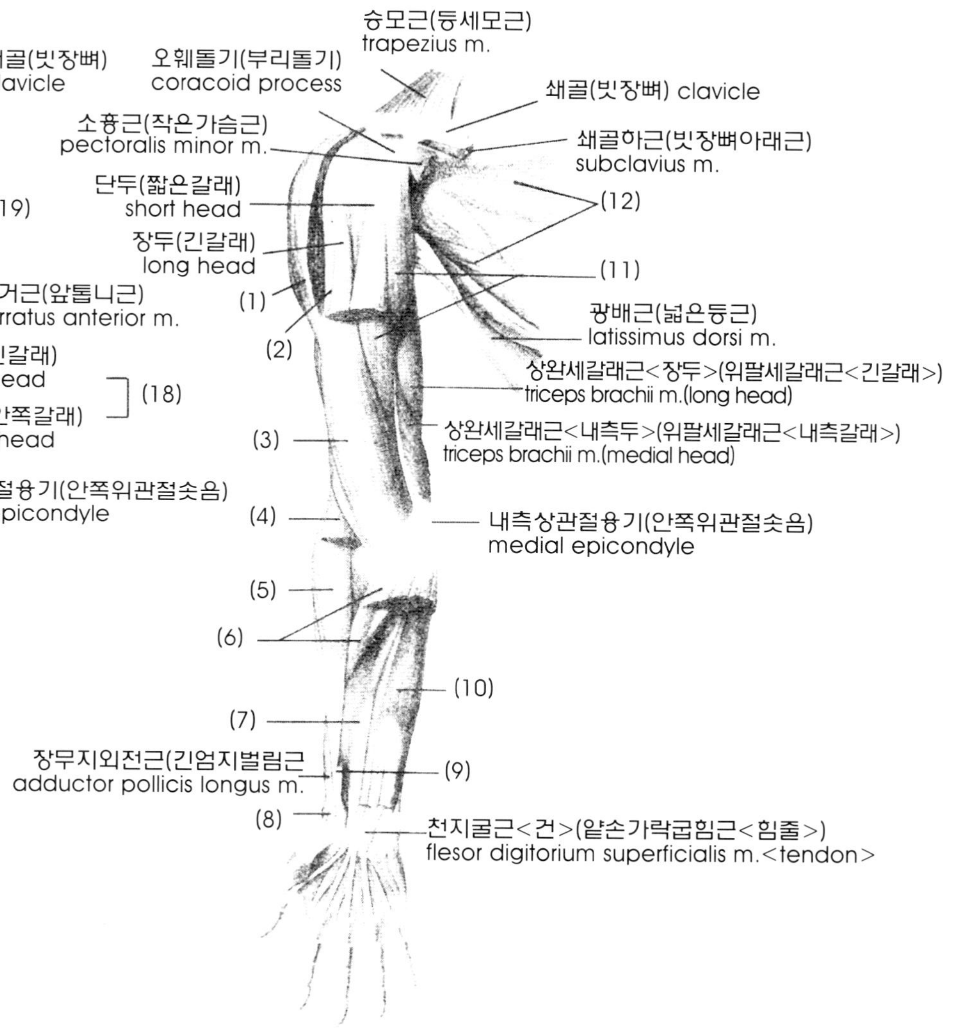

9. 상지의 펴짐근(Extensor muscle of upper limb)

1) 천근(얕은층 근육, Superficial muscle)

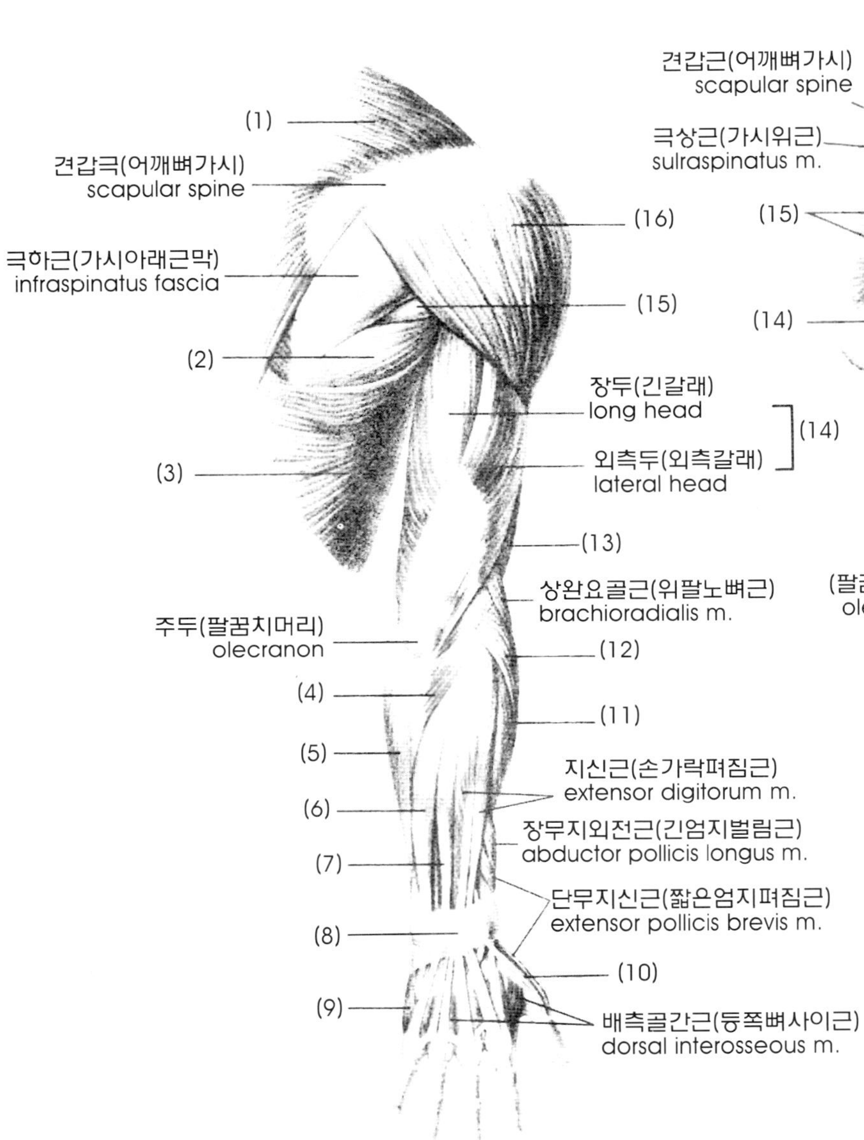

2) 심근(깊은층 근육, Deep muscle)

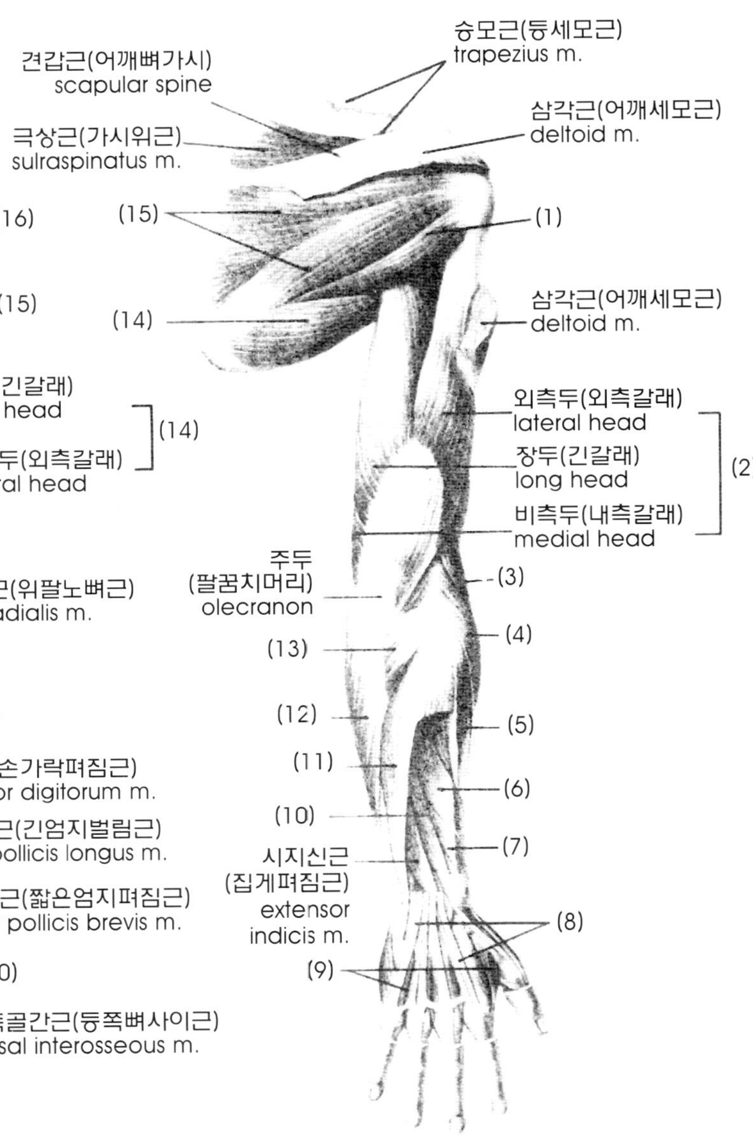

10. 하지 굽힘근육(Flexor muscle of the lower limb)

1) 천근(얕은층 근육, Superficial muscle)

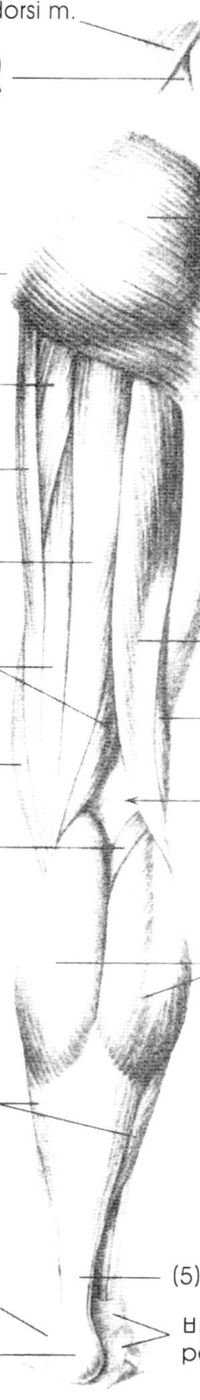

2) 심근(깊은층 근육, Deep muscle)

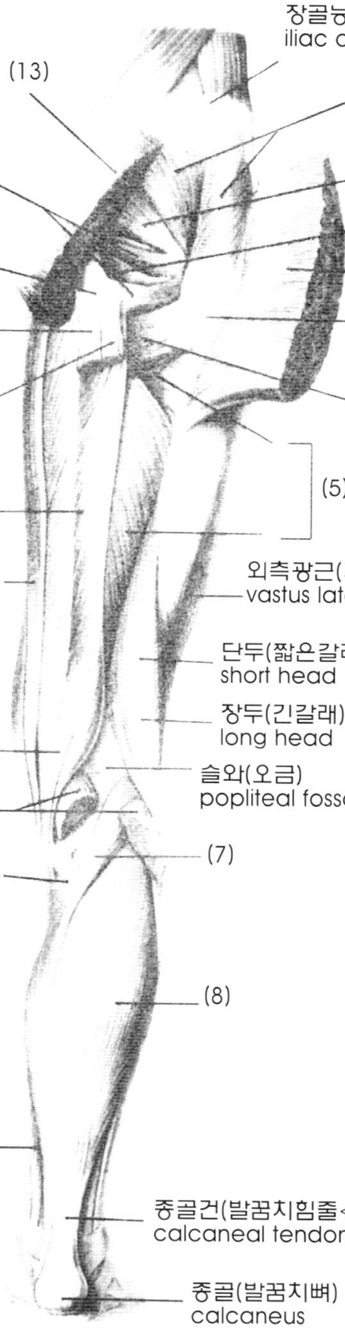

11. 하지 펴짐근육(Extensor muscle of lower limb)

1) 얕은층 근육(Superficial muscle)

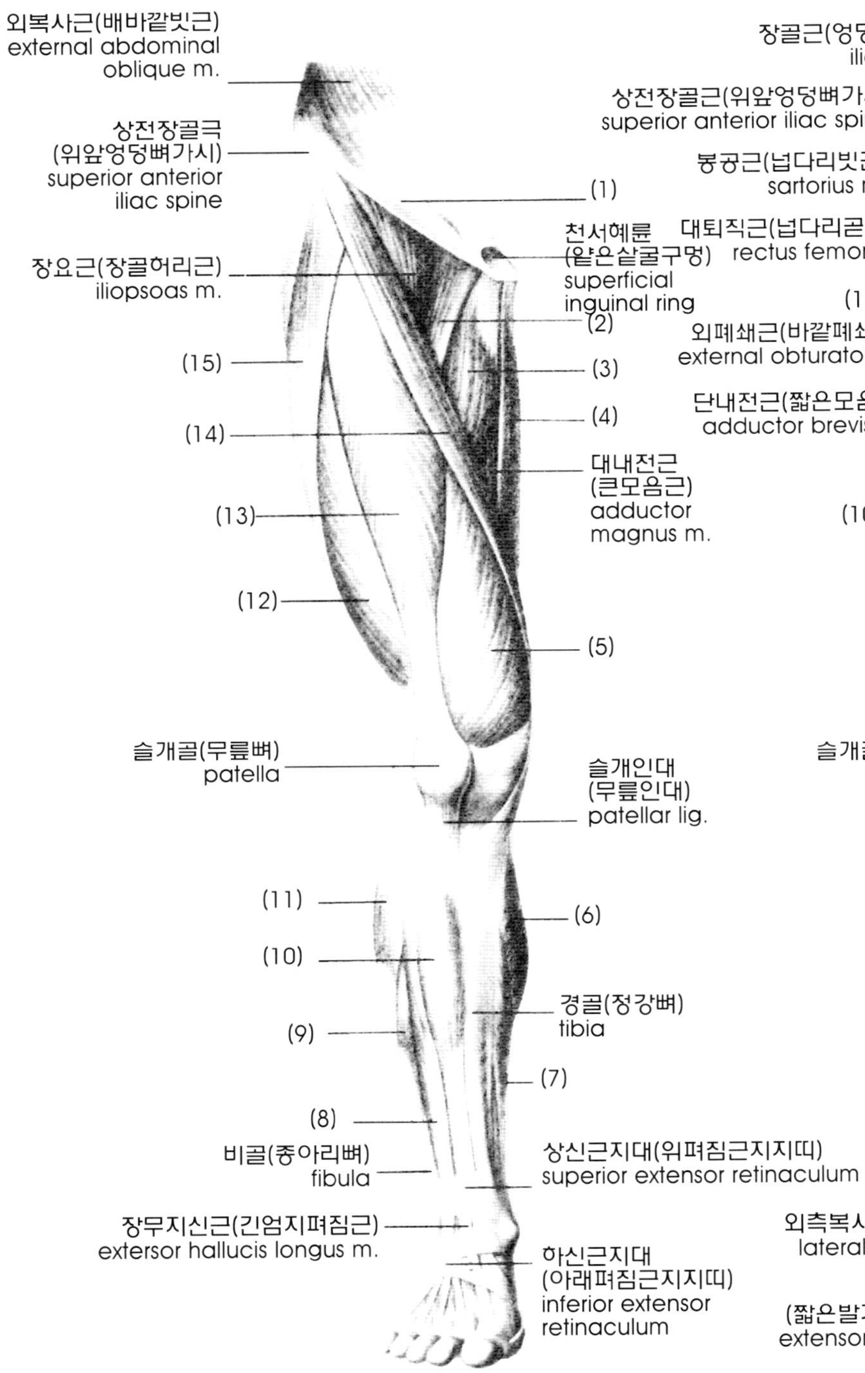

2) 깊은층 근육(Deep muscle)

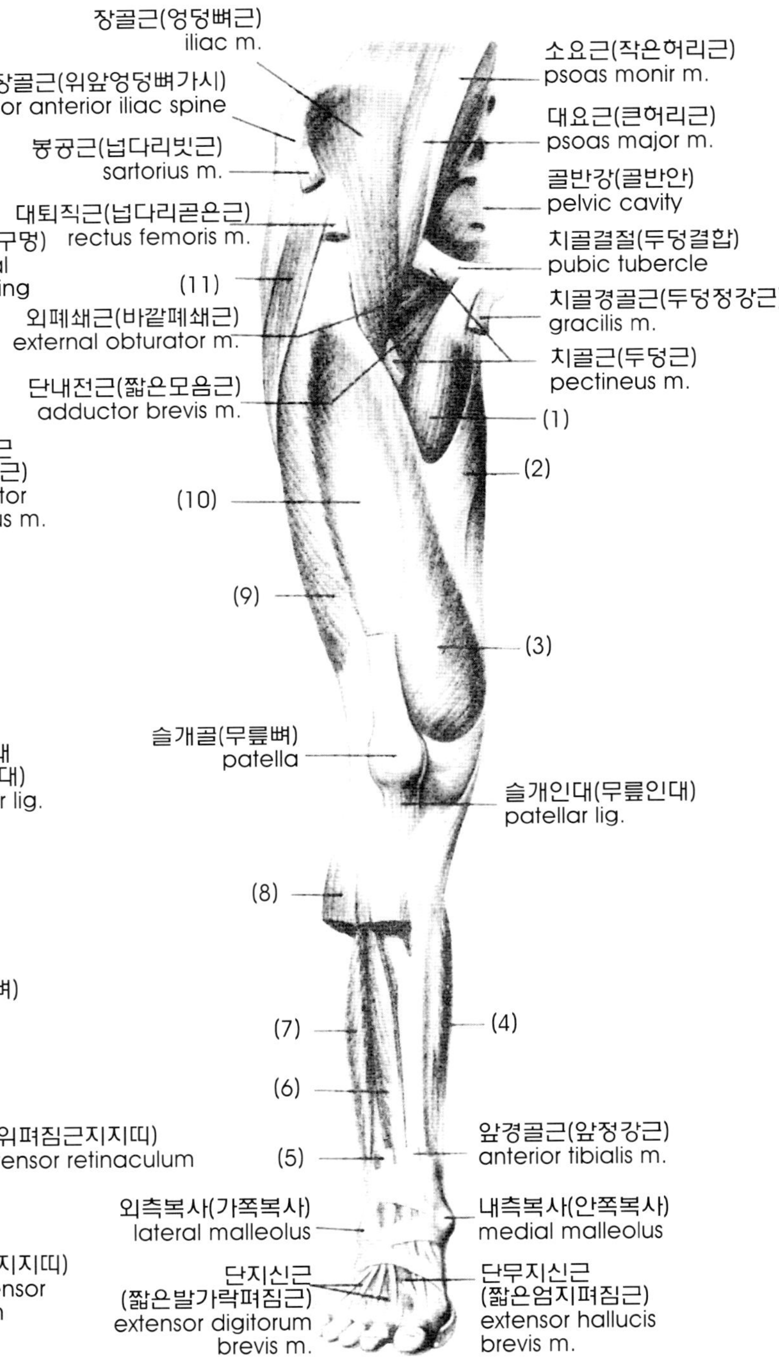

< 연습 문제 >

* 질문에 답하시오.

1. 두부(머리)의 근육은 안면근(얼굴)근육과 어떤 근육으로 구성되어 있는가?

2. 전대퇴근(넓적다리앞근육)의 종류와 지배신경을 쓰시오.

3. 하퇴삼두근(종아리세갈래근)의 종류를 쓰시오.

4. 흉쇄유돌근(목빗근)이 닿는 곳(정지부)을 쓰시오

5. 저작근(씹기근육)의 종류와 지배신경을 쓰시오.

6. 광경근(넓은목근)의 지배신경은?

7. 전경삼각(앞목삼각)과 후경삼각(뒤목삼각)을 구분짓는 근육은?

8. 횡격막(가로막)의 수축시 어떤 호흡이 일어나는가?

9. 하복부(아랫배)와 대퇴(넙다리) 경계를 이루는 구조물은?

10. 유방(젖가슴)을 형성하는 근육은?

11. 상완(위팔)의 굴근(굽힘근) 종류를 쓰시오.

12. 상완이두근(위팔두갈래근), 상완근(위팔근)과 반대로 작용하는 길항근(대항근)은?

13. 상지(팔)에서 근육주사를 놓는 부위 근육은?

14. 대퇴사두근(넙다리네갈래근)의 종류를 쓰시오

15. 전대퇴근(넓적다리앞근육)의 지배신경은?

16. 인체에서 가장 긴 근육은?

17. 인체 전신에 근육주사로 이용되는 근육은?

18. 후대퇴근(넓적다리뒤근육)의 종류명을 쓰시오.

19. 하퇴삼두근(종아리세갈래근)의 종류를 쓰시오

20. 아킬레스건을 형성하는 근육명은?

제4장 순환계

(Circulatory system)

1. 혈액순환의 모식도(General scheme of blood circulaion)
2. 인체동맥계통의 모식도(Scheme of the arterial system)
3. 심장의 바깥구조(External structure of the heart)
4. 심장의 내부구조(Internal structure of the heart)
5. 심장자극 전도계(Cardiac conduction system)
6. 심장판막과 동맥(Cardiac valve and artery)
7. 심장의 관상순환(심장순환, Coronary circulaion of the heart)
8. 머리와 목부위의 동맥(Arteries of the head and neck)
9. 뇌의 동맥분포(Arteries supply of the brain)
10. 상지동맥(Arteries of the upper limb)
11. 가슴동맥과 배대동맥(Thoracic and abdominal aorta)
12. 골반과 회음동맥(Arteries of the pelvis and perineum)
13. 하지동맥(Arteries of the lower limb)
14. 전신의 주요정맥(Main veins of systemic circulaion)
15. 머리와 목부위의 정맥(Veins of the head and neck)
16. 흉강에 분포하는 정맥(Veins of the thorax)
17. 복부에 분포하는 정맥(Veins of the abdomin)
18. 팔과 어깨의 정맥(Veins of the arms and shoulder)
19. 하지정맥(Veins of the lower limb)
20. 태아순환(Fetal circulaion)
21. 전신의 림프계통(Lymphatic system)
22. 흉선(가슴샘, Thymus)과 비장(지라, Spleen)

1. 혈액순환의 모식도 (General scheme of blood circulation)

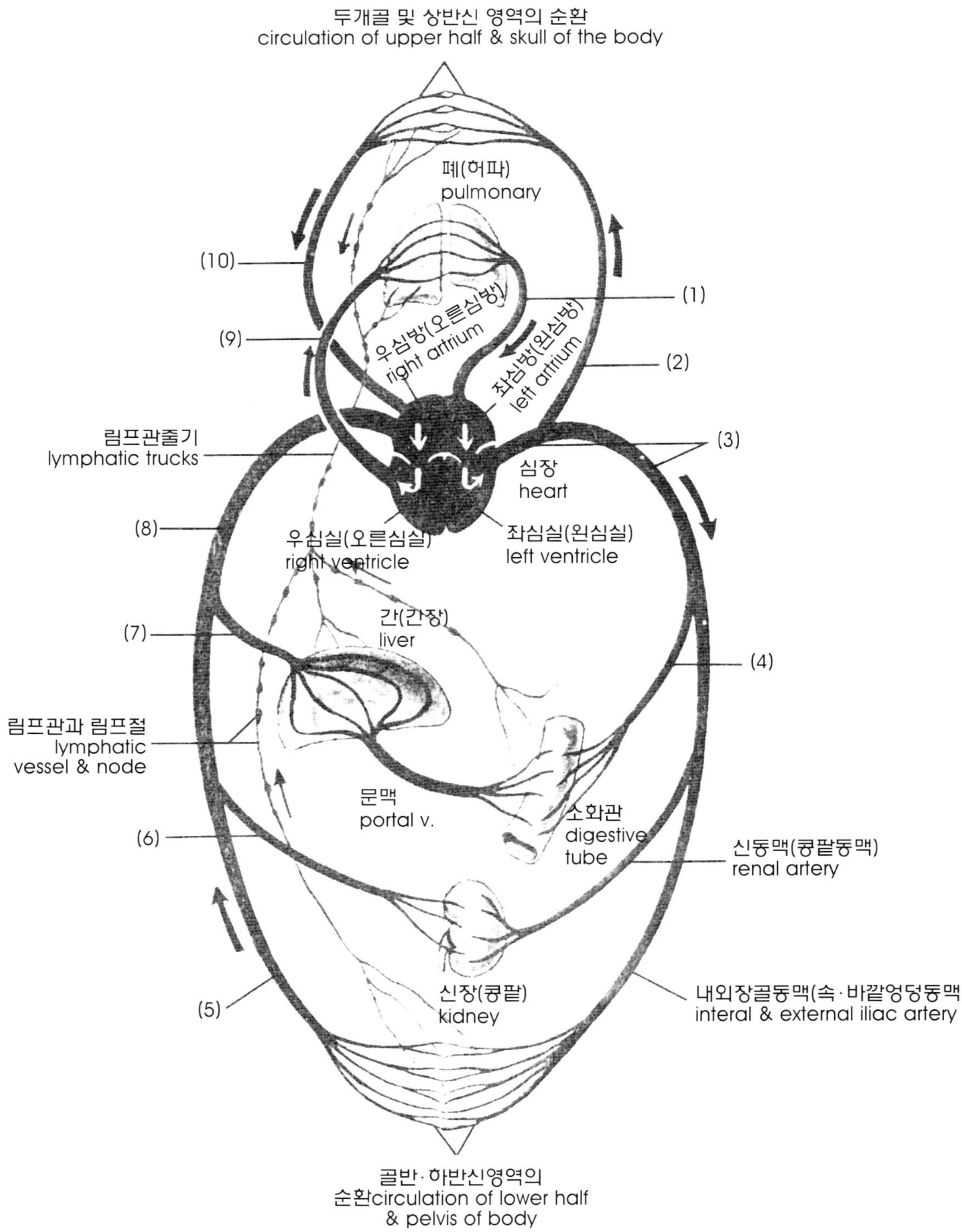

2. 인체 동맥계통의 모식도(Scheme of the human arterial system)

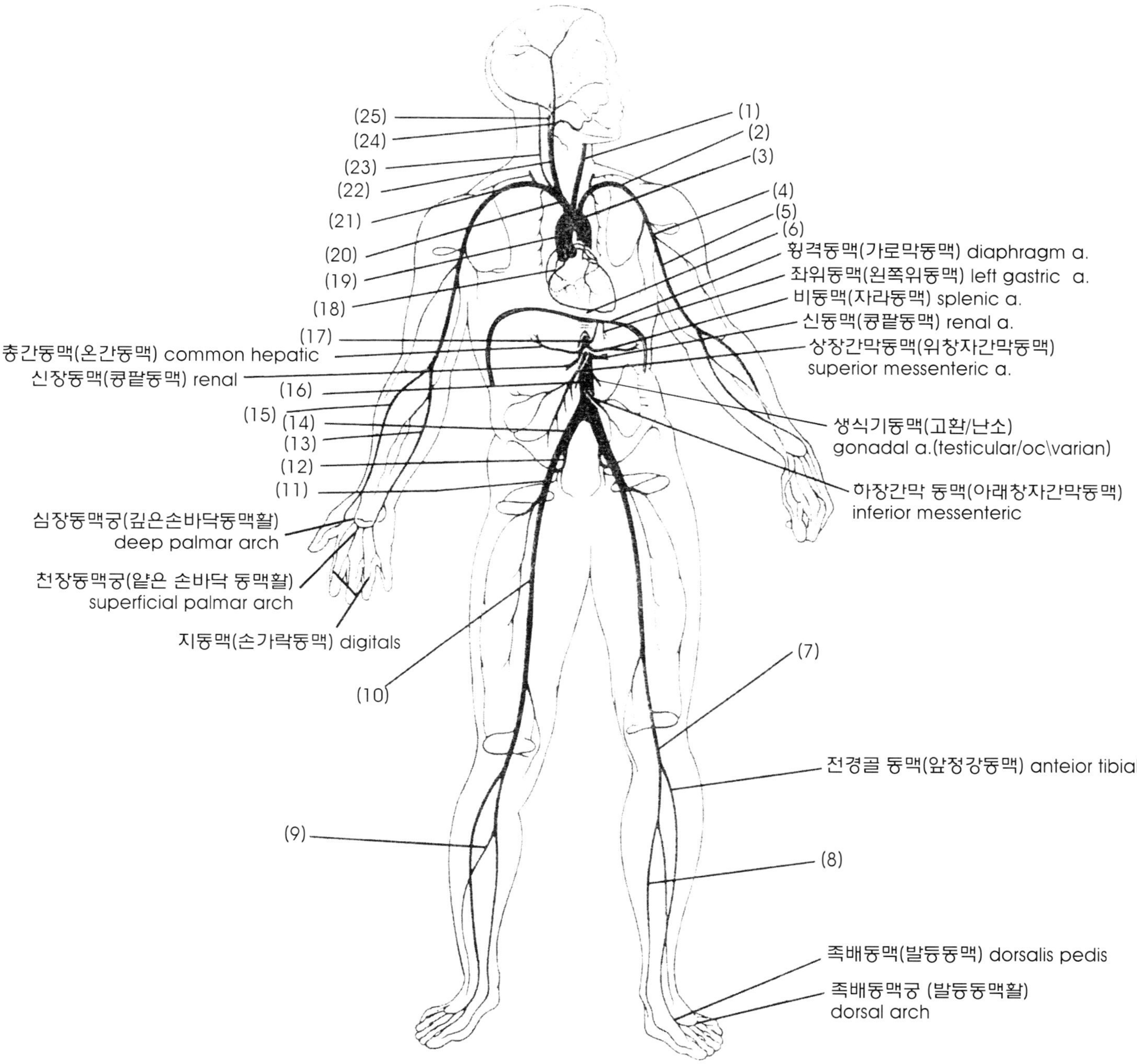

3. 심장의 바깥구조(External structure of heart)

1) 심장 앞면(Anterior surface heart)

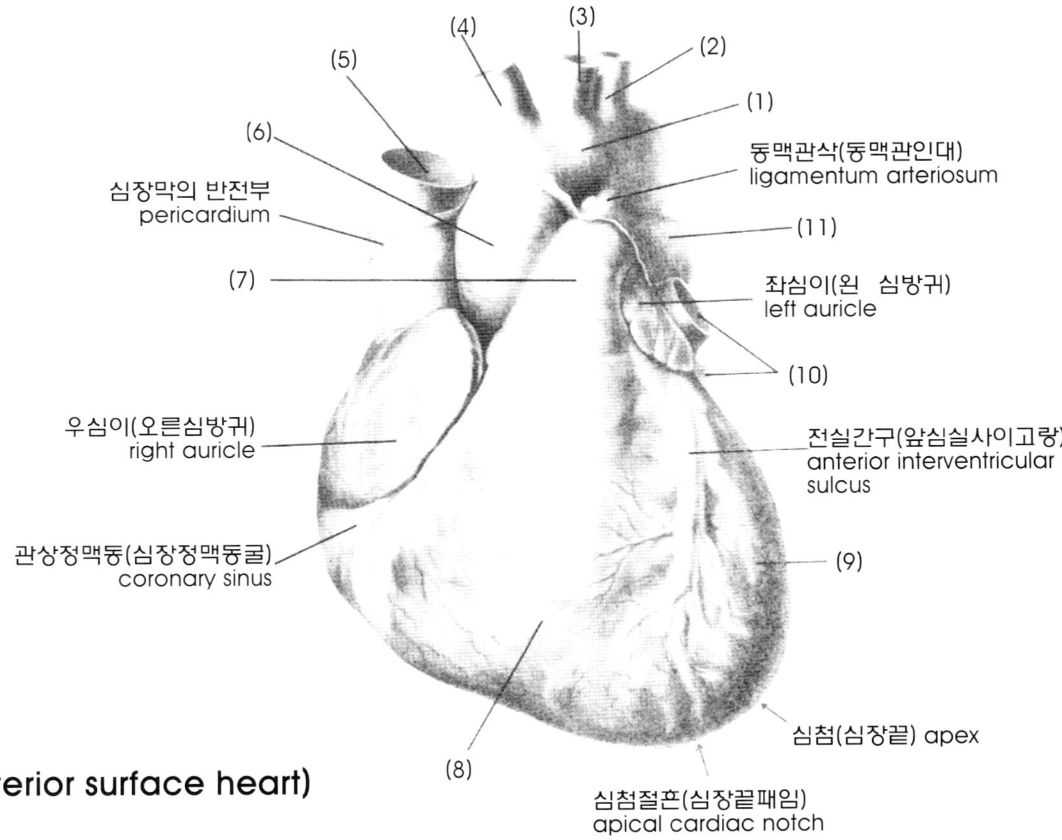

2) 심장 뒷면(Posterior surface heart)

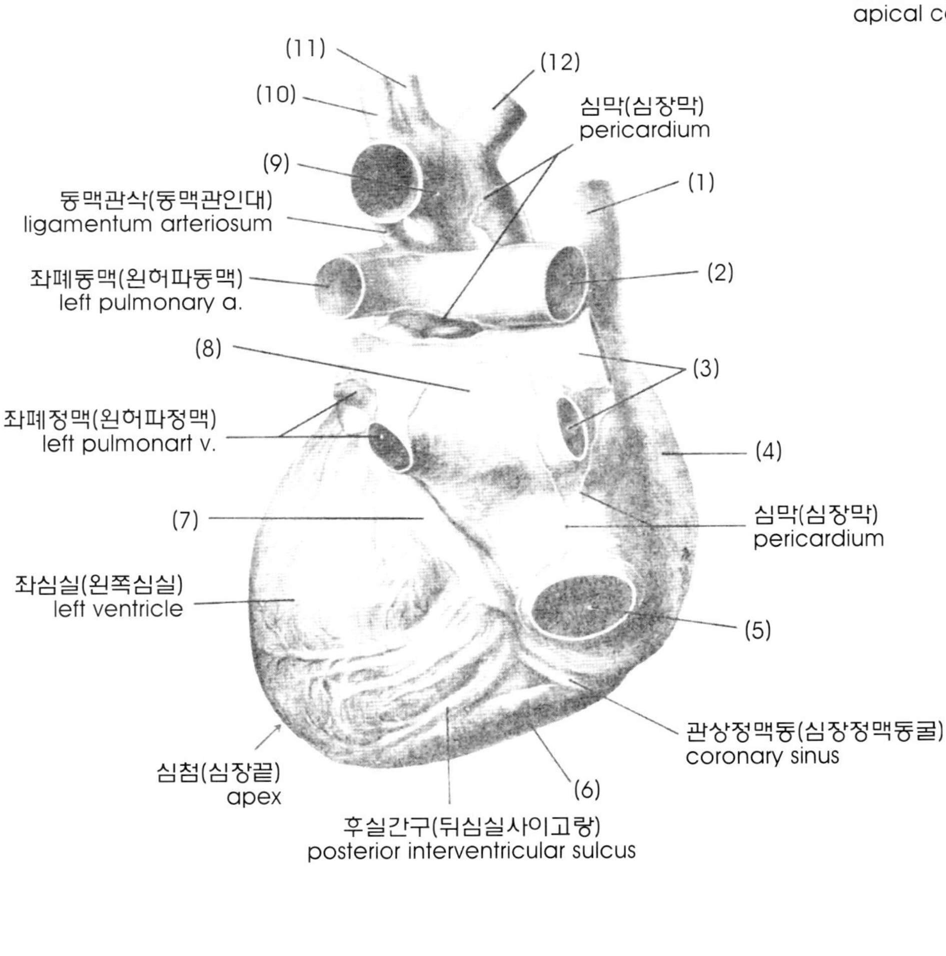

4. 심장의 내부구조(Internal structure of heart)

1) 심장 오른쪽(Right side of heart)

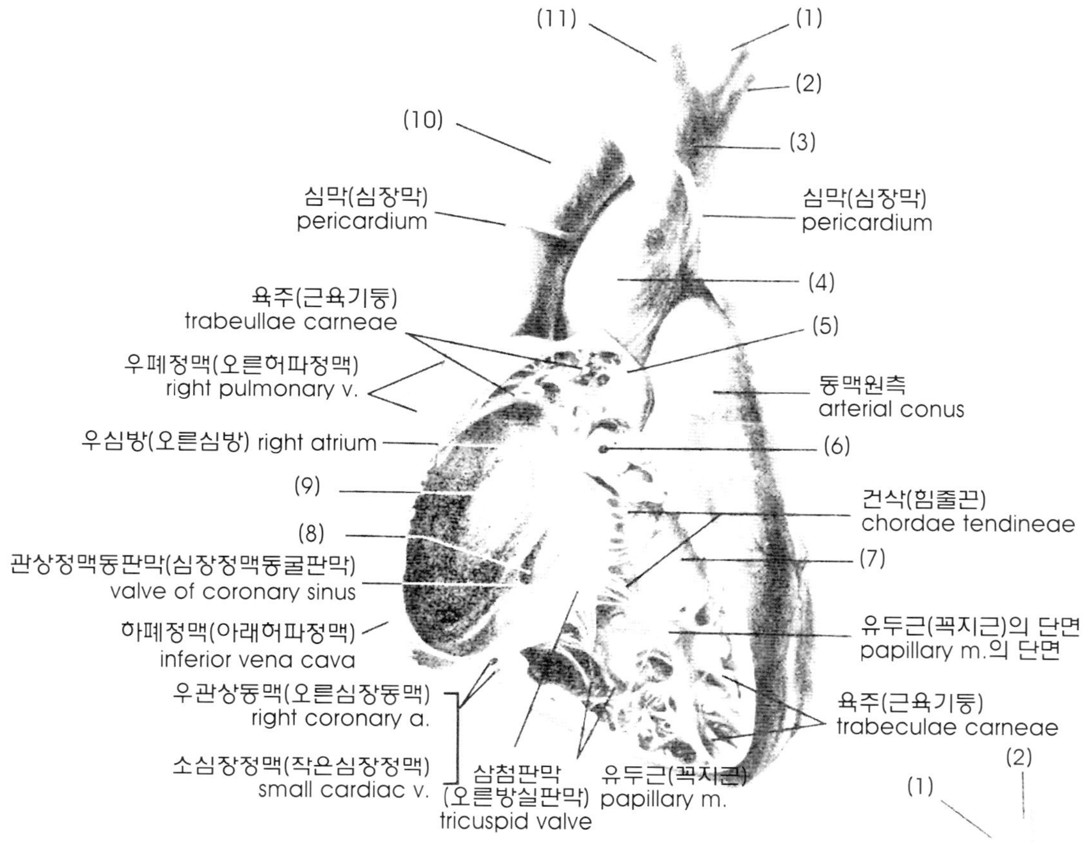

2) 심장 왼쪽(left side of heart)

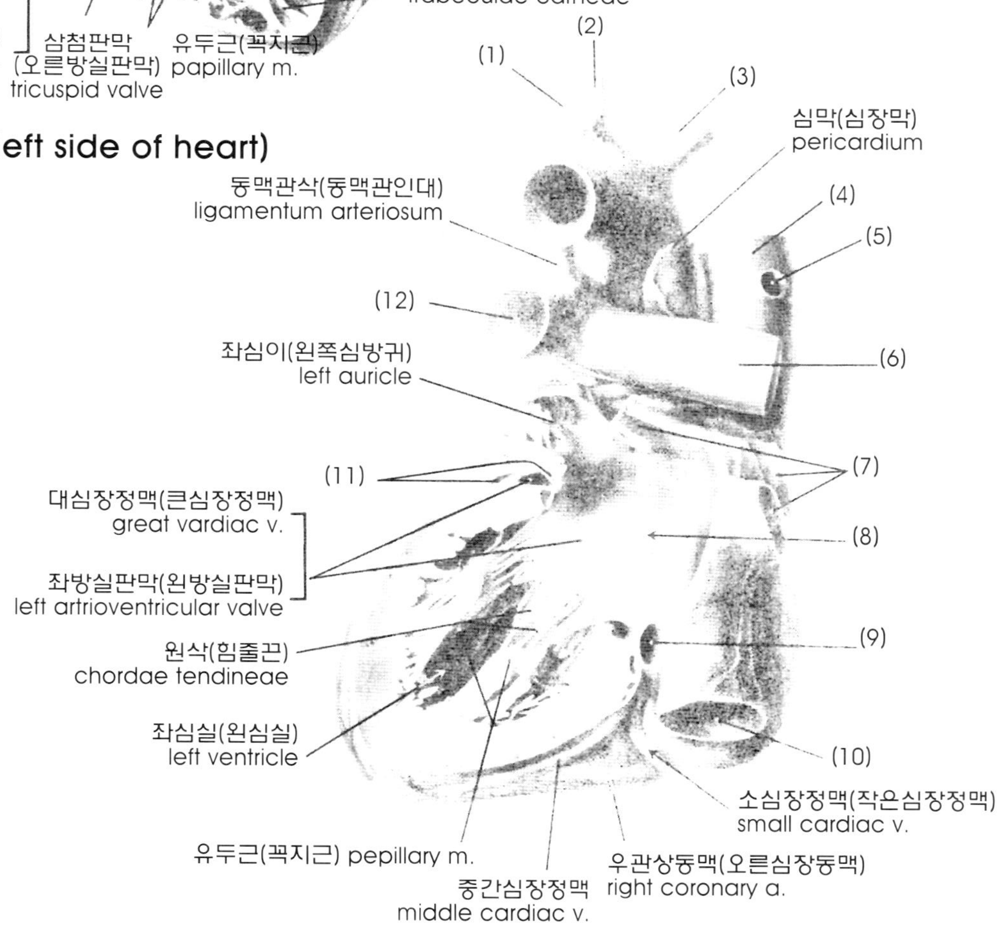

5. 심장자극 전도계(Cardiac conduction system)

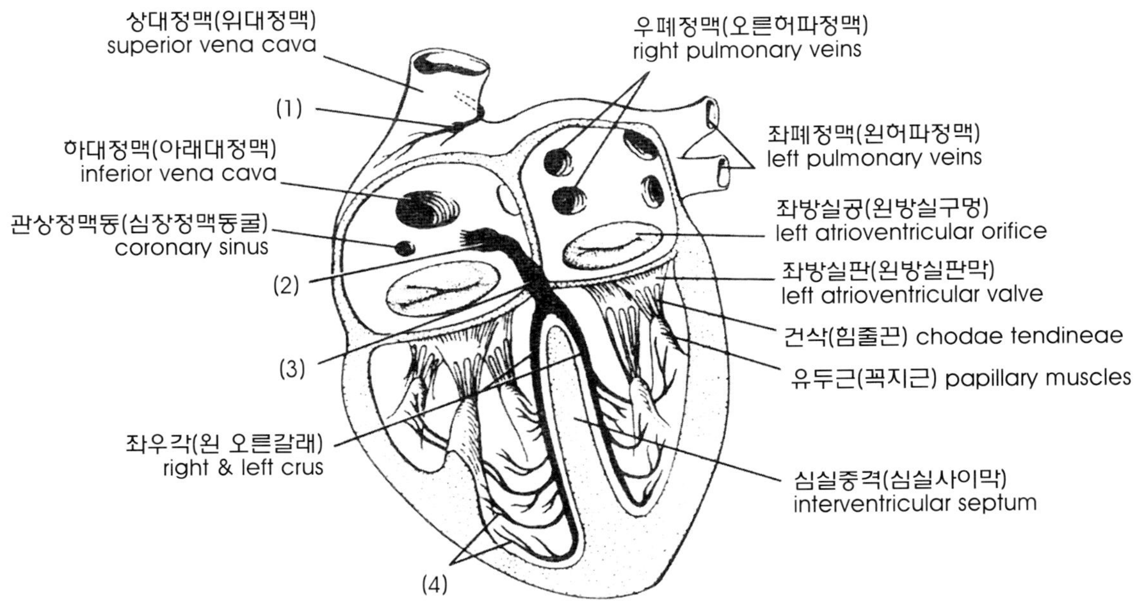

6. 심장 판막과 동맥(Cardiac valve and artery)

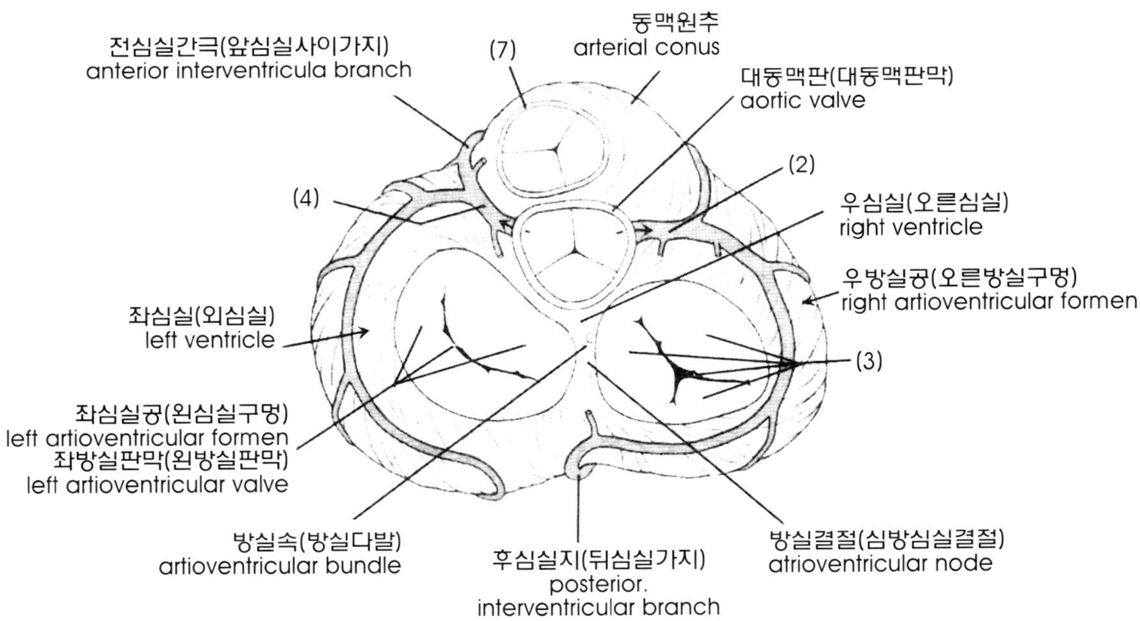

7. 심장의 관상순환(Coronary circulation of the heart)

1) 심장 앞면(Anterior surface of heart)

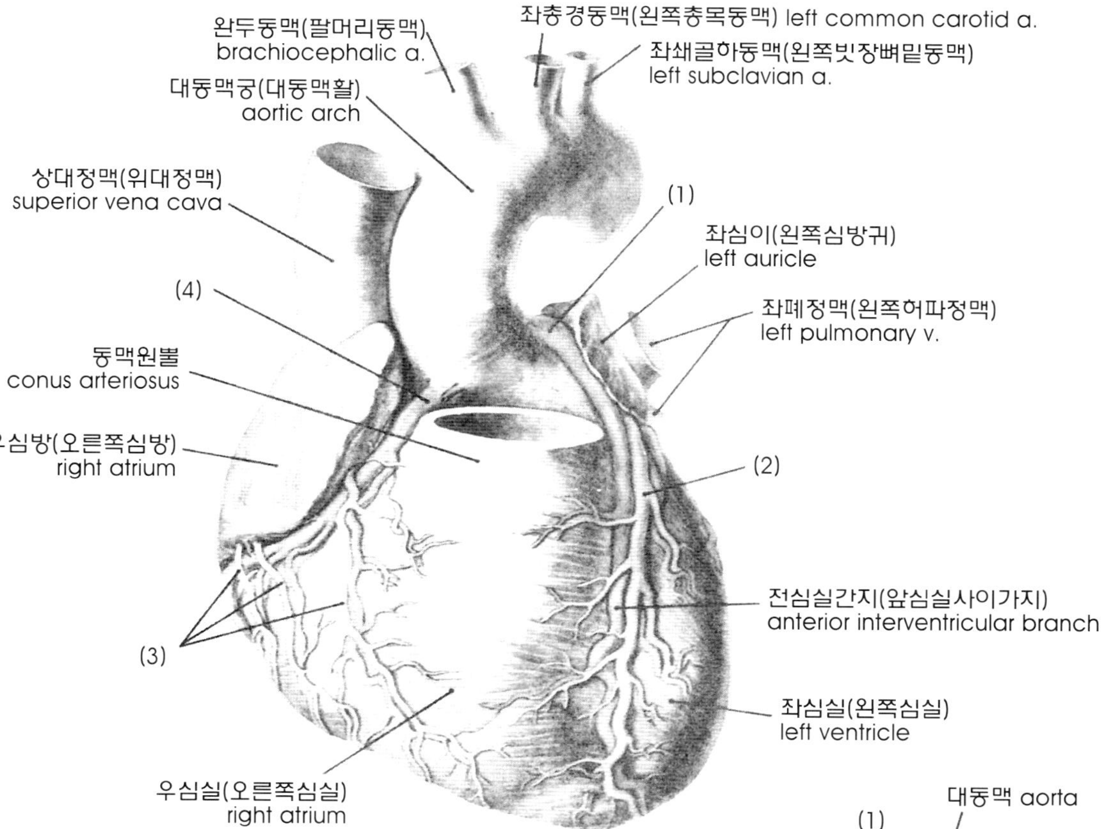

2) 심장 뒷면(Posterior surface of heart)

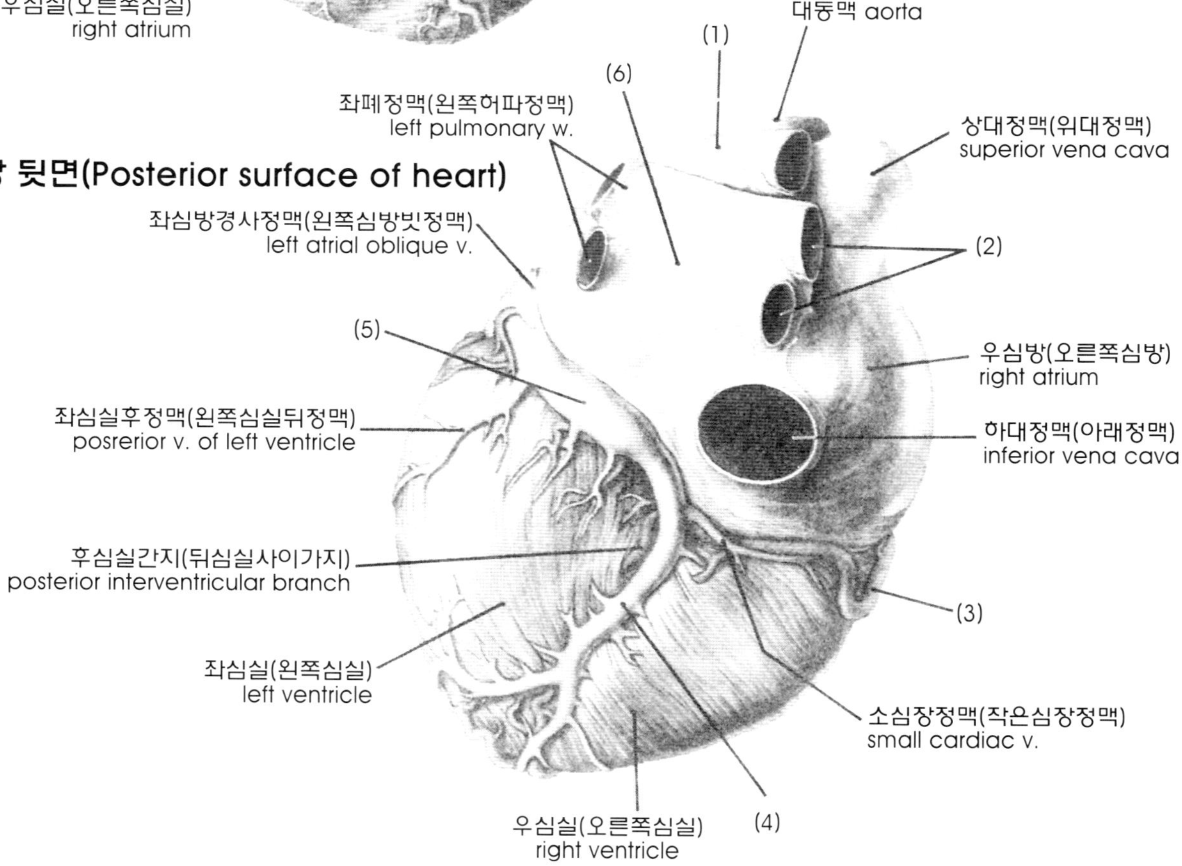

8. 머리 목 부위 동맥(Arteries of head and neck)

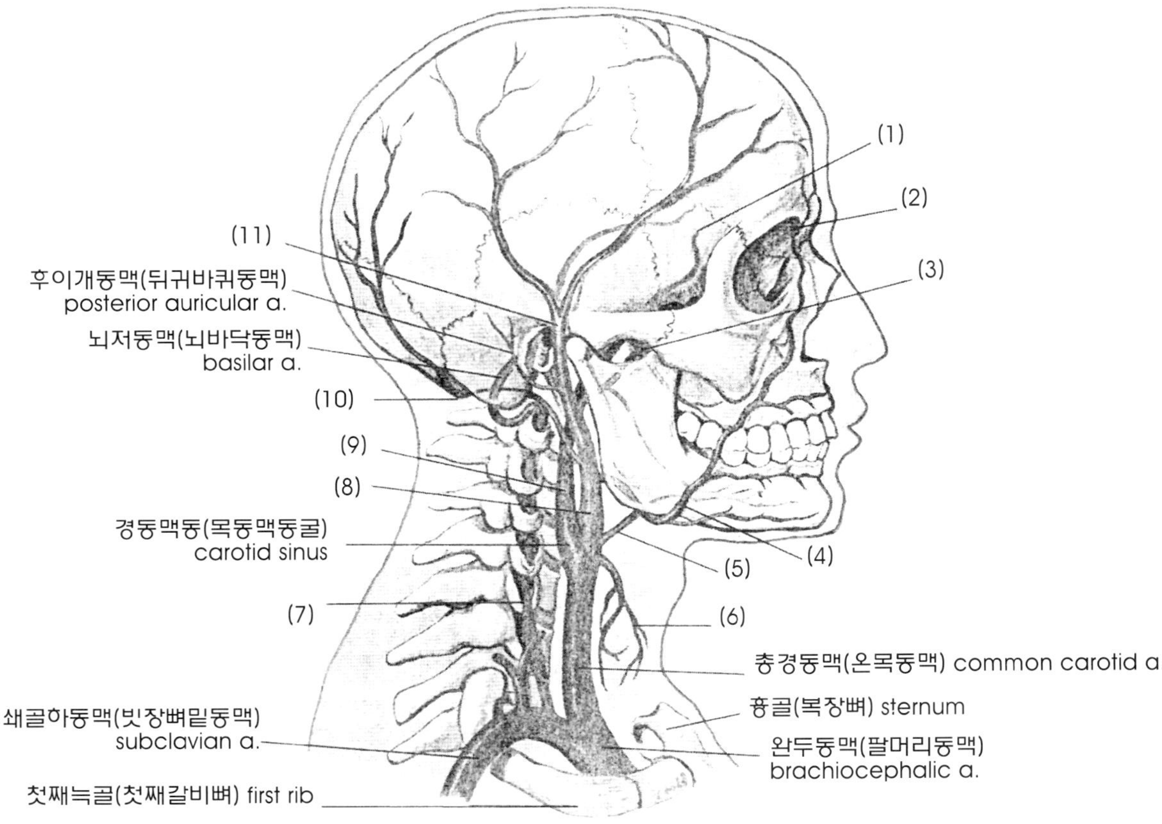

9. 뇌의 동맥분포(Arteries supply of the brain)

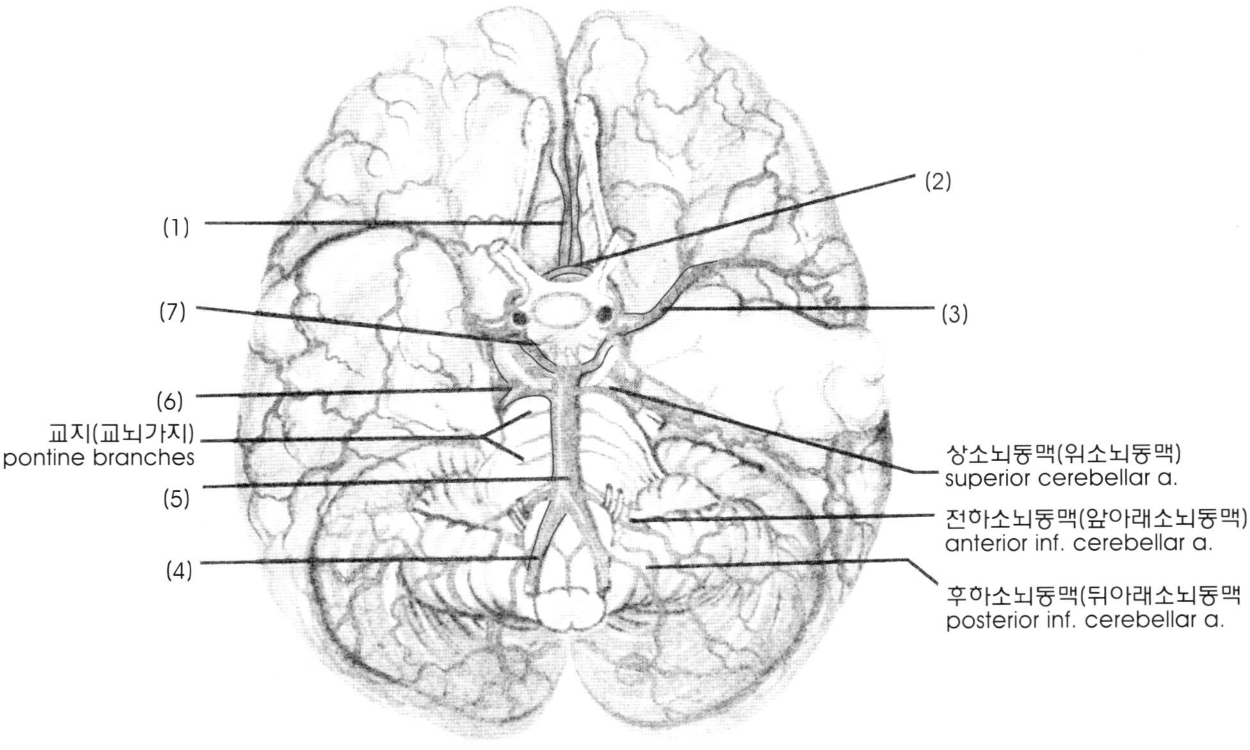

10. 상지의 동맥(Ateries of the upper limb)

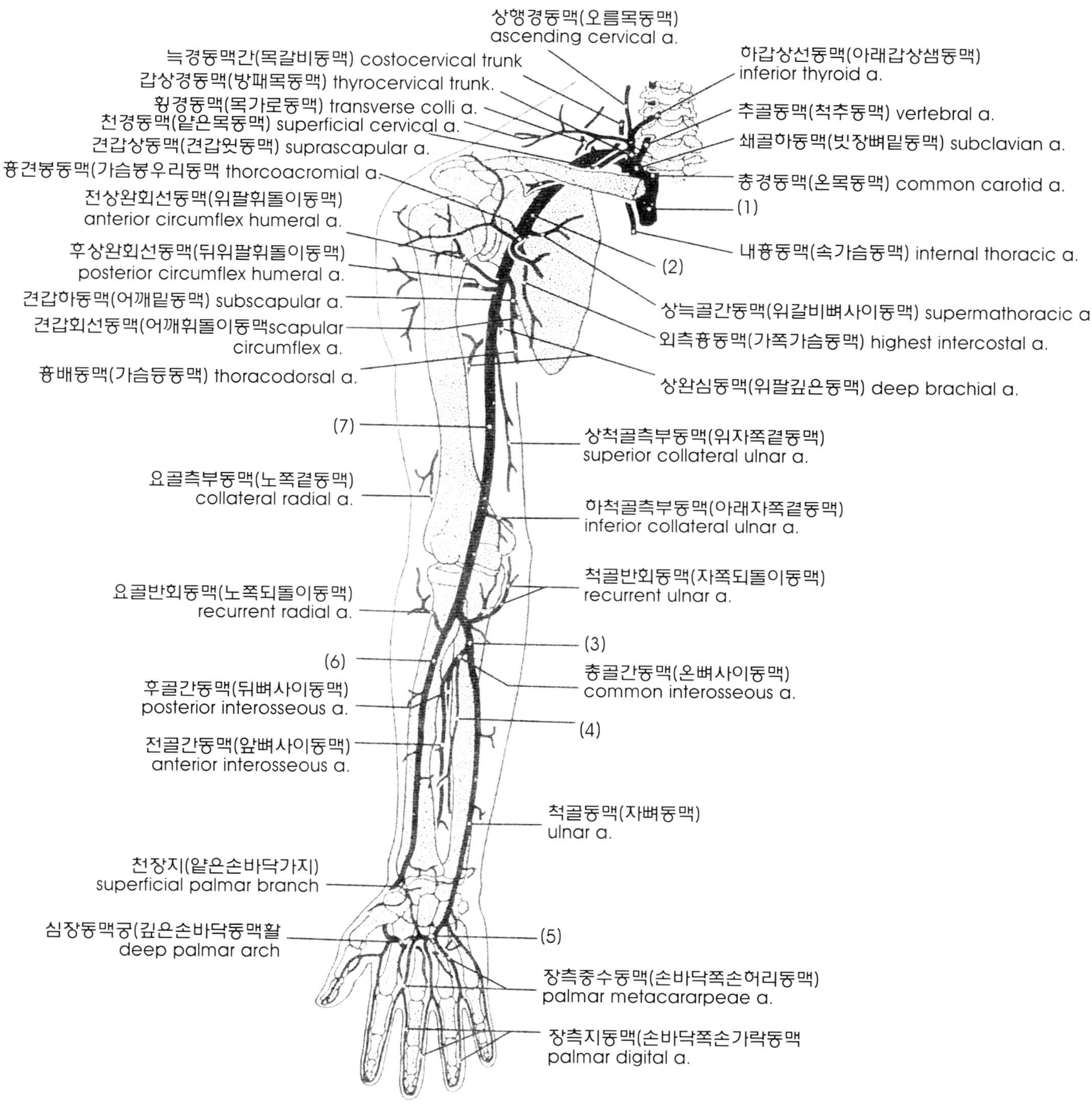

11. 가슴대동맥과 배대동맥(Thoracic and abdominal aorta)

1) 가슴과 복부(Thorax and abdomin)

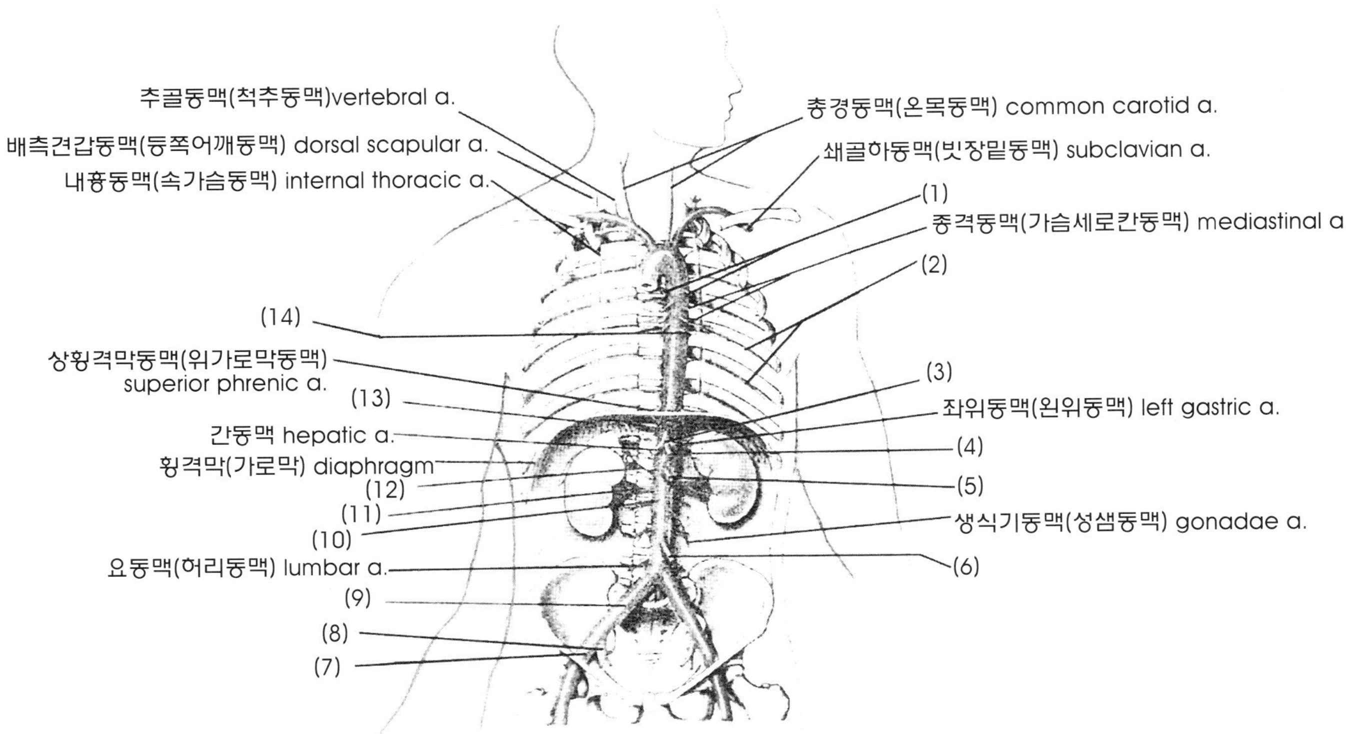

2) 소화기계 동맥(Arteries to organs of digestive system)

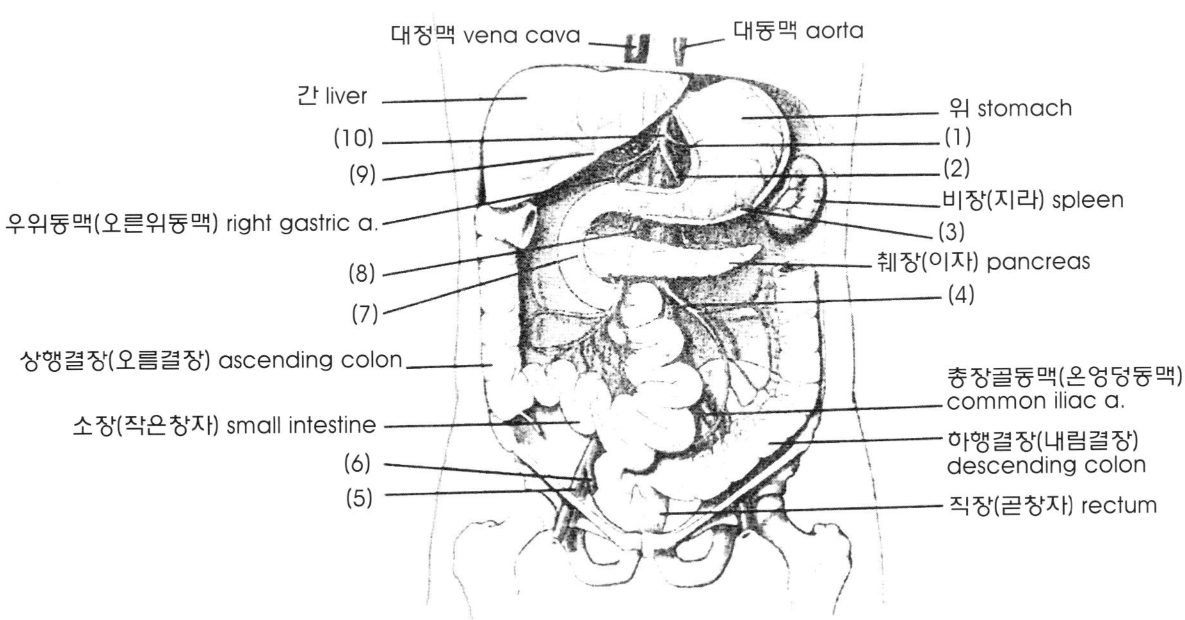

12. 골반과 회음동맥(Asteries of the pelvis and perineum)

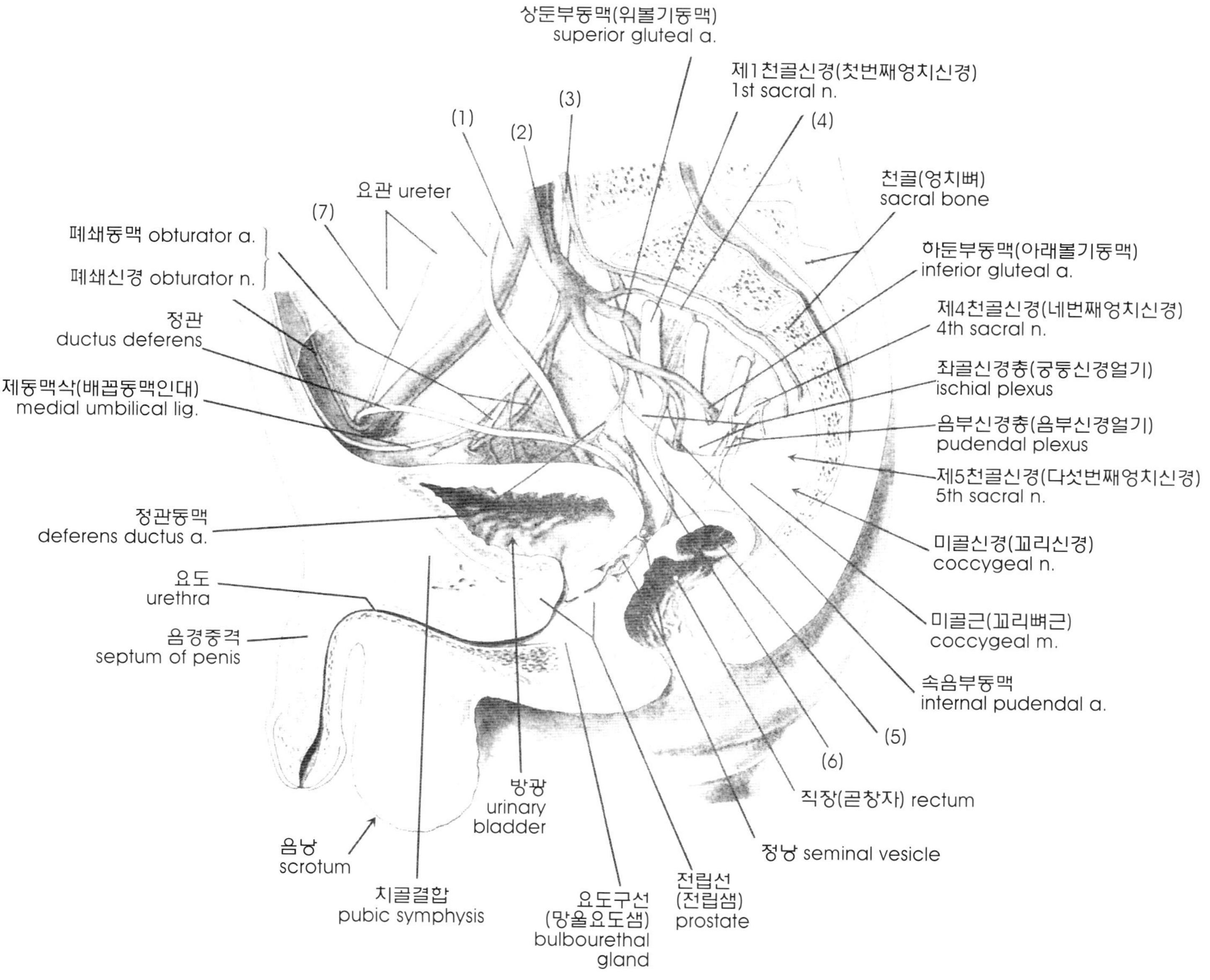

1) 남성 골반동맥(Arteries of man' s pelvis)

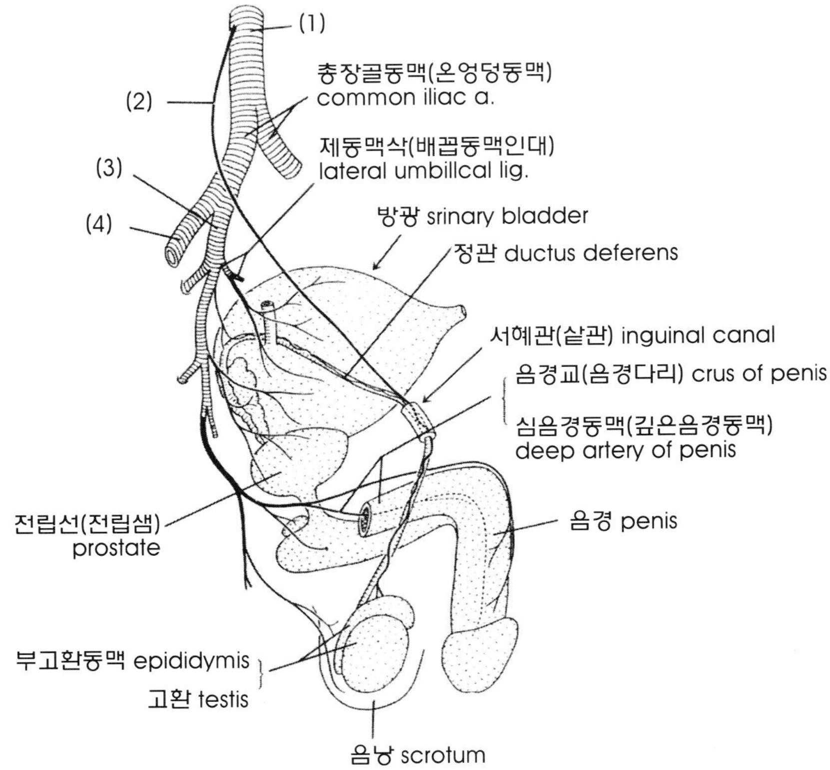

2) 여성 골반동맥(Arteries of woman' s pelvis)

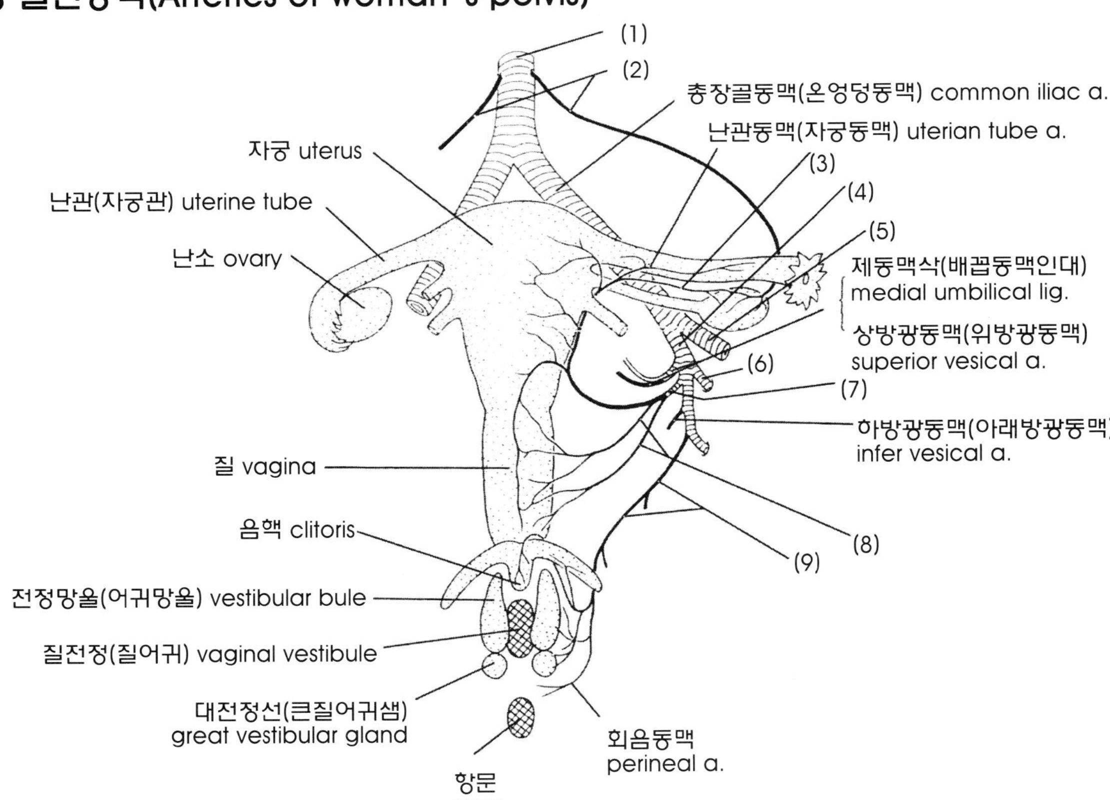

13. 하지동맥(Arteries of lower limb)

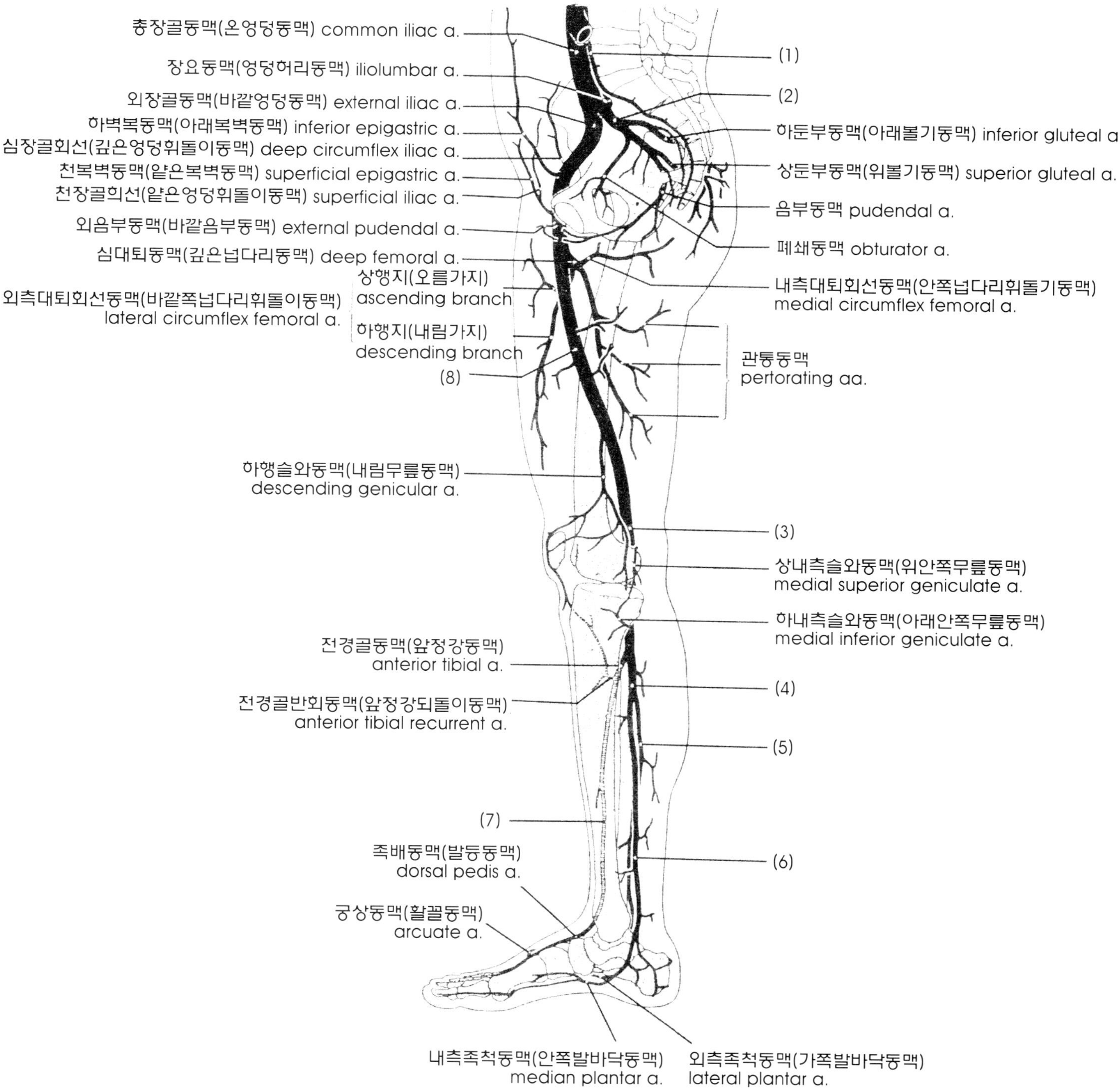

14. 전신의 주요정맥(Main veins of systemic circulation)

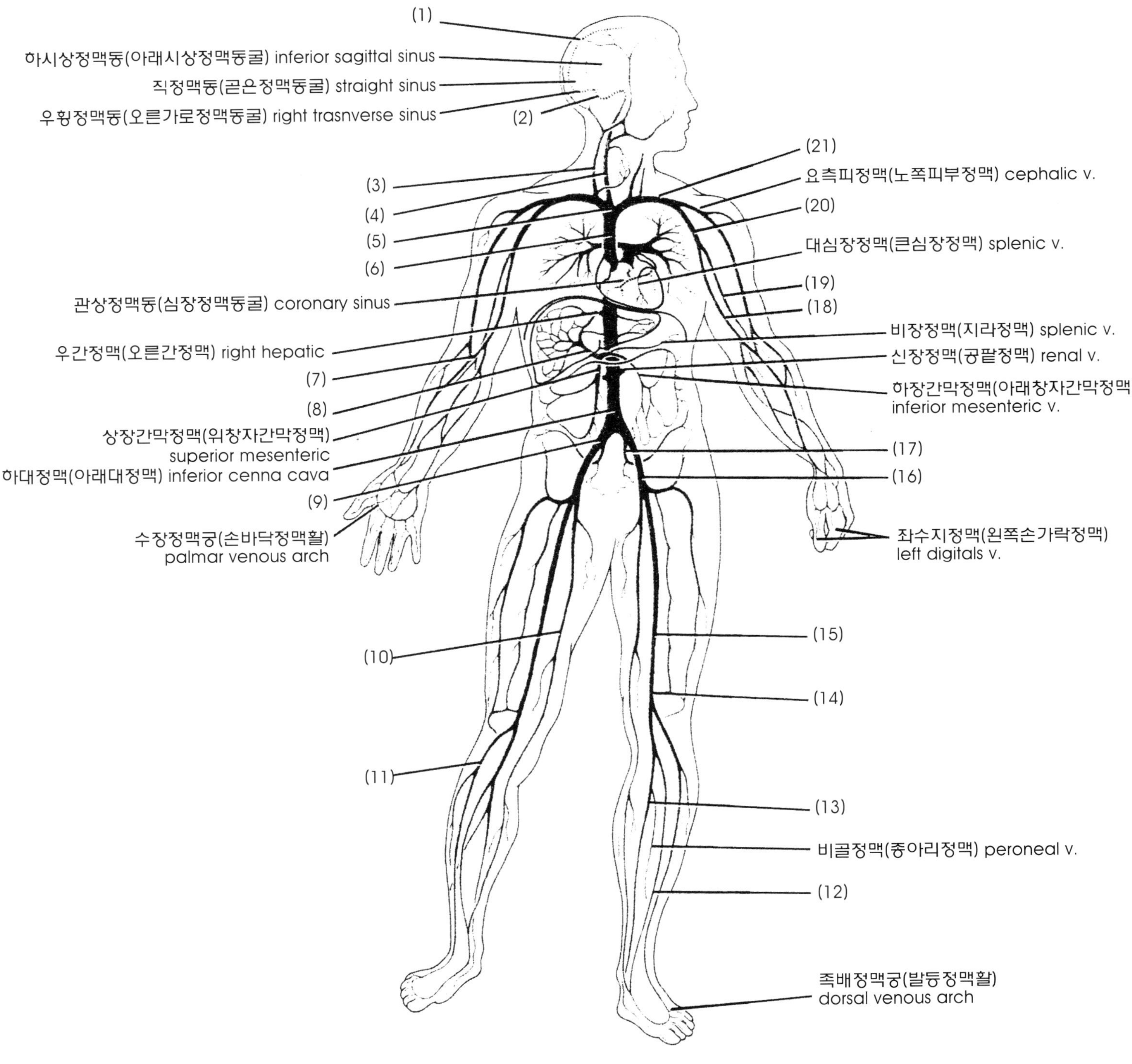

15. 머리와 목 부위정맥(Veins of the head and neck)

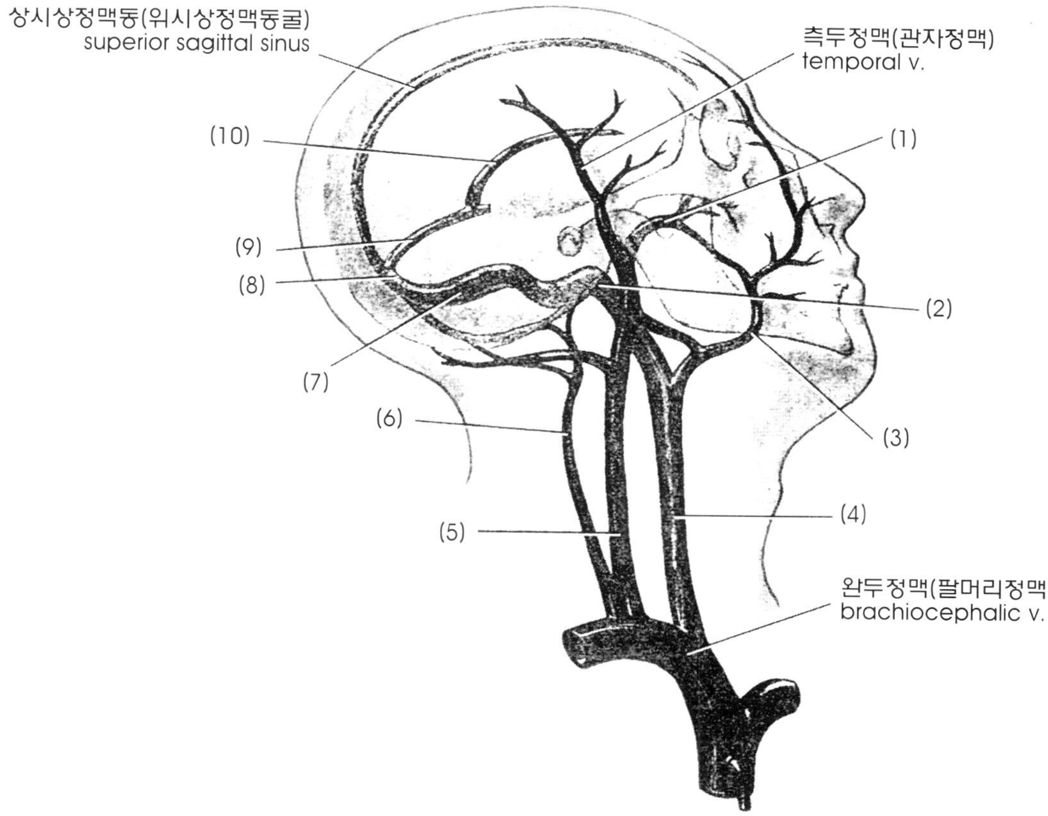

16. 흉강에 분포하는 정맥(Veins of the thorax)

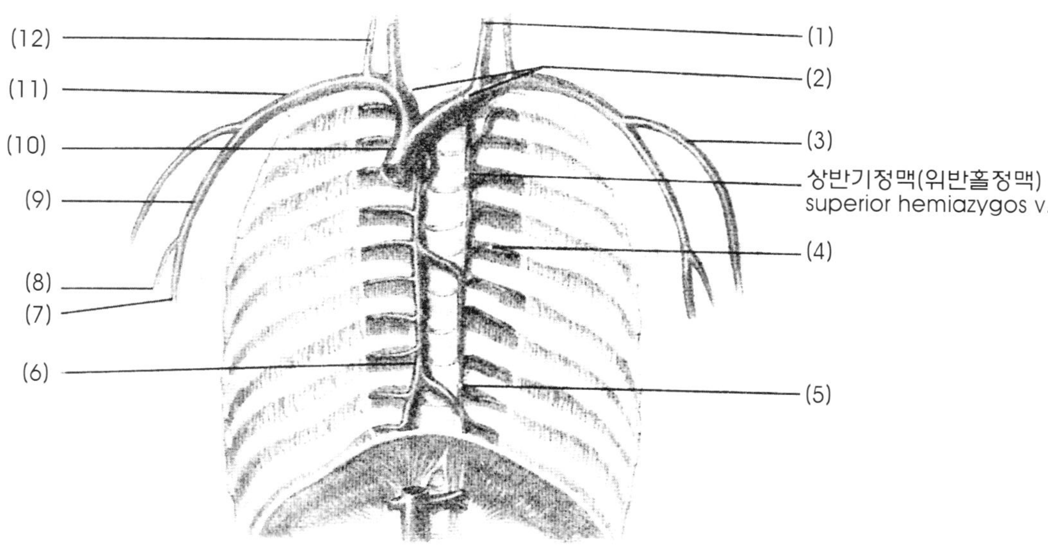

17. 복부에 분포하는 정맥(Veins of the abdomin)

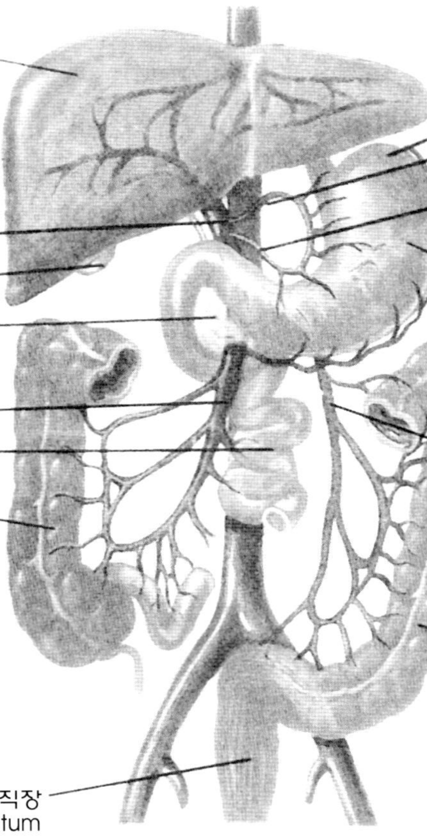

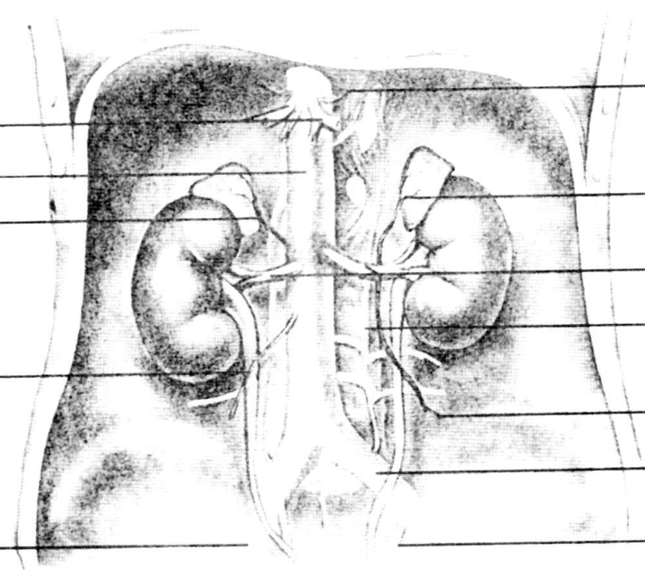

18. 팔과 어깨의 정맥(Veins of the arm and shoulder)

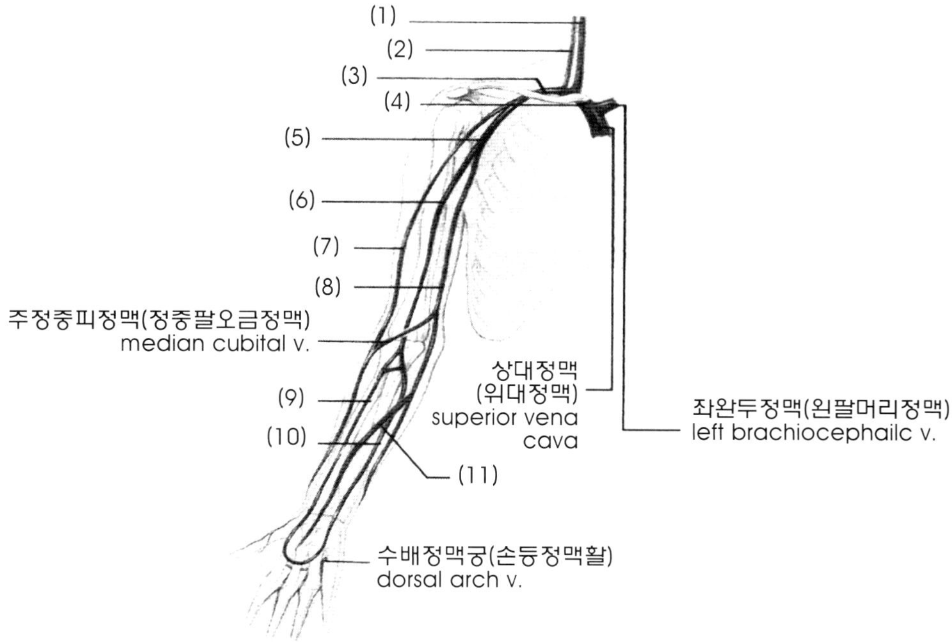

19. 하지 정맥(Veins of the lower limbs)

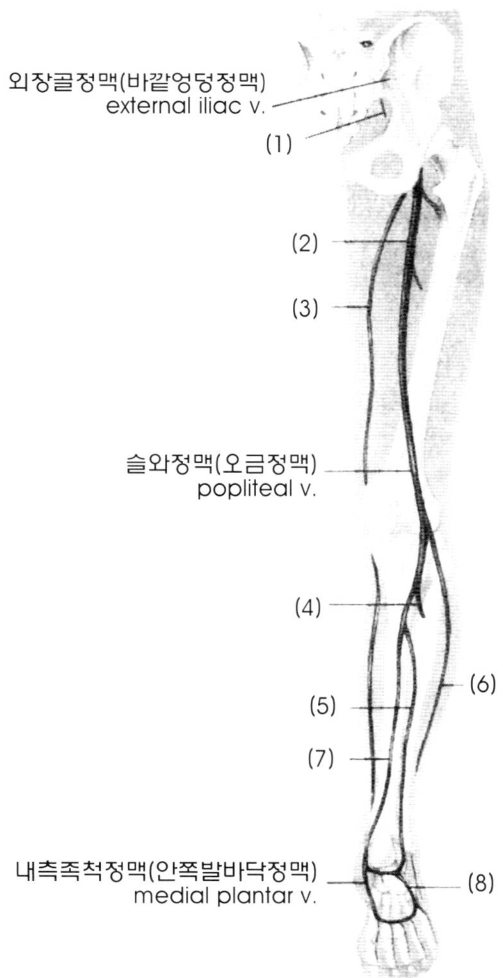

20. 태아순환(Feral circulation)

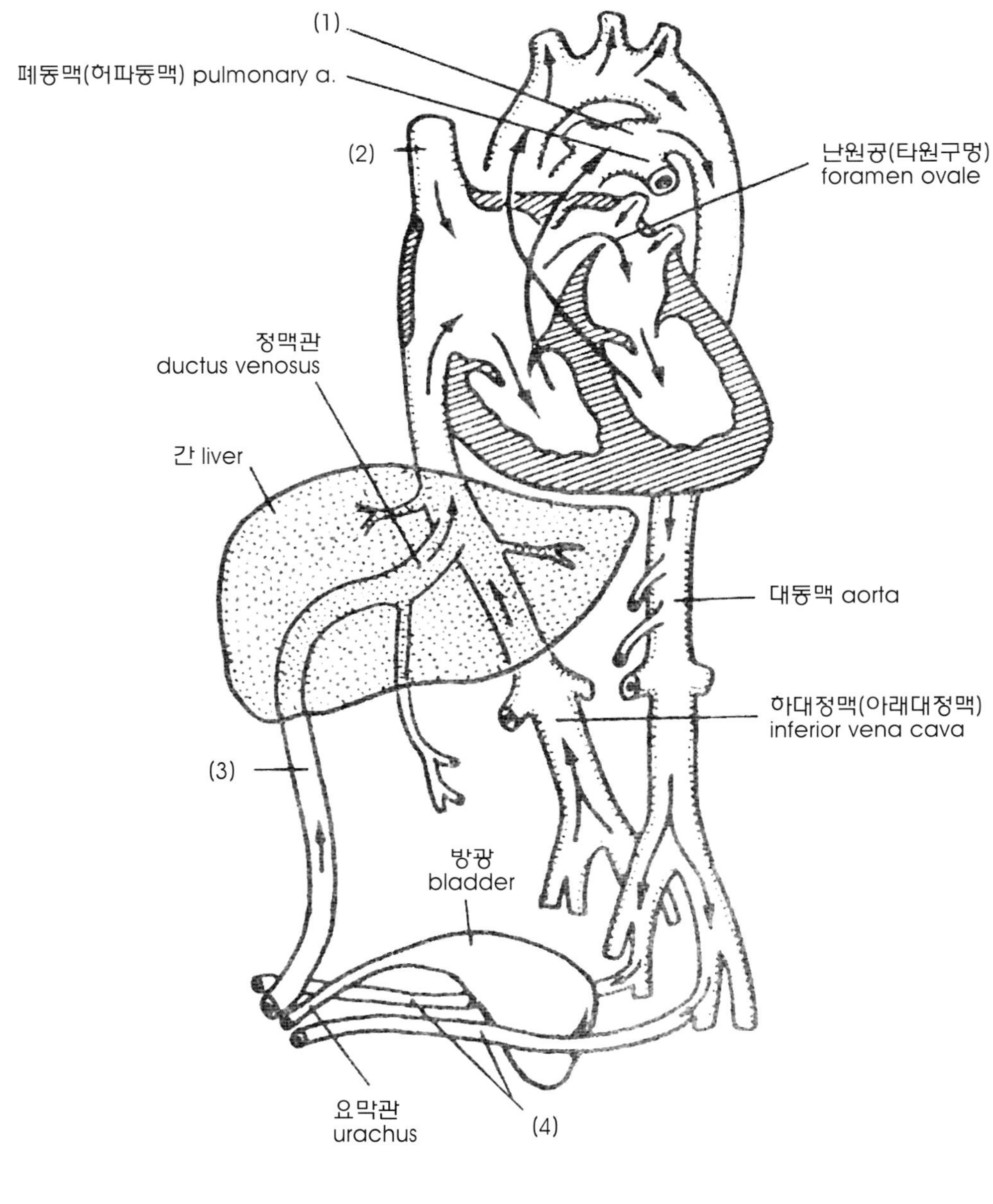

21. 전신의 림프계통(Lymphatic system)

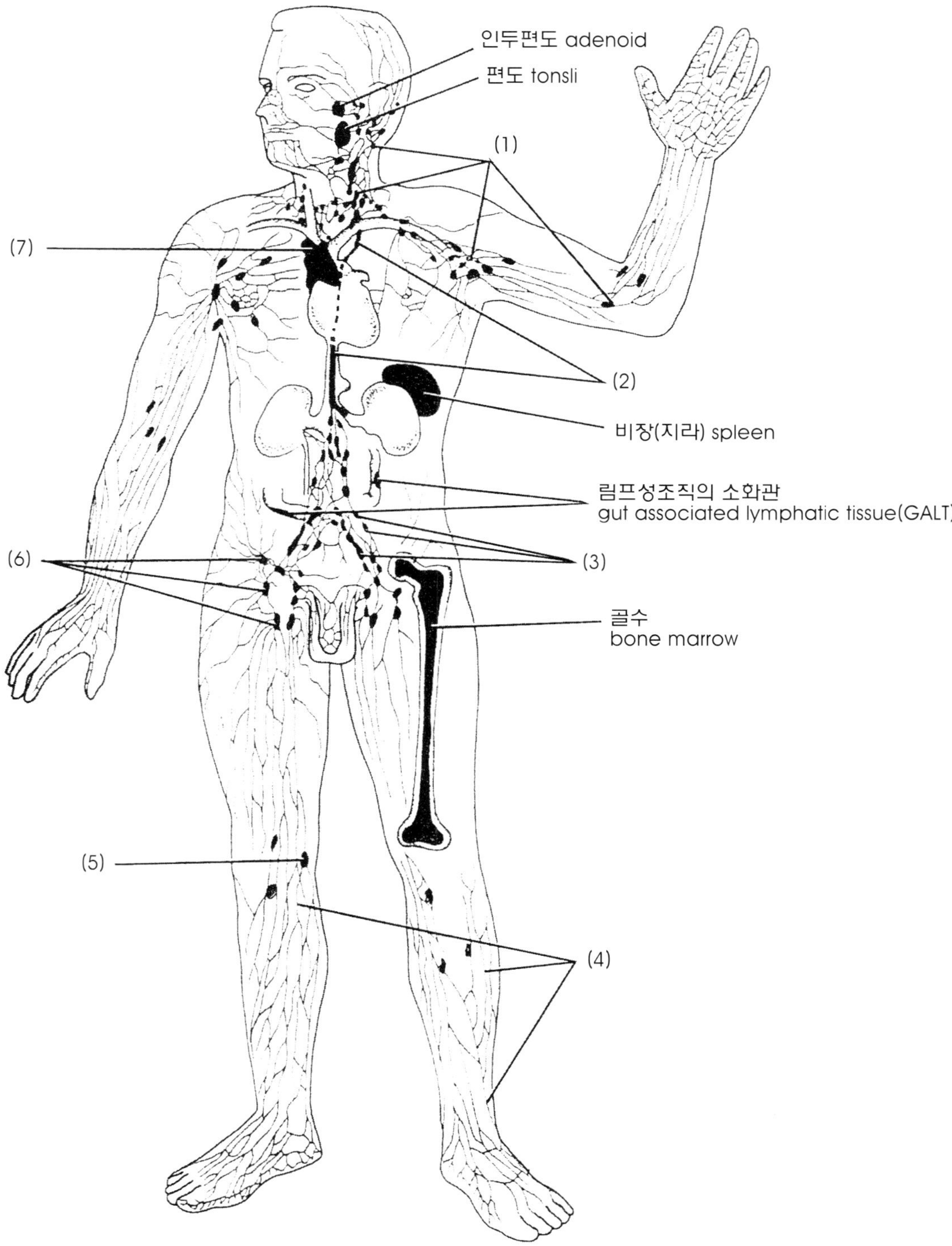

1) 전신의 림프절 및 림프관(Lymph node and lymphatic vessel)

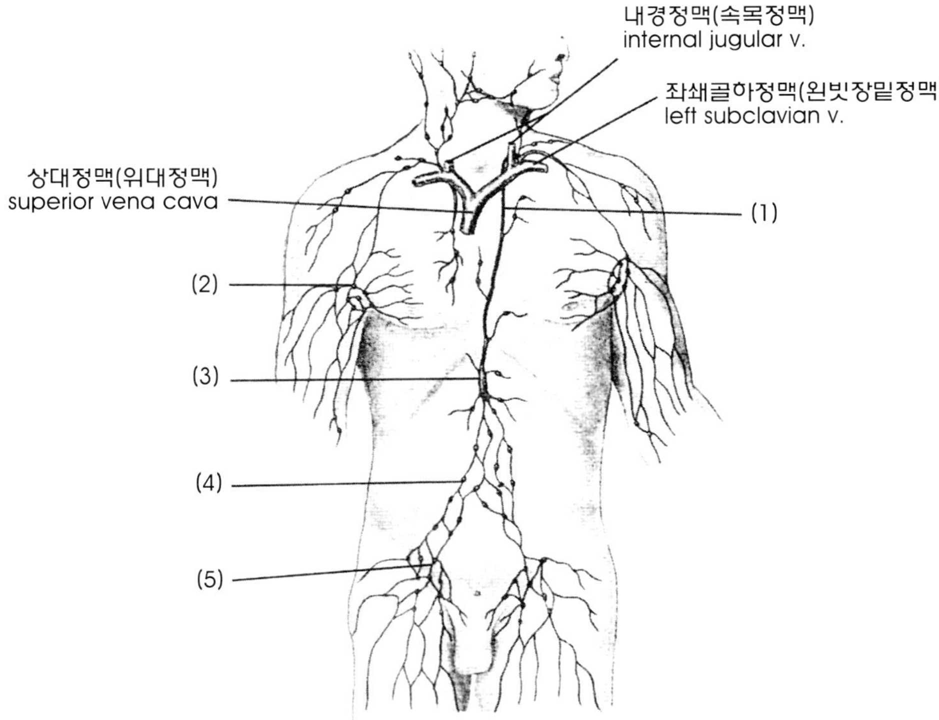

2) 머리 목부위의 림프절(Jugular trunk)

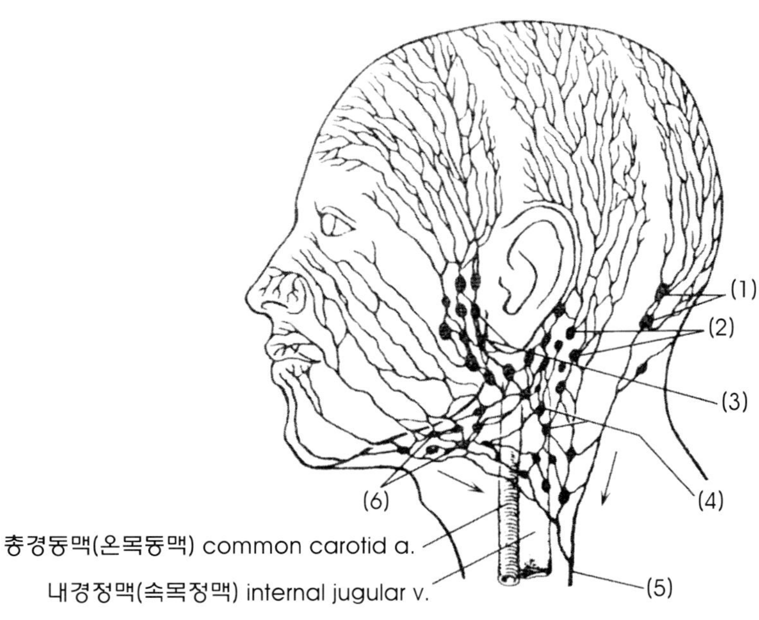

22. 흉선(가슴샘, Thymus)과 비장(지라, Spleen)

1) 흉선(가슴샘, Thymus)

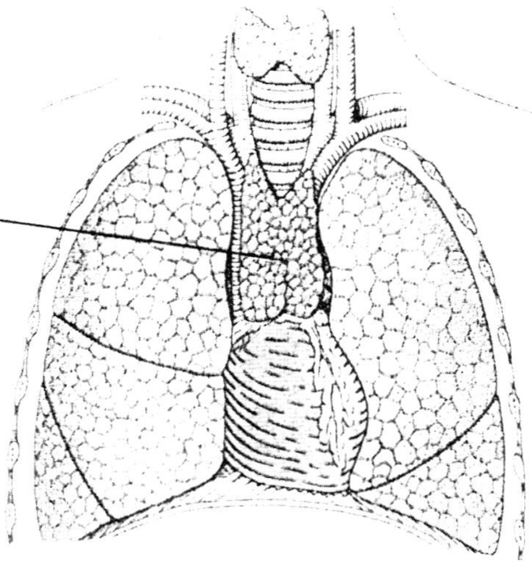

2) 비장(지라, Spleen)

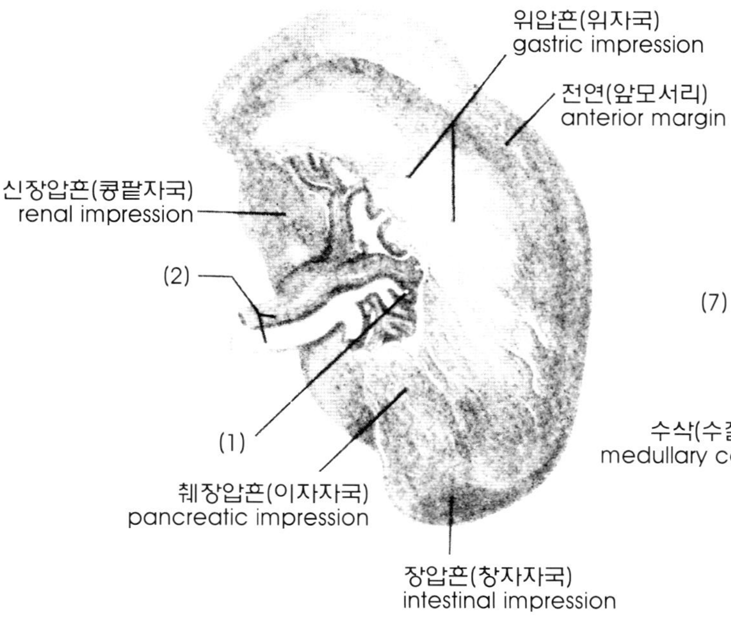

3) 림프절(Lymph node)의 미세구조

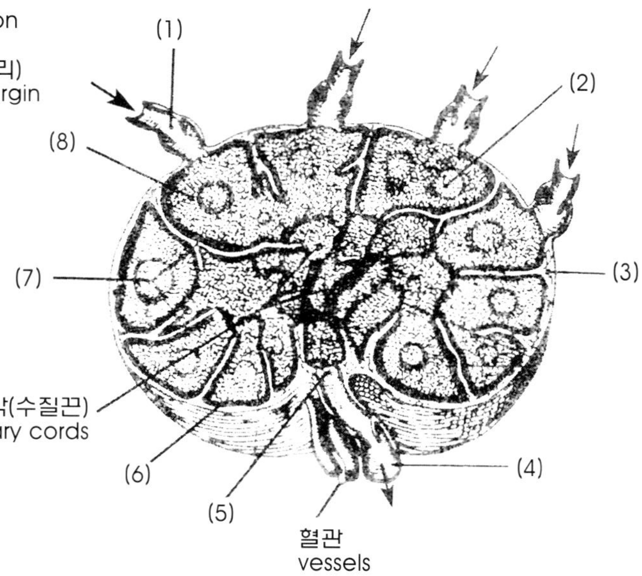

< 연습 문제 >

* 질문에 답하시오.

1. 혈액이 좌심실(왼심실)에서 출발하여 우심방(오른심방)까지의 순환을 어떤 순환이라 하는가?

2. 우심실(오른심실)에 있는 혈액을 폐(허파)까지 운반하는 혈관을 무슨 혈관이라 하는가?

3. 폐(허파)에서 가스교환을 다 마친 혈액은 심장의 어느 곳으로 유입되는가?

4. 대동맥궁(대동맥활)에서 분지되는 동맥의 종류를 쓰시오

5. 전신을 순환하고 돌아온 정맥혈은 심장의 어느 곳으로 유입되는가?

6. 심장에 영양공급, 산소공급을 해주는 혈관은?

7. 심장의 구조물에 가장 두꺼운 벽을 이루는 곳은?

8. 심장과 폐(허파) 사이에 있는 혈관으로 CO_2의 분압이 높은 혈액의 혈관은?

9. 상대정맥(위대정맥), 하대정맥(아래대정맥)의 개구부는 어느 곳인가?

10. 폐동맥판(허파동맥판=반월판막)은 어느 구조물 사이에 위치하는가?

11. 심장의 자극전도를 순서대로 쓰시오

12. 어떤 대동맥에서 관상동맥(심장동맥)이 분지되는가?

13. 뇌를 담당하는 내경동맥(속목동맥)에서 분지하는 혈관의 종류를 쓰시오

14. 대뇌동맥륜(대뇌동맥고리)을 형성하는 혈관 중 추골동맥(척추동맥)의 가지 이름은?

15. 폐(허파)를 담당하는 영양혈관은?

16. 총간동맥(온간동맥), 비동맥(지라동맥), 좌위동맥(왼위동맥)의 가지를 내는 혈관은?

17. 기관지정맥 식도정맥의 혈액은 어느 혈관으로 유입되는가?

18. 위, 장(창자), 췌장(이자), 비장(지라), 담낭(쓸개)의 정맥혈이 간으로 가는 주요 혈관 이름은?

19. 상지(팔)의 피정맥(얕은정맥)의 종류를 쓰시오

20. 인체에서 가장 큰 림프기관은?

제5장 호흡기계

(Respiratory system)

1. 호흡기계(Respiratory system)
2. 비강(코안, Nasal cavity), 후두(Larynx), 인두(Pharynx)의 구조
3. 부비동(코곁동굴, Paranasal sinuses)
4. 기관과 기관지(Trachea and bronchus)
5. 폐(허파, Lung)의 위치와 구조
6. 종격(가슴세로칸, Mediastium)

1. 호흡기계(Respiratory system)

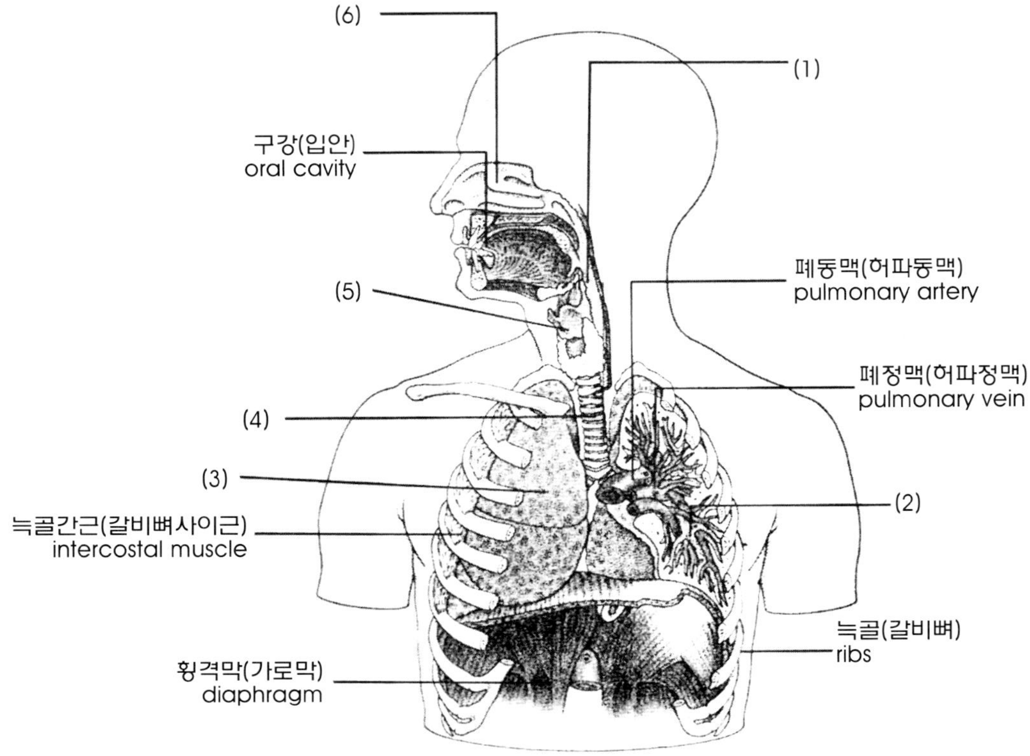

2. 비강(코안, Nasal cavity), 후두(Larynx), 인두(Pharynx)의 구조

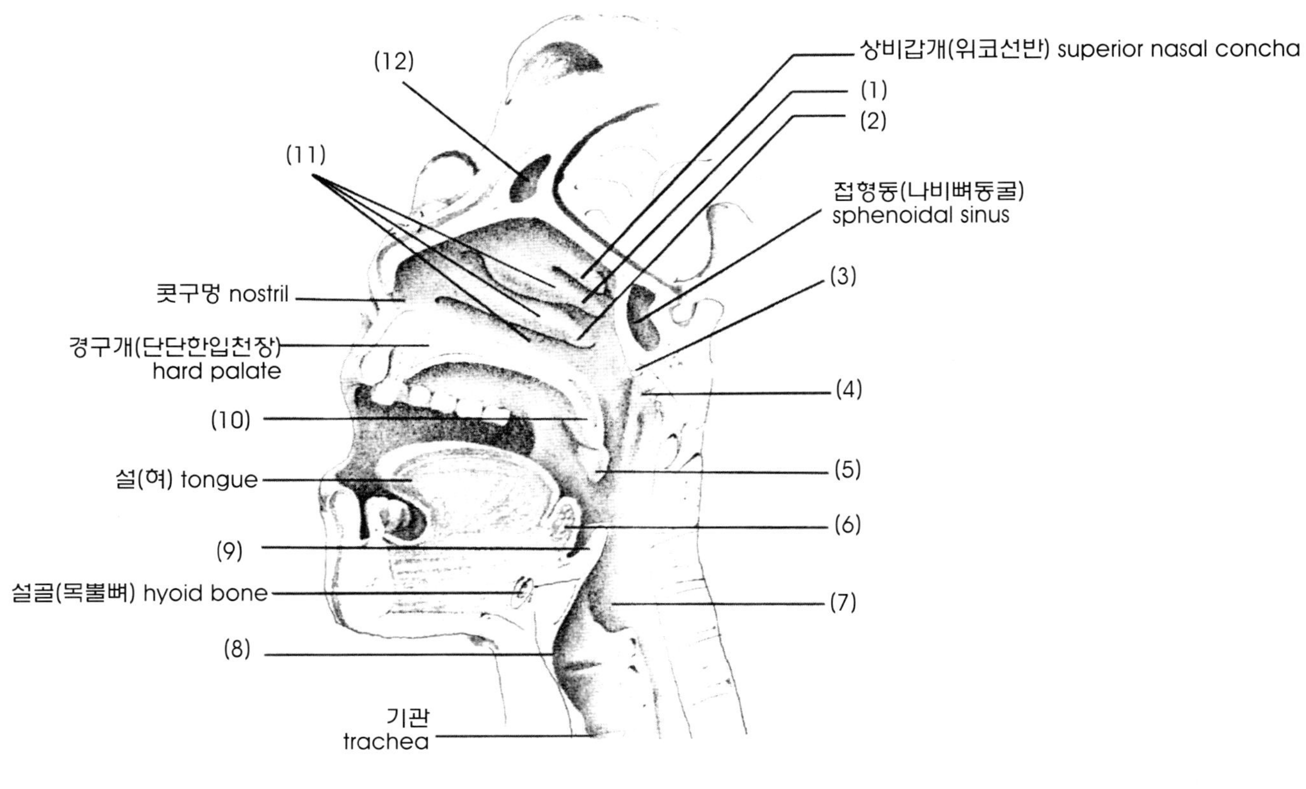

3. 부비동(코결동굴, Paranasal sinuses)

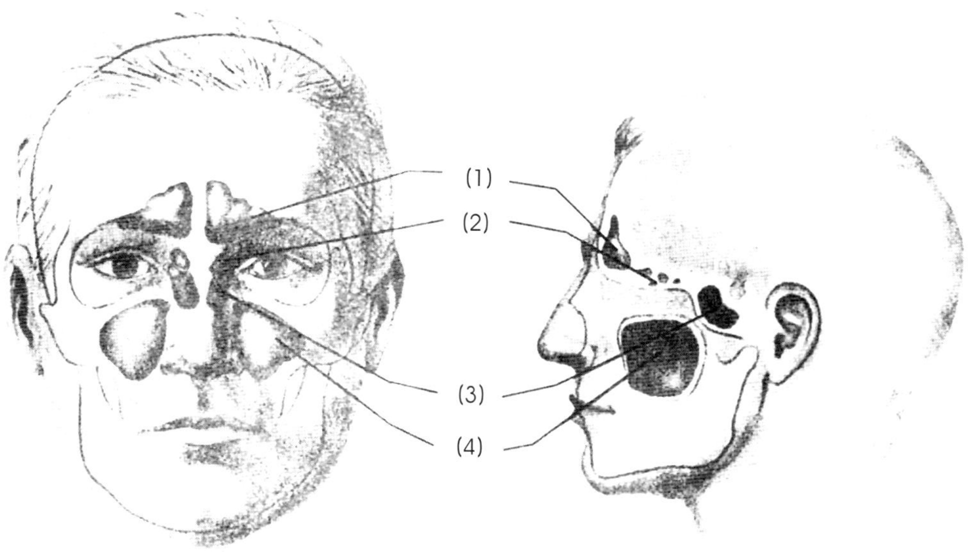

4. 기관과 기관지(Trachea and bronchus)

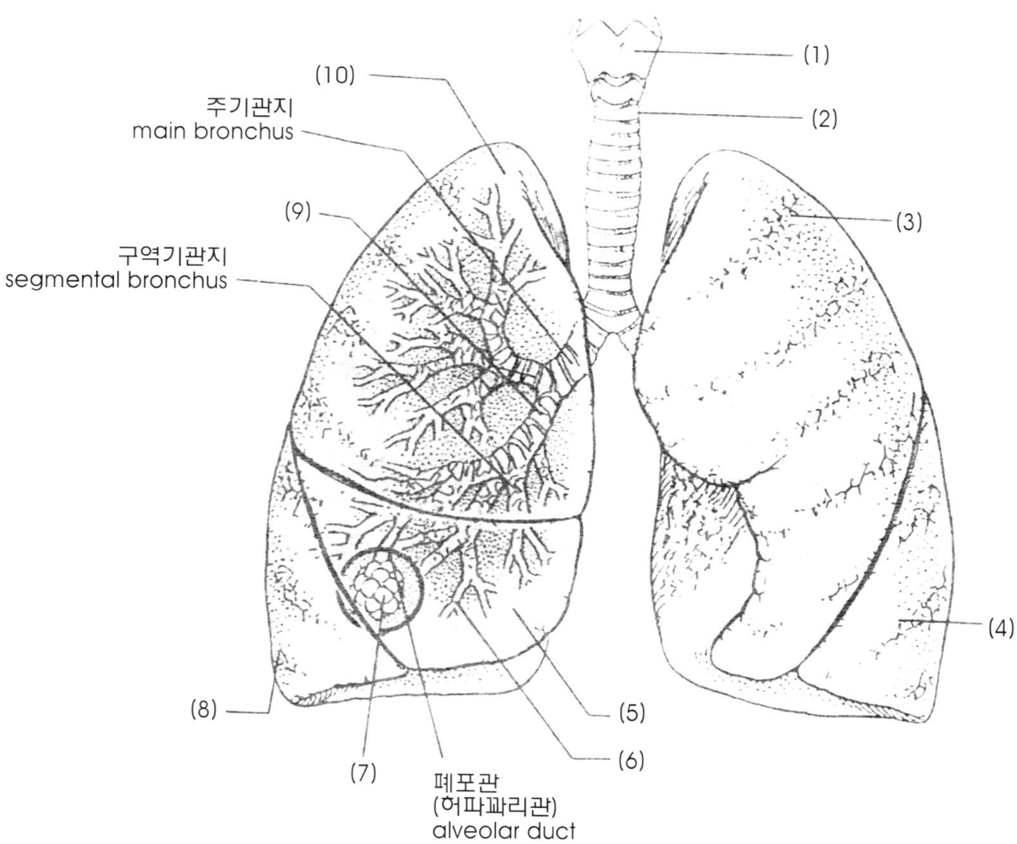

5. 폐(허파, Lung)의 구조

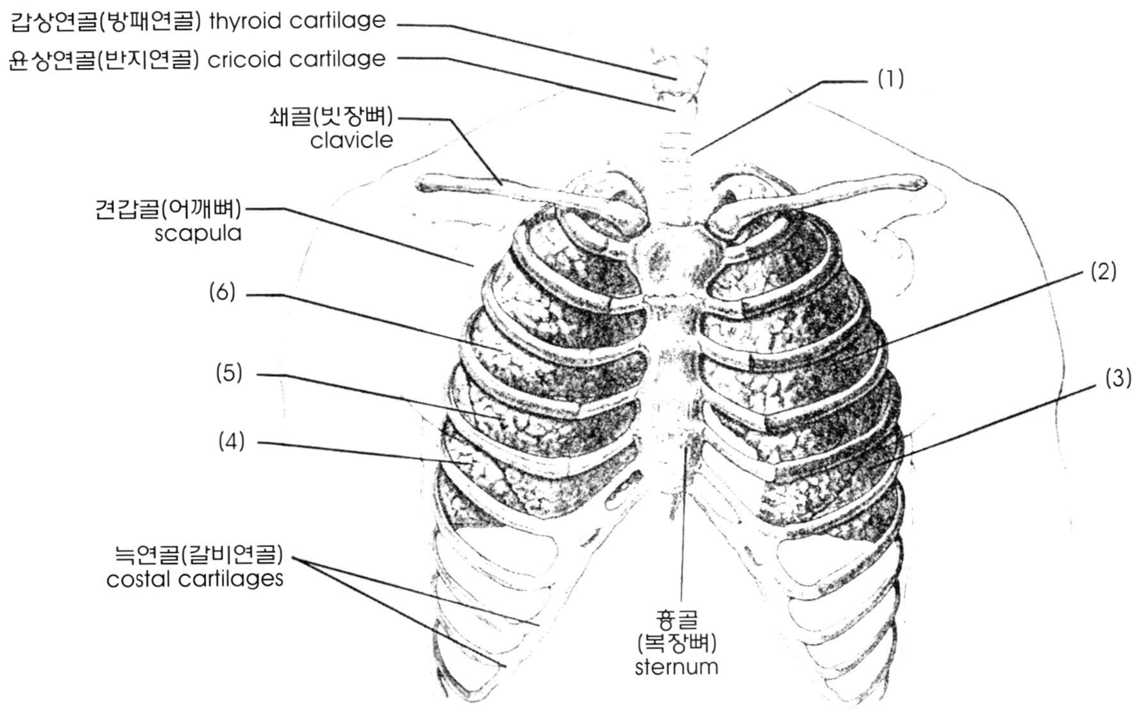

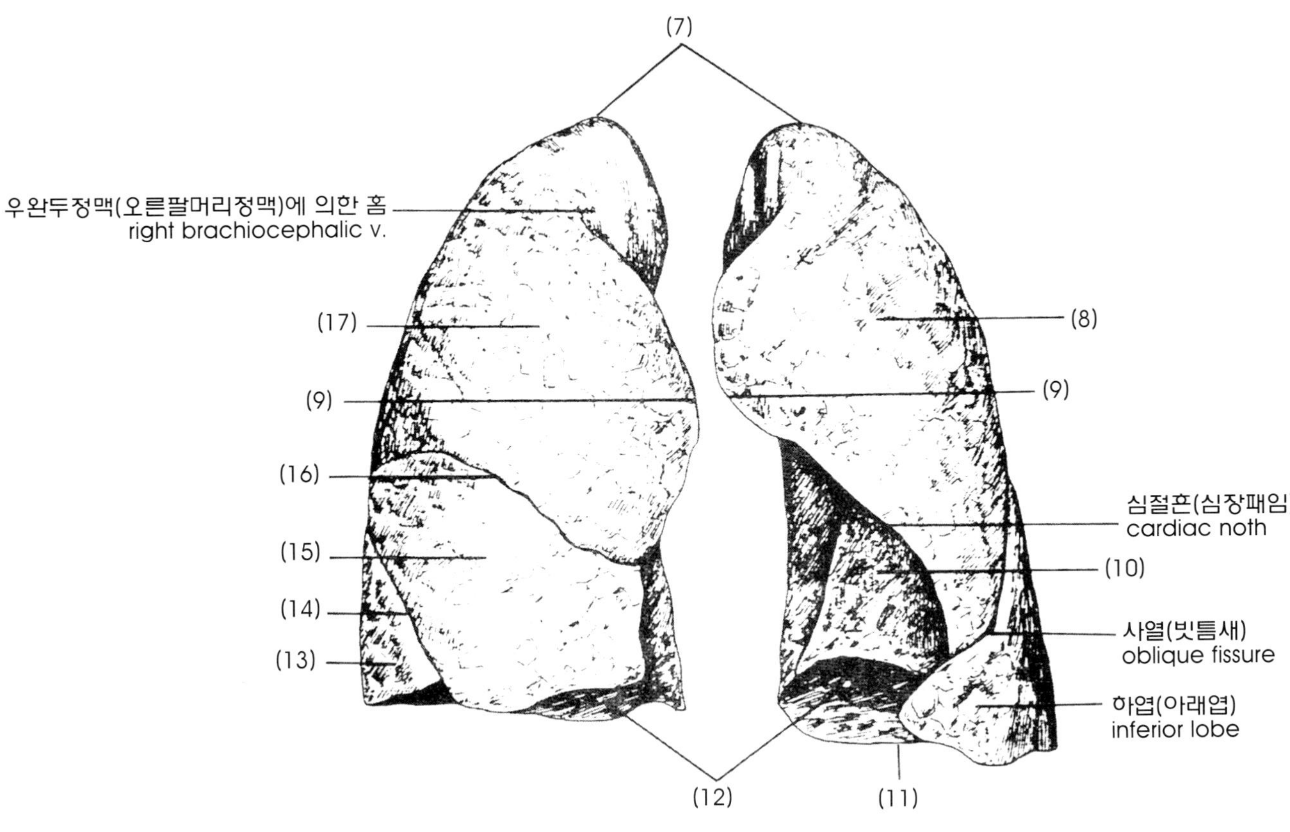

6. 종격(가슴세로관, Mediastinum)

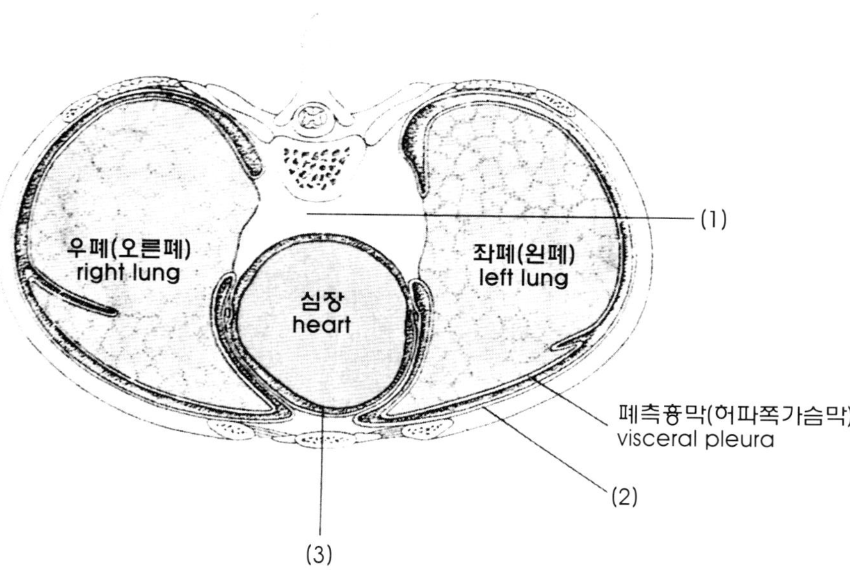

< 연습 문제 >

* 질문에 답하시오.

1. 호흡기계통 장기를 순서대로 쓰시오.

2. 인체에서 가스교환이 일어나는 곳은?

3. 소화기계통과 호흡기계통을 겸한 장기는?

4. 호흡중추는 어느 뇌에 해당되는가?

5. 비강(코안) 내 비갑개(코선반)의 종류를 쓰시오.

6. 부비동(코곁굴) 중 가장 큰 것은?

7. 부비동(코곁굴)의 종류를 쓰시오.

8. 상비도(위콧길)에 개구하는 부비동(코곁굴)은?

9. 중비갑개(중간코선반뼈) 바로 아래의 고랑을 무엇이라 하는가?

10. 좌·우기관지(왼·오른기관지)의 분기점 위치는?

11. 기관을 구성하는 연골은 무슨 연골인가?

12. 좌·우기관지(왼·오른기관지)는 각각 몇개인가?

13. 세기관지 중 가장 마지막 기관지는 어떤 기관지인가?

14. 후두연골 중 가장 큰 연골은?

15. 좌폐(왼허파)와 우폐(오른허파) 사이를 무엇이라고 하는가?

16. 우폐(오른허파)와 좌폐(왼허파)는 각각 몇엽으로 구성되어 있는가?

17. 폐(허파)에서 폐동맥(허파동맥), 폐정맥(허파정맥), 림프관, 신경이 통과하는 곳을 무엇이라고 하는가?

18. 폐(허파)조직에서 계면활성제(표면활성제)를 분비하는 세포는?

19. 종격(가슴세로칸)을 형성하는 장기는?

20. 심장은 어느 부위의 종격(가슴세로칸)에 위치하고 있는가?

제6장 소화기계

(Digestive system)

1. 소화기계(Digestive system)
2. 구강(입안, Oral cavity)과 인두(Pharynx)의 시상단면
3. 구강의 전면과 혀(Tongue)의 구조
4. 치아(Teeth)에 대한 구성
5. 타액선(침샘, Salivary grand)의 종류와 위치
6. 식도(Esophagus)의 위치와 부위명칭
7. 기관(Trachea), 인두(Pharynx), 식도(Esophagus)와 대동맥(Aorta)과의 관계
8. 위(Stomach)의 부위명칭과 조직학적 구조
9. 소장(작은창자, Small intestine)의 부위명칭과 조직학적 구조
10. 대장(큰창자, Large intestine)의 부위명칭과 조직학적 구조
11. 간장(간, Liver)의 부위명칭과 조직학적 구조
12. 담낭(쓸개, Gallbladder), 췌장(이자, Pancreas), 십이지장(샘창자, Duodenum)의 관계

1. 소화기계(Digestive system)

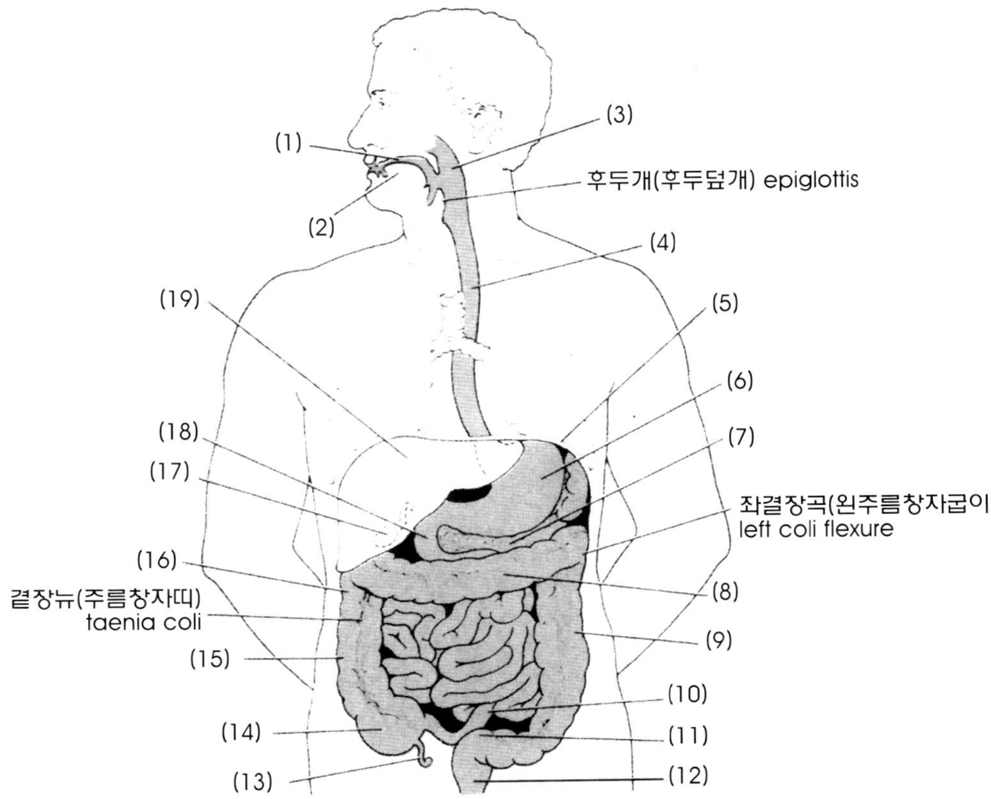

2. 구강(입안)과 인두(Oral cavity and pharynx)

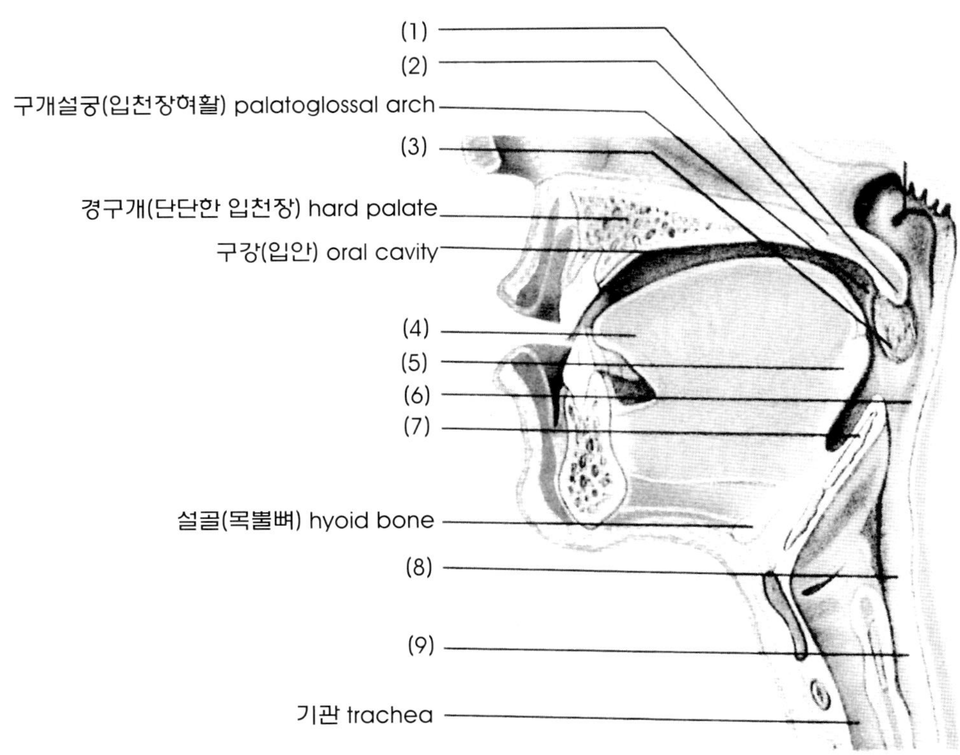

3. 구강(입안, Oral cavity)의 전면과 설(혀, Tongue)에 대한 구조

1) 구강(입안, Oral cavity)

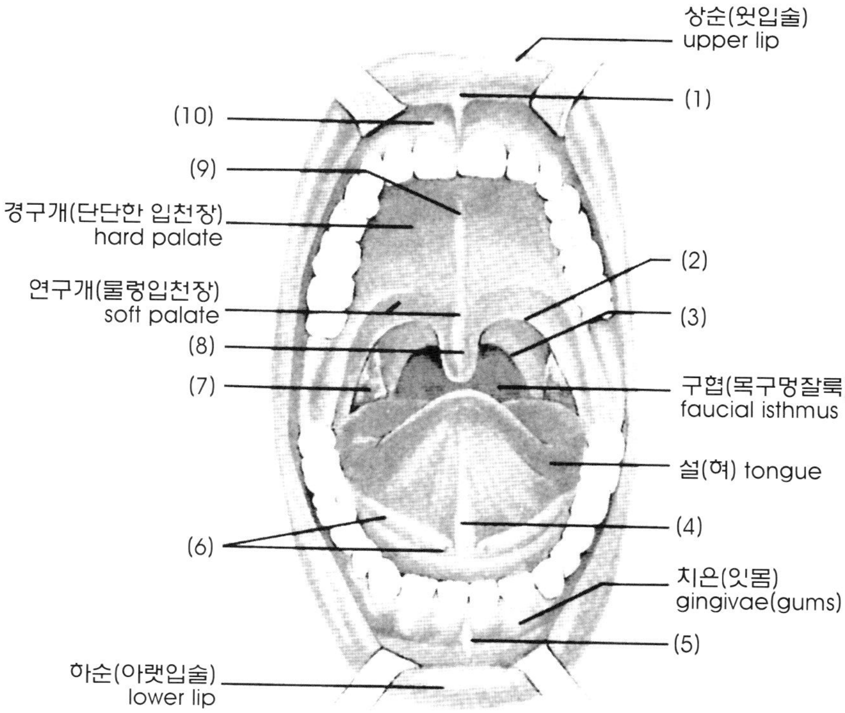

2) 설(혀, Tongue)

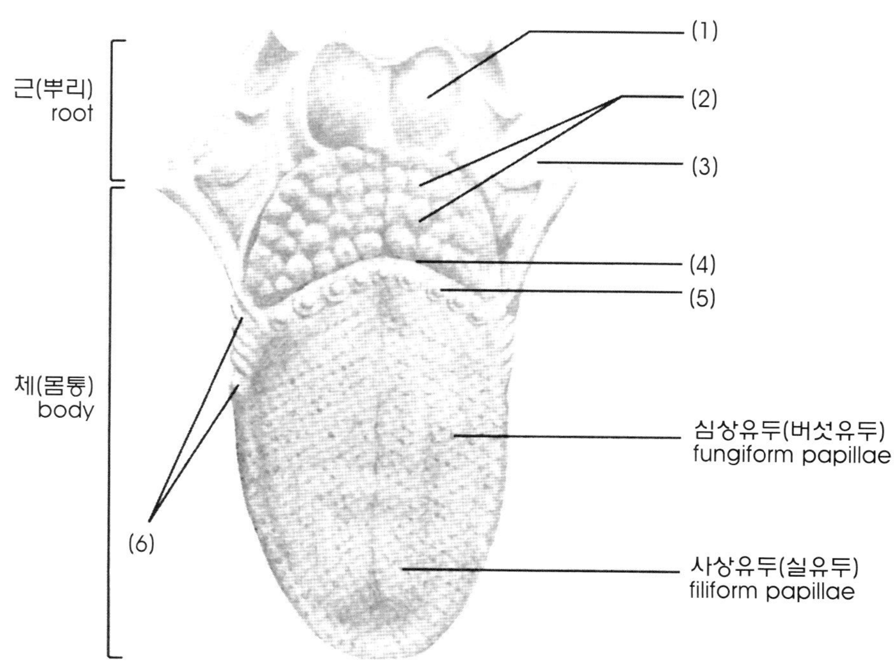

4. 치아(이, Teeth)에 대한 구성

1) 구성

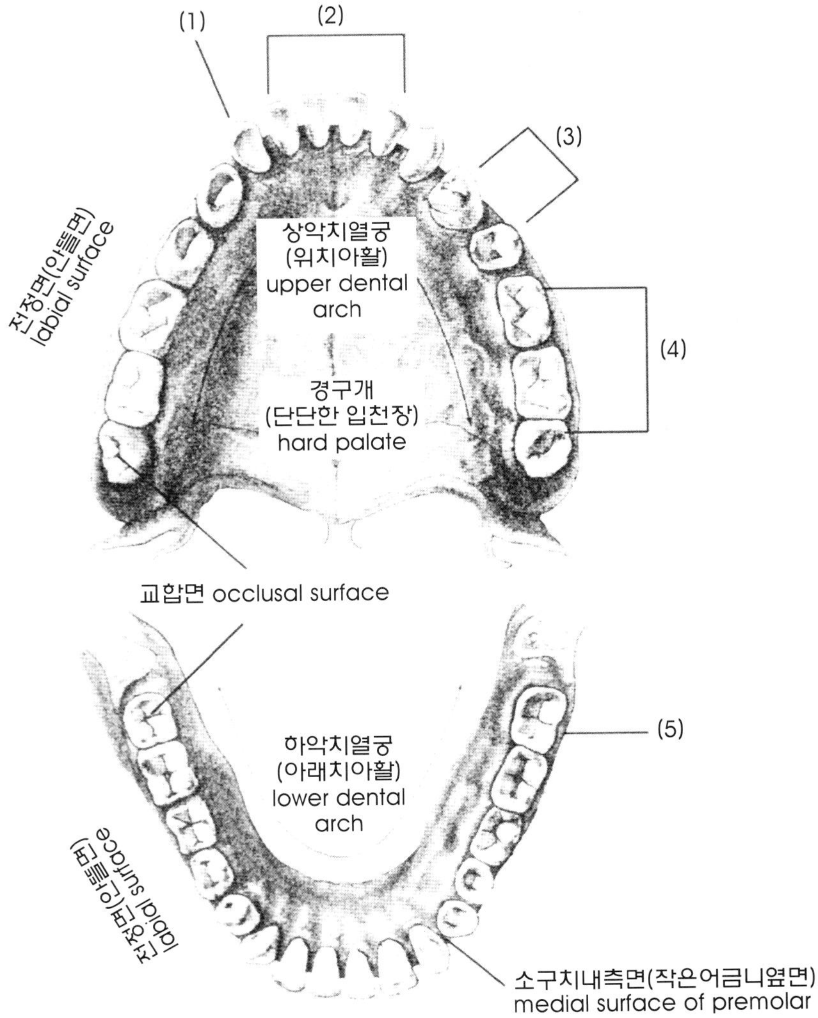

2) 조직학적 구조

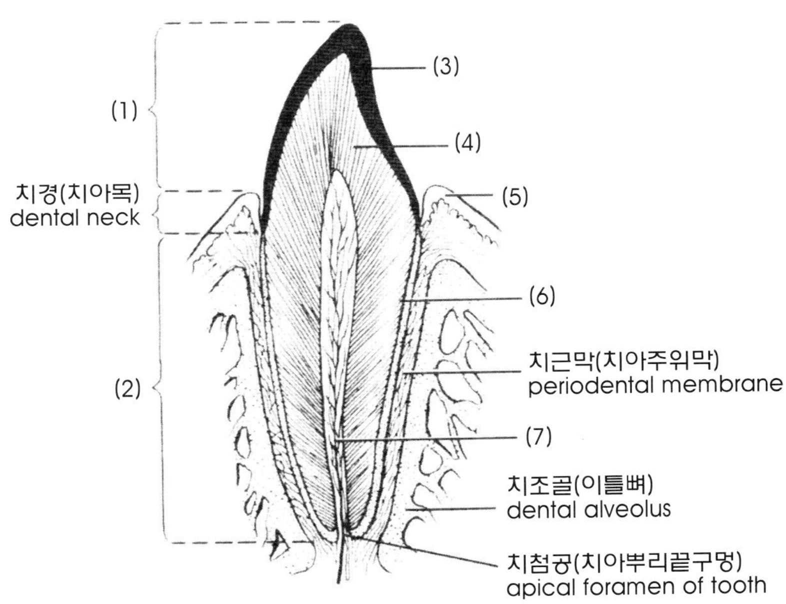

5. 침샘(Salivary gland)의 종류와 위치

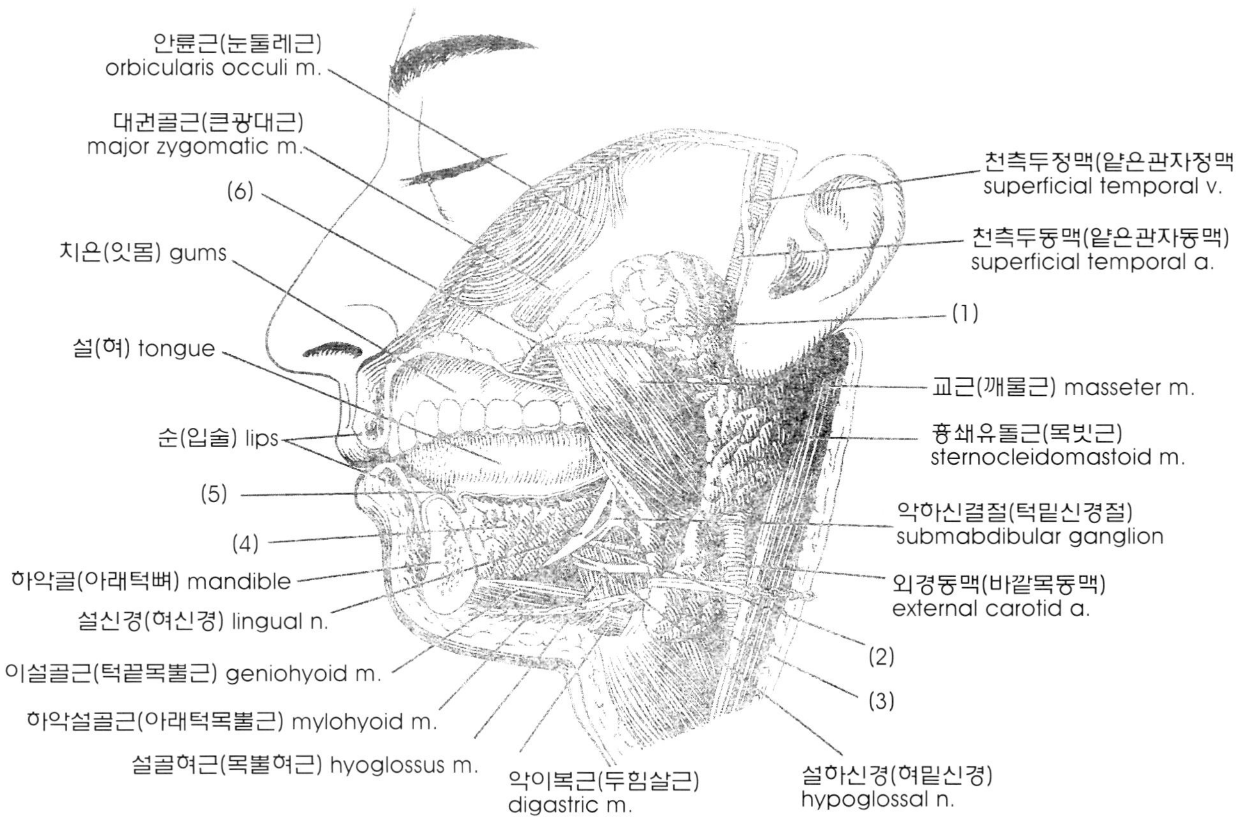

6. 식도(Esophagus)의 위치와 부위명칭

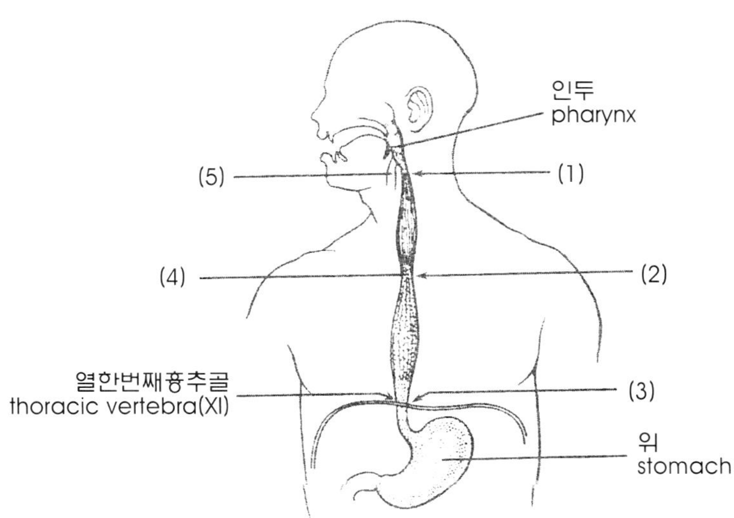

7. 기관(Trachea), 인두(Pharynx), 식도(Esophagus)와 대동맥(Aorta)과의 관계

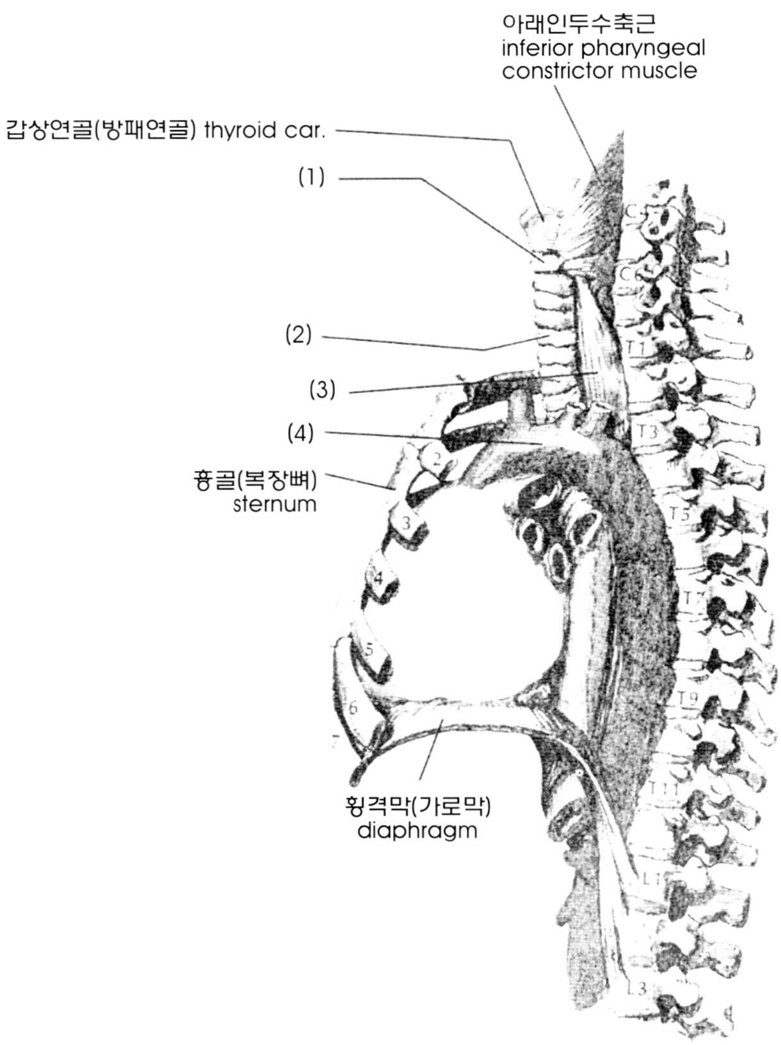

8. 위(Stomach)의 부위 명칭과 조직학적 구조

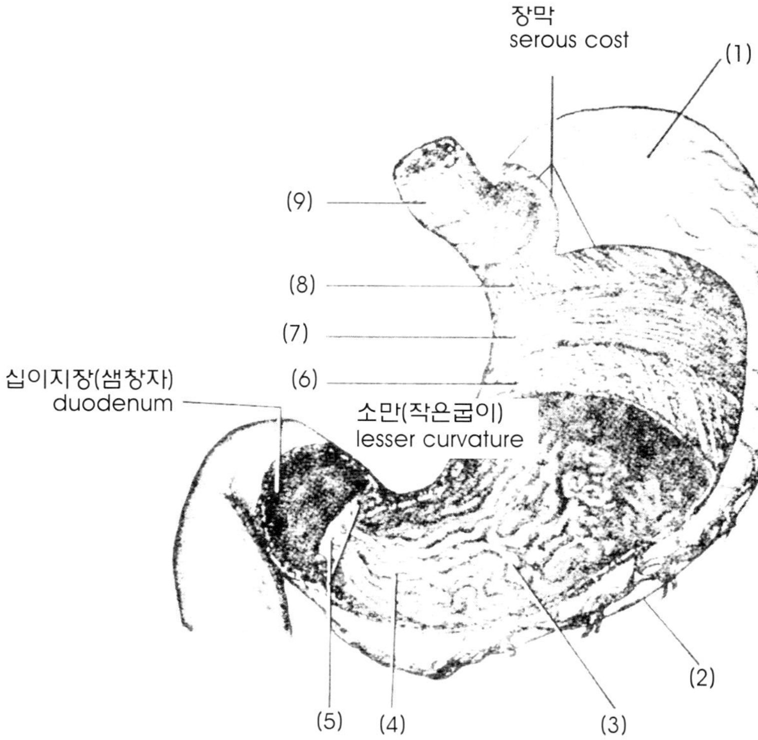

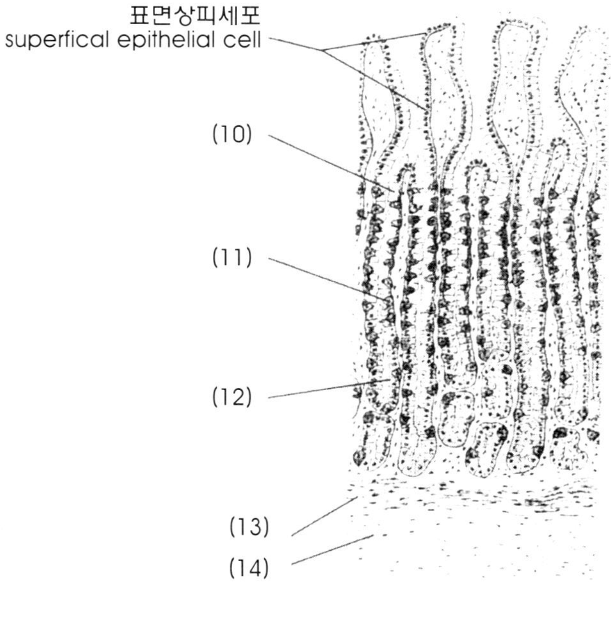

9. 소장(작은창자, Small intestine)의 부위 명칭과 조직학적 구조

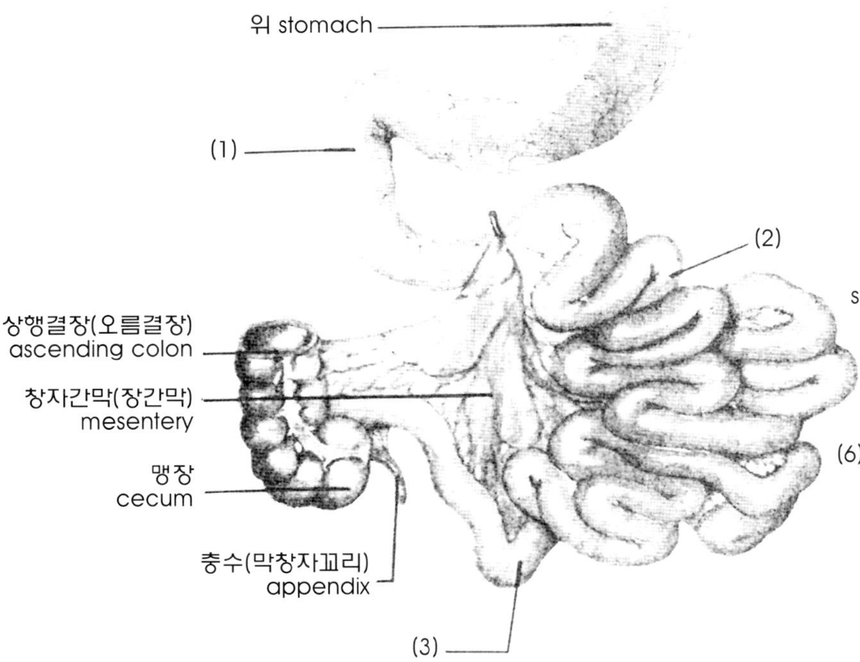

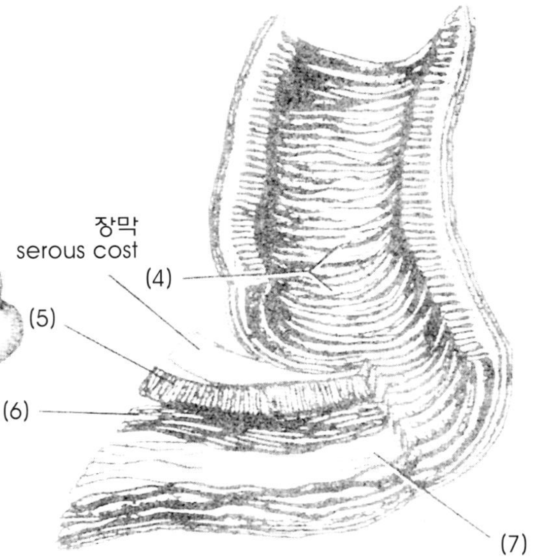

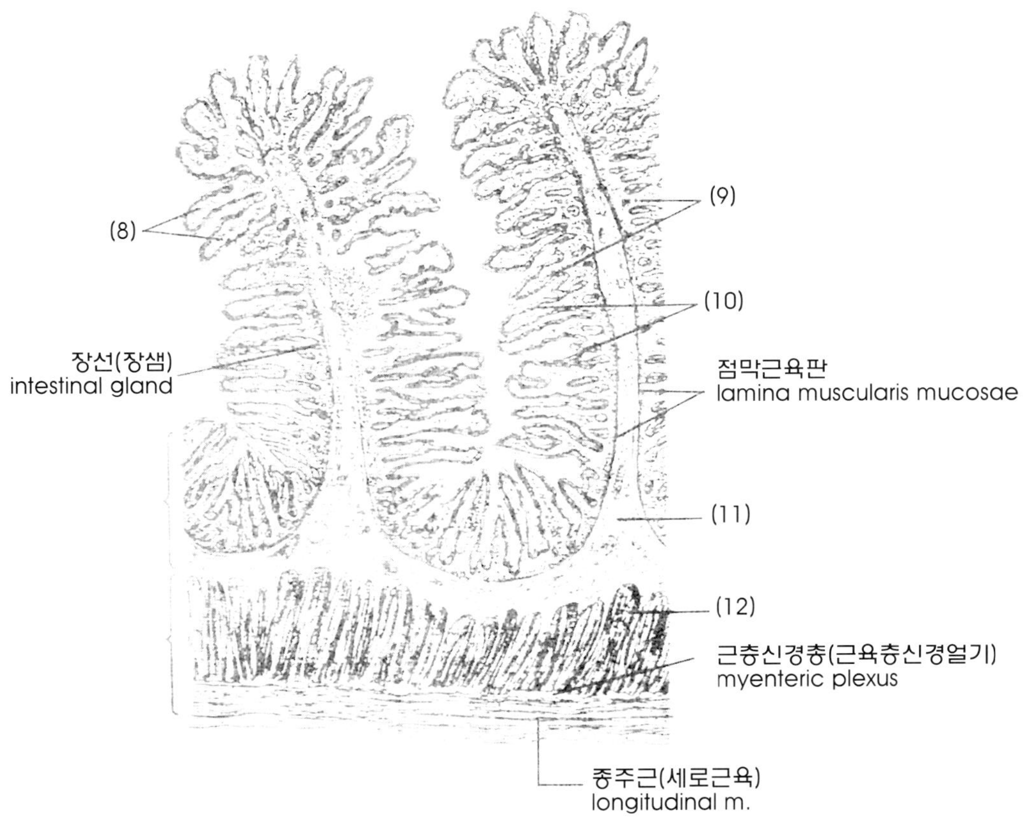

10. 대장(큰창자, Large intestine)의 부위 명칭과 조직학적 구조

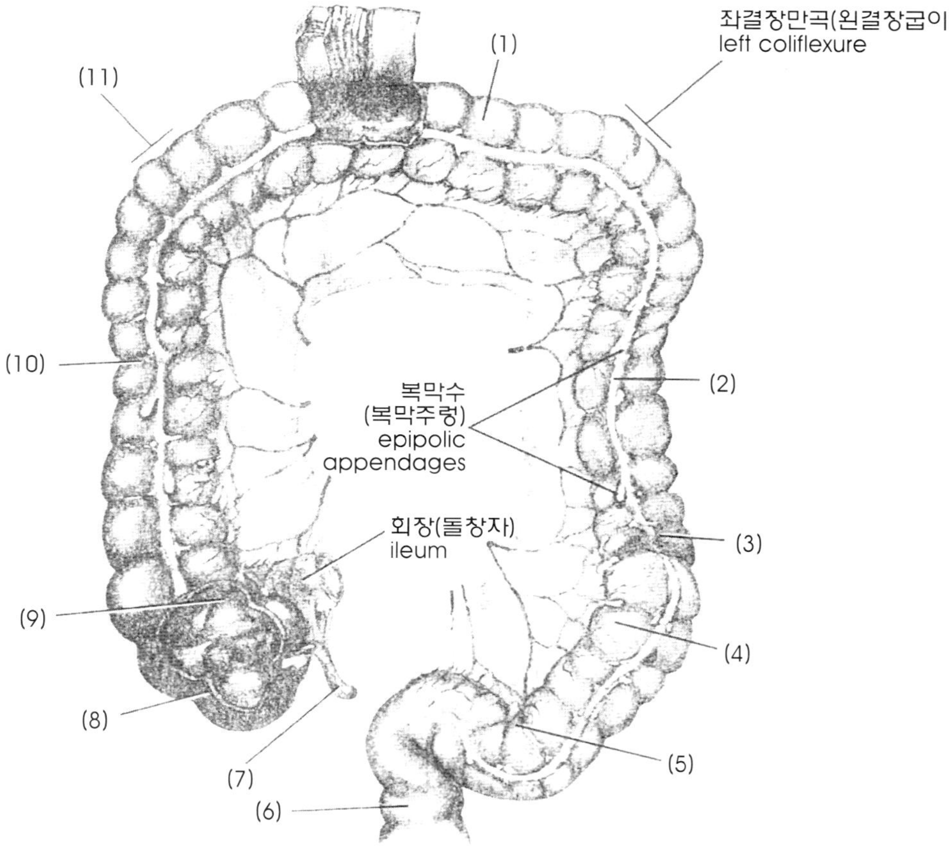

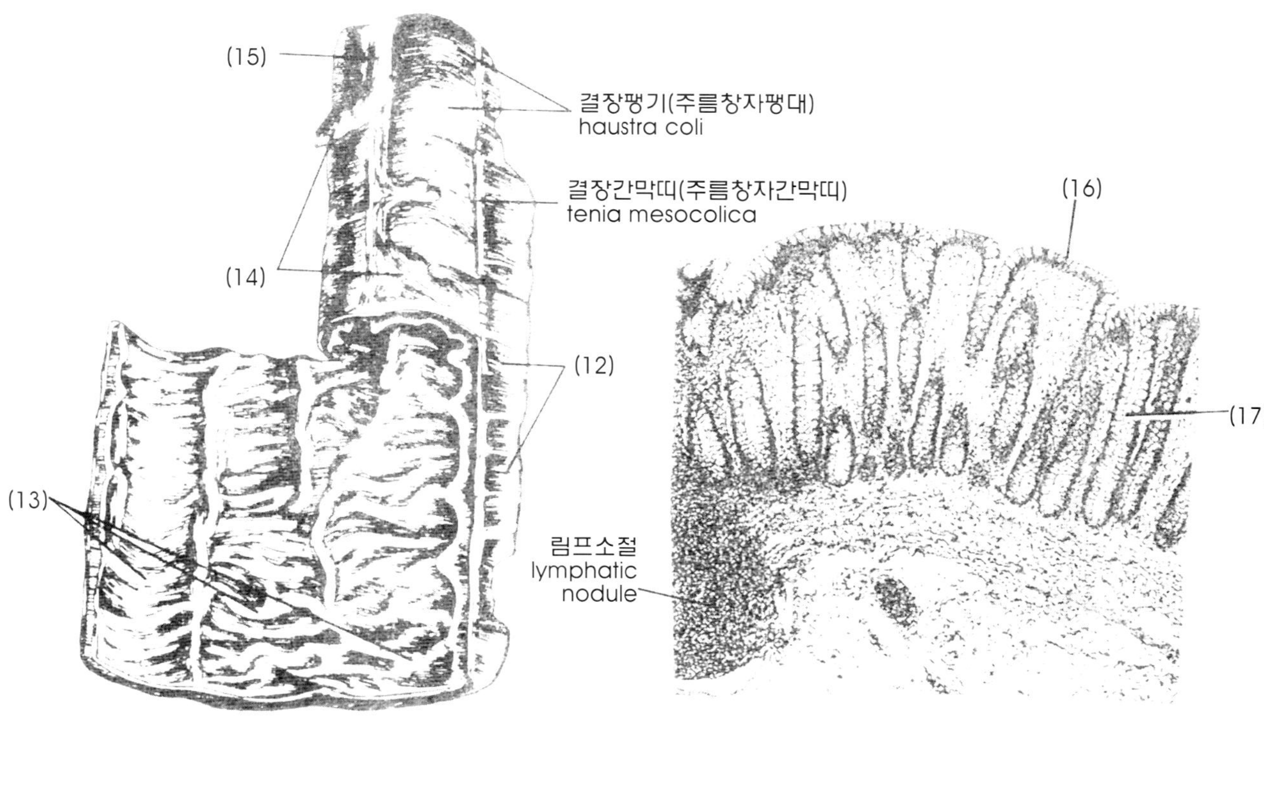

11. 간장(간, Liver)의 위치와 부위 명칭 및 조직학적 구조

1) 앞면

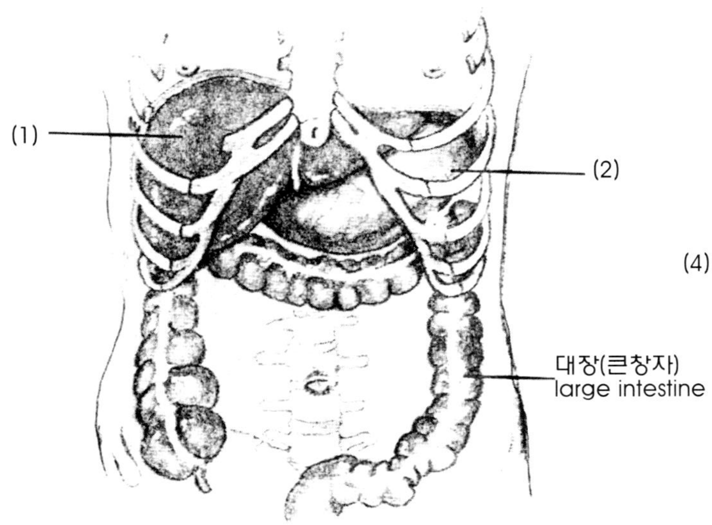

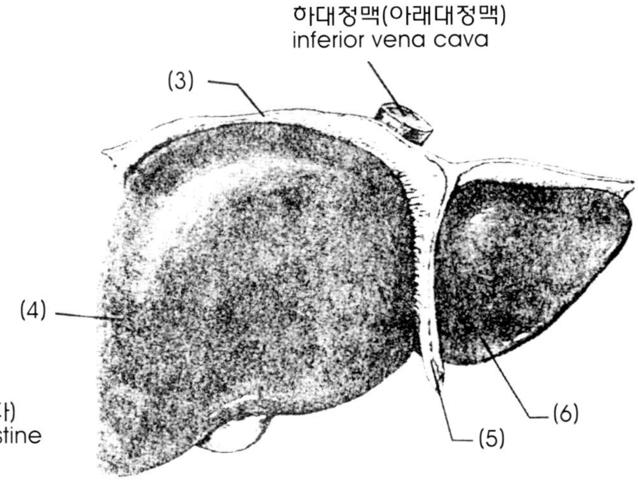

2) 뒷면

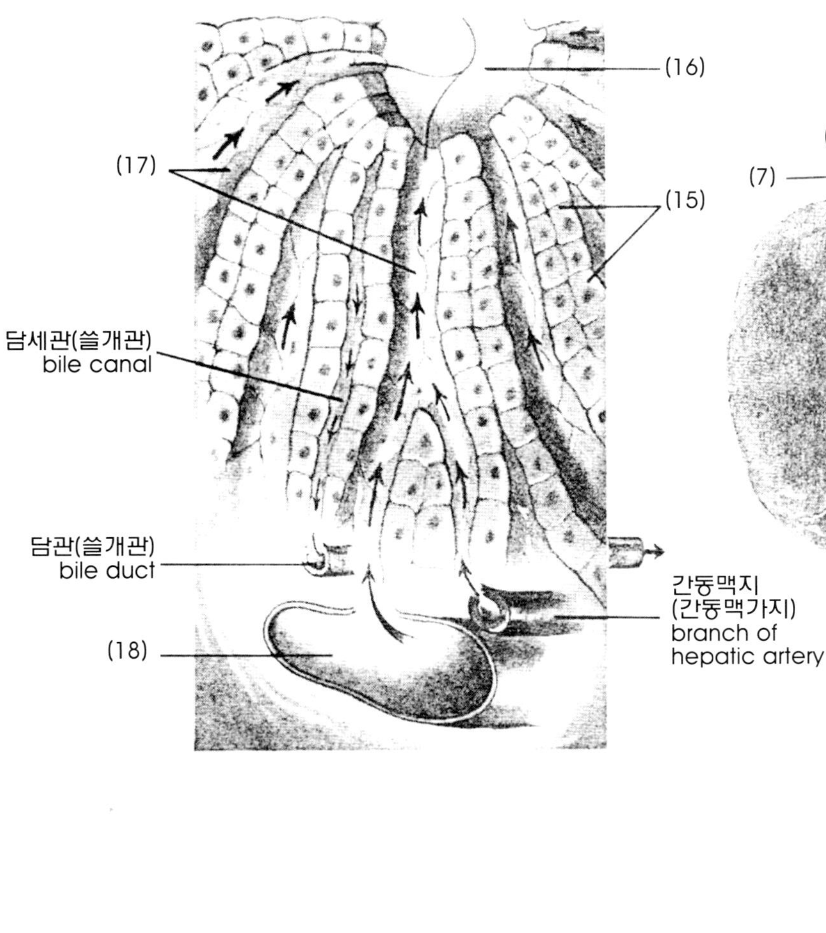

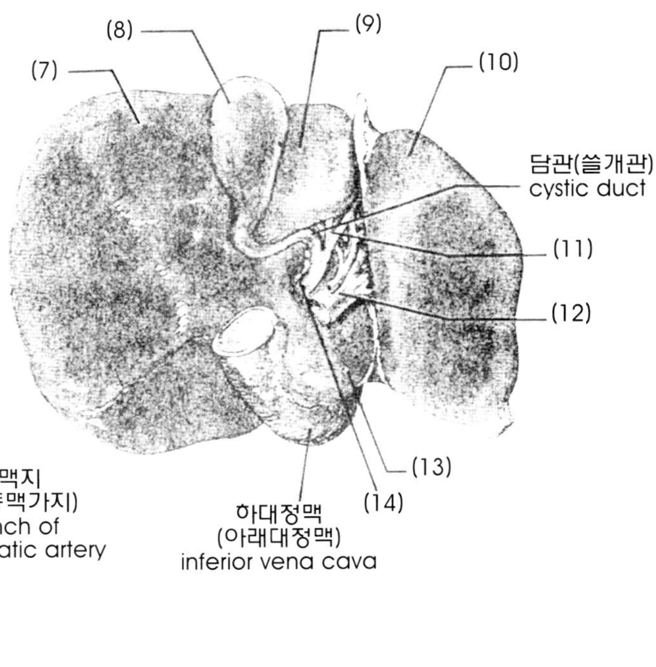

12. 담낭(쓸개, Gallbladder), 췌장(이자, Pancreas), 십이지장(샘창자, Duodenum)의 관계

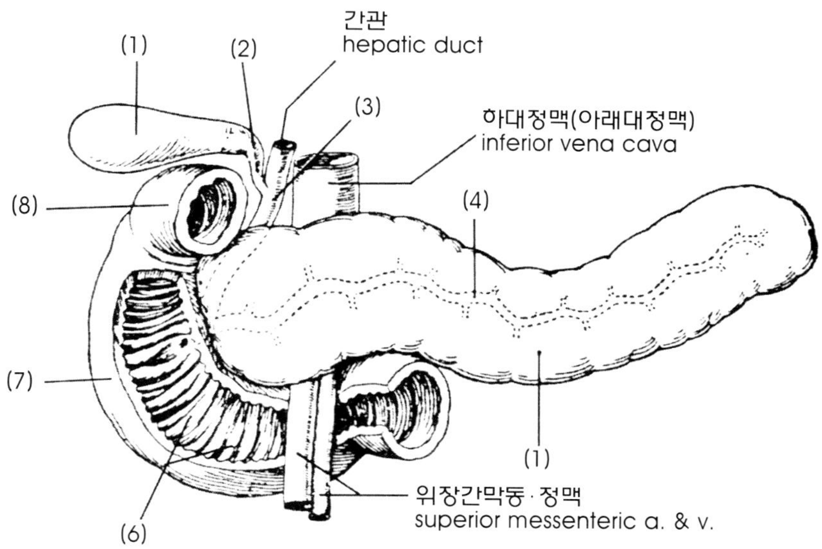

췌장선(이자샘)의 구조

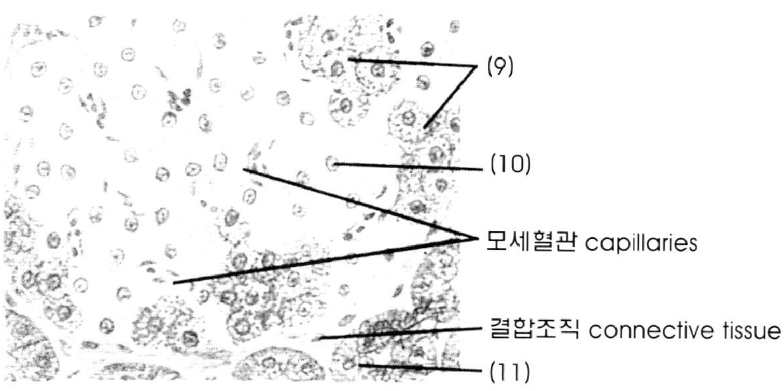

< 연습 문제 >

* 질문에 답하시오.

1. 소화관의 장기를 순서대로 쓰시오.

2. 소화기관의 조직학적 구성순서를 안쪽에서부터 순서대로 쓰시오.

3. 구강(입안)에서 음식물이 비강(코안)으로 유입되는 것을 방지하는 장기는?

4. 설분계구(혀고랑)에 8-15개의 큰 유두로 가장 많은 미뢰(맛봉오리)를 가지고 있는 유두는?

5. 혀에서 맛을 느끼는 곳은?

6. 성인의 치아 중 제 3대구치(셋째큰어금니)를 무엇이라고 하는가?

7. 치아의 조직구조 중 가장 단단한 것은?

8. 인체에서 볼 수 있는 타액선(침샘)의 종류를 크기 순서대로 쓰시오.

9. 상악골(위턱뼈) 제2대구치(둘째큰어금니) 맞은편으로 개구하는 타액선(침샘)은?

10. 인두와 식도가 이어지는 부분은 몇 번째 추골(척추뼈)인가?

11. 위는 J자 모양인데 윗쪽 넓은 부위를 무엇이라 하는가?

12. 위 내벽의 어느 세포에서 염산을 분비하는가?

13. 위의 소만(작은굽이)이 위체(위몸통)와 유문부(날문부)와의 경계에서 굽어지는 부위를 무엇이라 하는가?

14. 십이지장(샘창자)에서 총담관(온쓸개관)과 췌관(이자관)이 개구하는 부위를 무엇이라고 하는가?

15. 집합림프소절을 가지고 있는 소장(작은창자)는?

16. 회장(돌창자)과 맹장(막창자) 사이에 있는 것으로 내용물의 역류를 막아주고 있는 구조물은?

17. 괄약근(조임근)이 발달되어 있지 않은 소장(작은창자)는?

18. 충수(막창자꼬리)는 어느 장기에 부착되어 있는가?

19. 배꼽에서 우측상전장골극(우위앞엉덩뼈가시)을 잇는 선의 엉덩뼈쪽 1/3 지점을 McBurney's point라 하는데 무엇이 위치하고 있는가?

20. 간장(간)에서 식작용을 하는 세포는?

제7장 비뇨기계

(Urinary system)

1. 비뇨기계통(Urinary system)을 구성하는 각 기관
2. 신장(콩팥, Kidney)의 종단면(Longitudinal section)
3. 신장(콩팥, Kidney) 내부의 미세구조
4. 방광(Urinary bladder), 요관(Ureter), 요도(Urethra)

1. 비뇨기계통(Urinary system)을 구성하는 각 기관

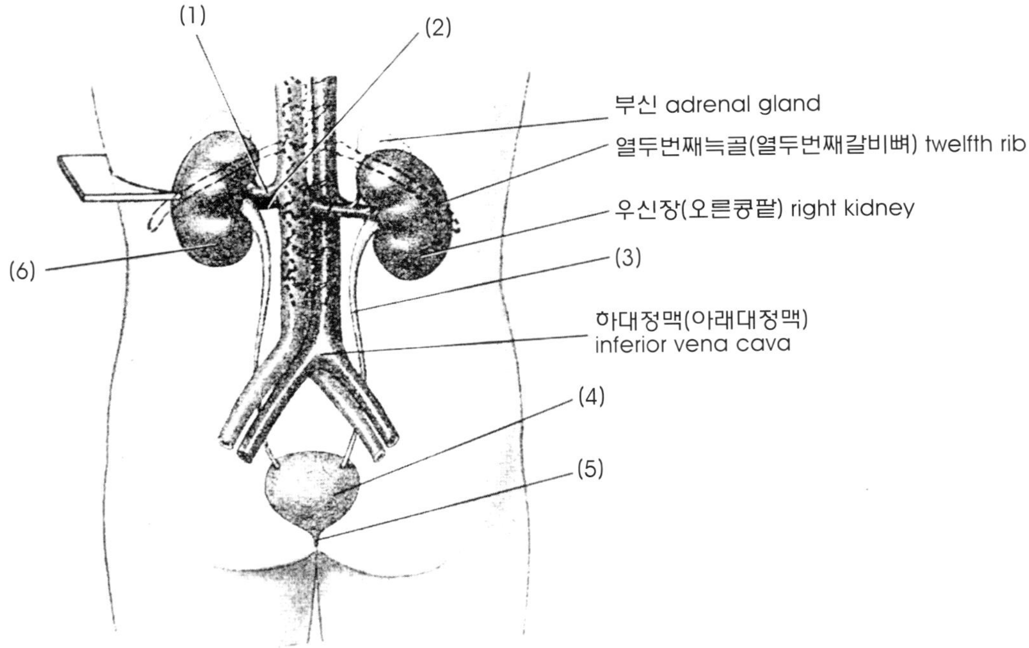

2. 신장(콩팥, Kidney)의 종단면(Longitudinal section)

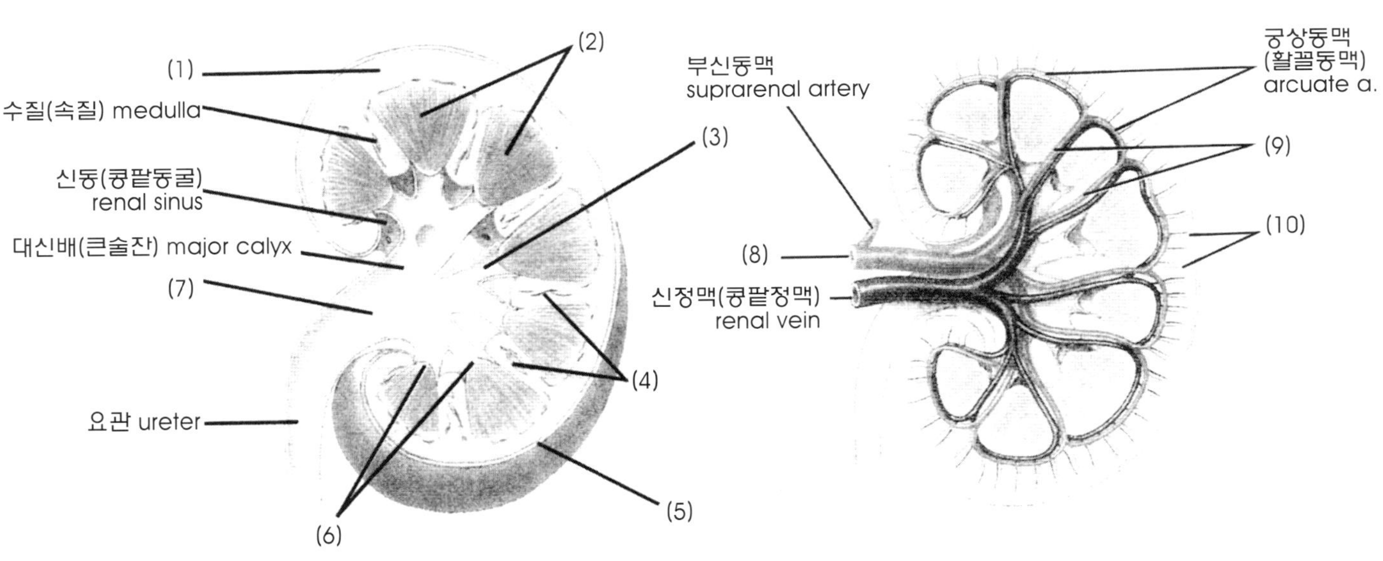

3. 신장(콩팥, Kidney)내부의 미세구조

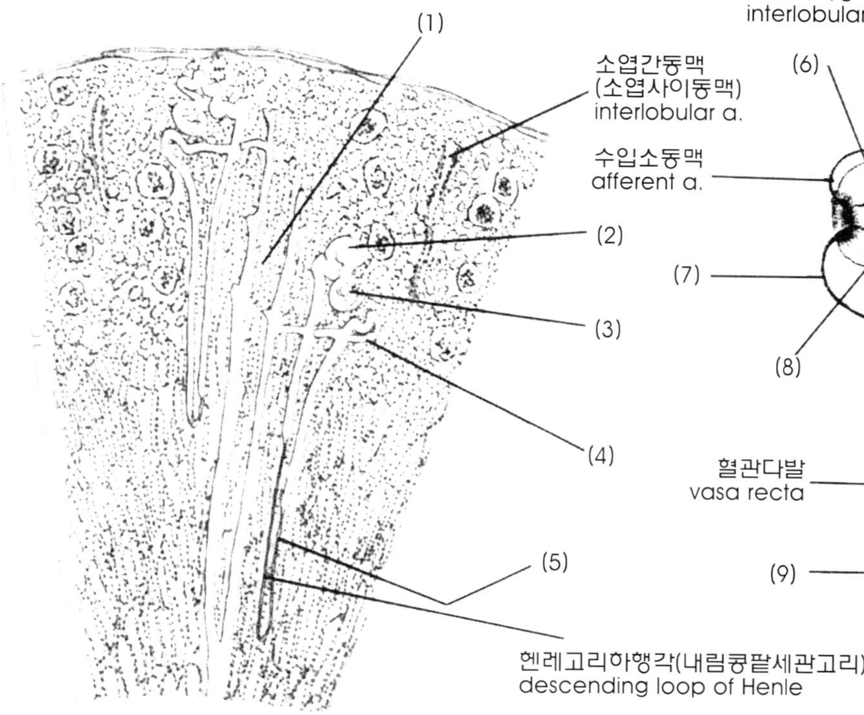

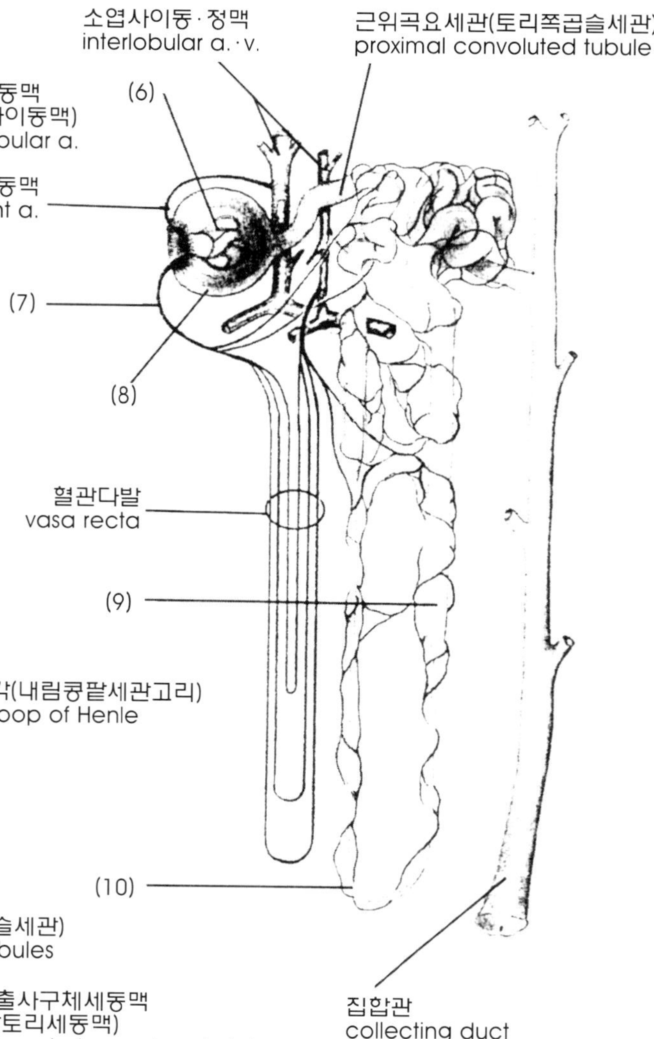

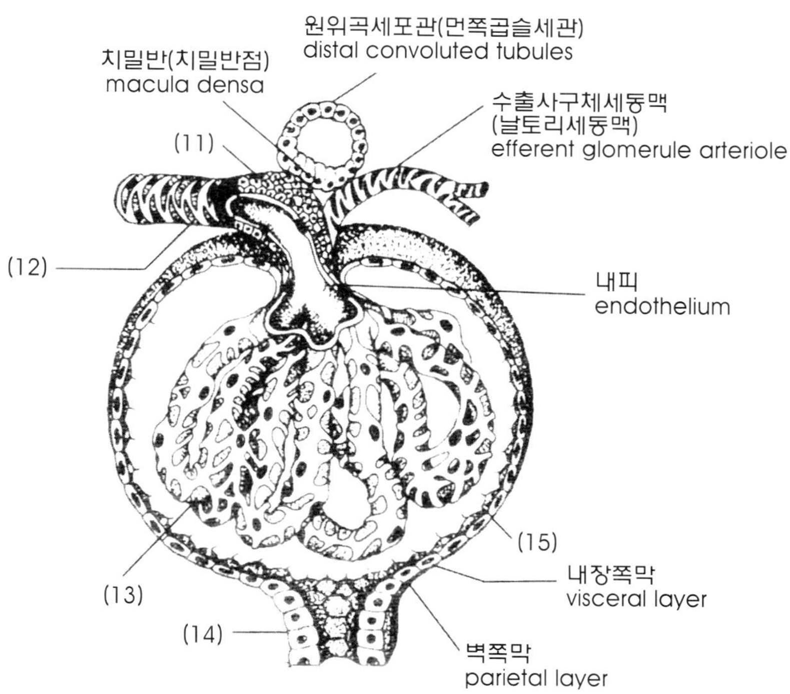

4. 방광(Urinary bladder), 요관(Ureter), 요도(Urethra)

1) 남성(male)

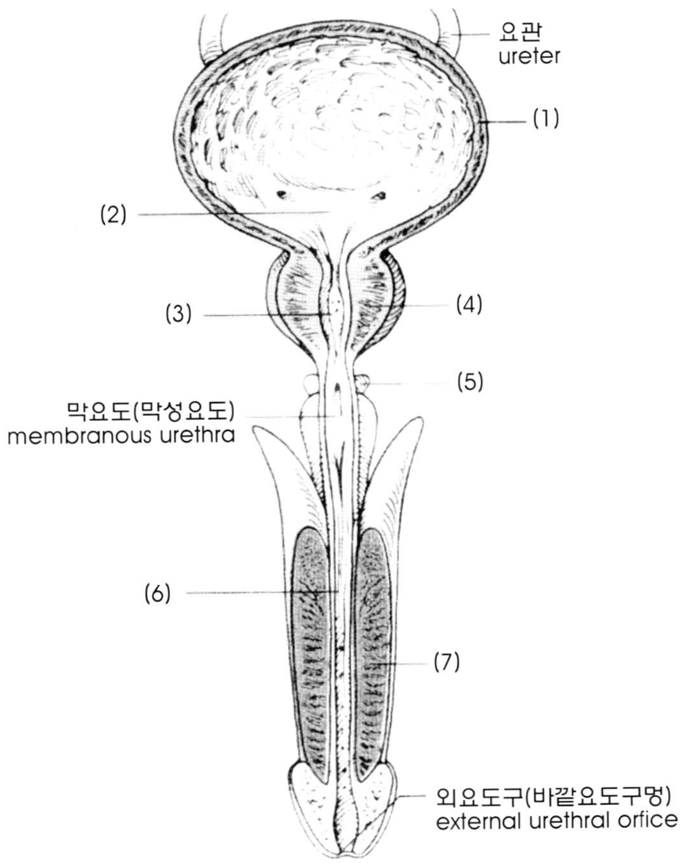

2) 여성(female)

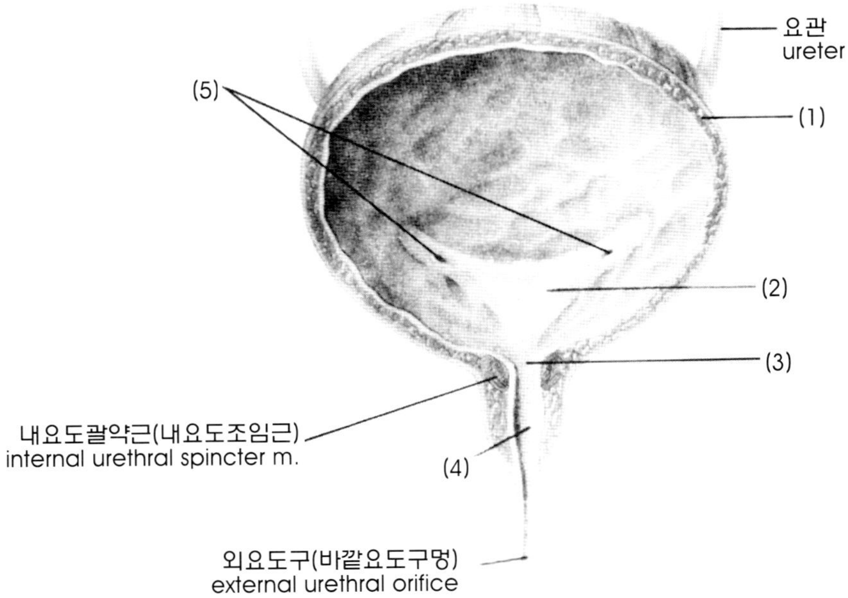

< 연습 문제 >

* 질문에 답하시오.

1. 비뇨기계 장기를 순서대로 쓰시오.

2. 신장(콩팥)의 위치는?

3. 추골(척추뼈) 한개정도 낮게 위치하고 있는 신장(콩팥)은?

4. 비뇨기에서 쌍을 이루는 장기는?

5. 남성에서 요도는 어느 장기 내에서 사정관과 만나는가?

6. 강낭콩 모양이며 소변을 형성하는 장기는?

7. 신장(콩팥)에서 신경과 혈관이 출입하는 곳을 무엇이라 하는가?

8. 신추체(콩팥피라밋) 사이를 기둥 모양으로 피질(겉질)을 격리시키고 있는데 이를 무엇이라고 하는가?

9. 신장(콩팥)의 수질(속질)은 8−18개의 원추형 추체로 되어 있으며 이 끝은 유두모양인데 이것을 무엇이라 하는가?

10. 사구체(토리)와 사구체낭=보우만낭(토리주머니)을 합쳐서 무엇이라고 하는가?

11. 신장피질(콩팥겉질)에 많이 분포되어 있는 것은?

12. 근위곡요세관(토리쪽곱슬세관)과 원위곡요세관(먼쪽곱슬세관)을 이어 주는 U자 모양의 세관을 무엇이라고 하는가?

13. 신장(콩팥)의 요세관 순서를 쓰시오.

14. 사구체근접장치(토리곁장치)에서 분비되어 혈압상승에 관여하는 물질은?

15. 방광과 요도의 상피조직은?

16. 치골결합(두덩결합) 바로 뒤에 있는 장기는?

17. 방광 아래쪽에 주름이 없고 삼각형을 이루고 있는데 이를 무엇이라 하는가?

18. 남성요도와 여성요도의 길이를 쓰시오.

제8장 생식기계

(Reproductive system)

1. 남성 생식기계통(The male reproductive system)
2. 고환(Testis)
3. 정낭(Seminal vesicle), 전립선(전립샘, Prostate gland), 음경(Penis)
4. 여성 생식기계통(The female reproductive system)
5. 내 · 외(속 · 바깥) 생식기구조(Internal and external genital organs struture)
6. 난소(Ovary), 난관(Oviduct), 자궁(Uterus), 질(Vagina)과의 관계
7. 난소의 구조 및 배란(Ovulation)에서 수정접합자의 분할과 이동경로
8. 자궁내막(자궁속막, Endometrium)의 주기적 변화
9. 성주기(Reproduction cicle)

1. 남성 생식계통(The male reproductive system)

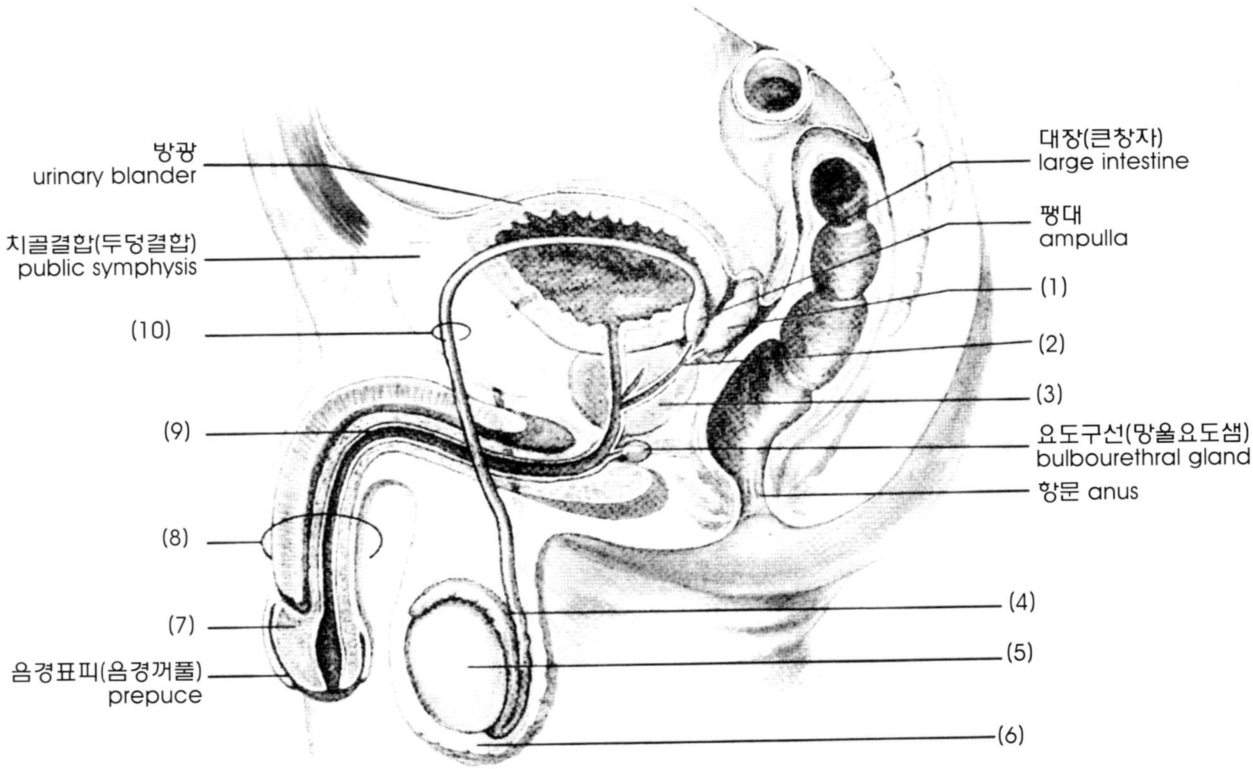

2. 고환(Testis)

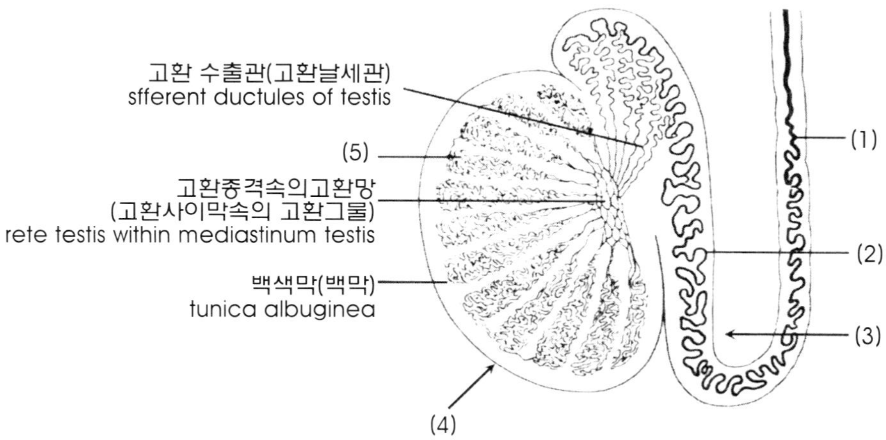
고환 수출관(고환날세관)
sfferent ductules of testis
(5)
고환종격속의고환망
(고환사이막속의 고환그물)
rete testis within mediastinum testis
백색막(백막)
tunica albuginea
(4)
(1)
(2)
(3)

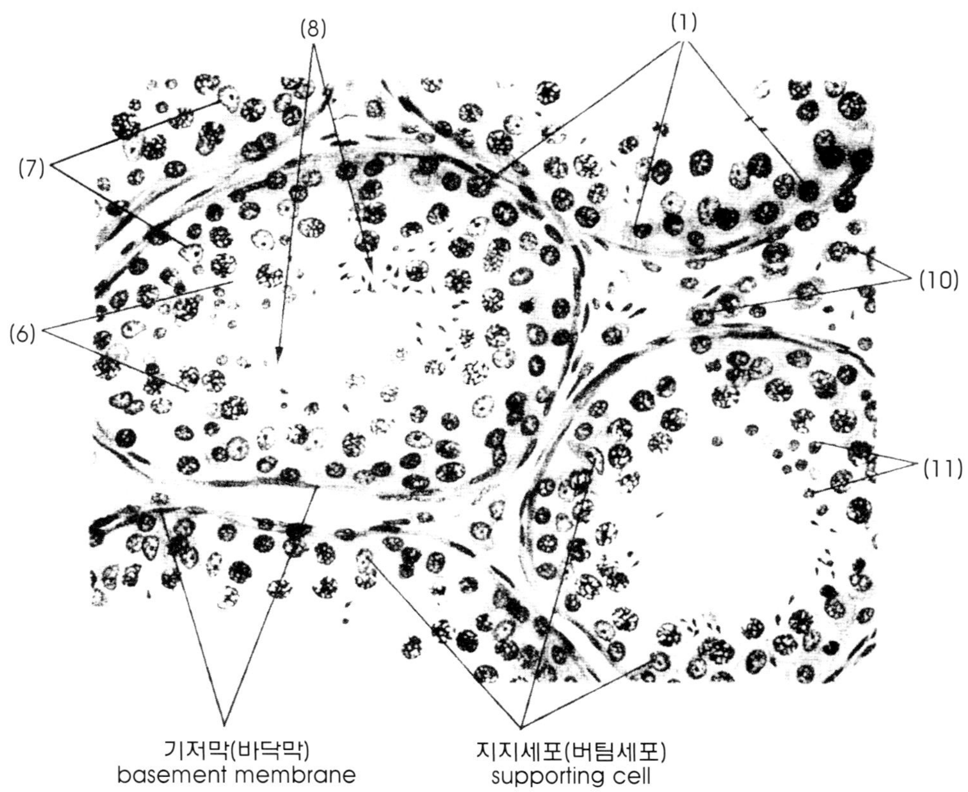
(8)
(1)
(7)
(6)
(10)
(11)
기저막(바닥막)
basement membrane
지지세포(버팀세포)
supporting cell

3. 정낭(Seminal vesicle), 전립선(전립샘, Postate gland), 음경(Penis)

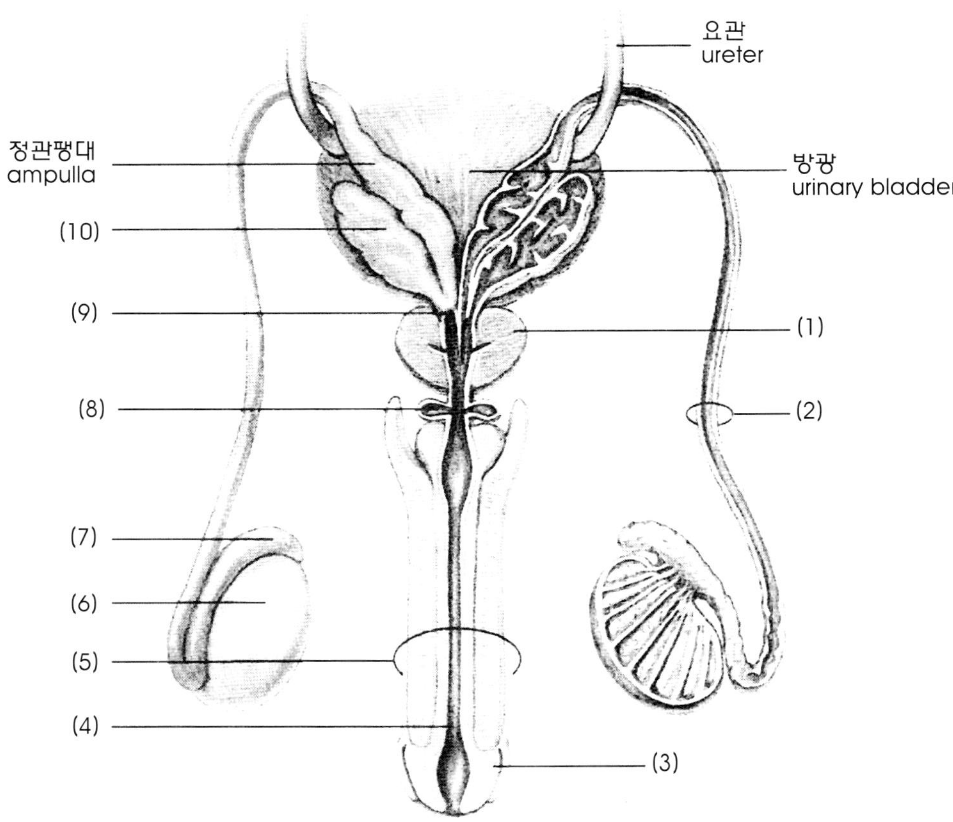

4. 여성 생식기계통(The female reproductive system)

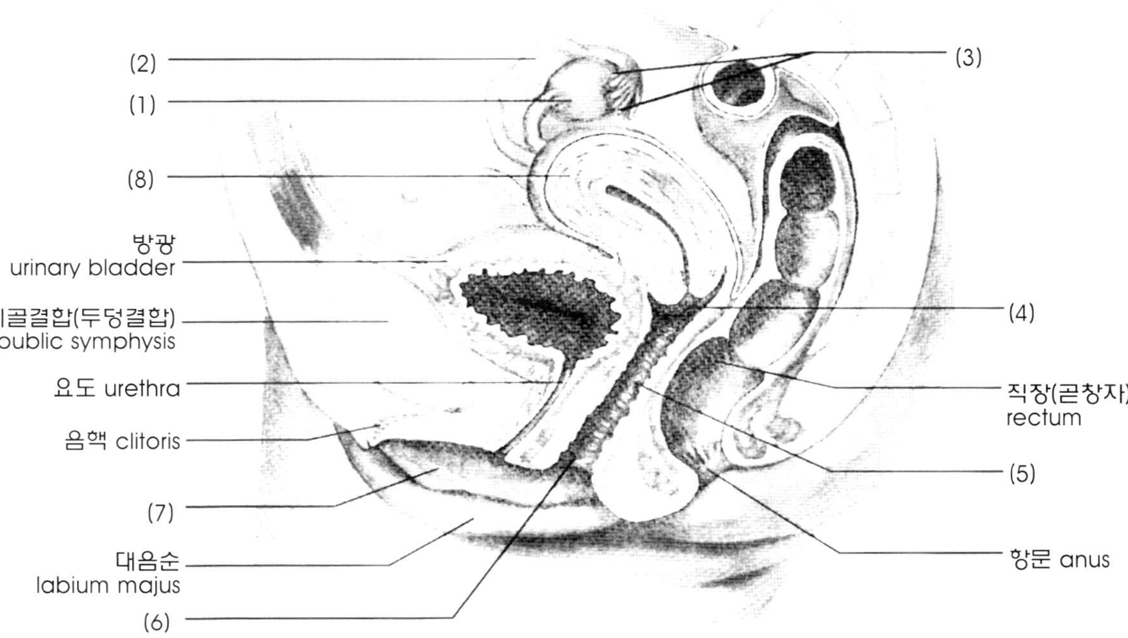

5. 속, 바깥 생식기구조(Internal & external genital organs structures)

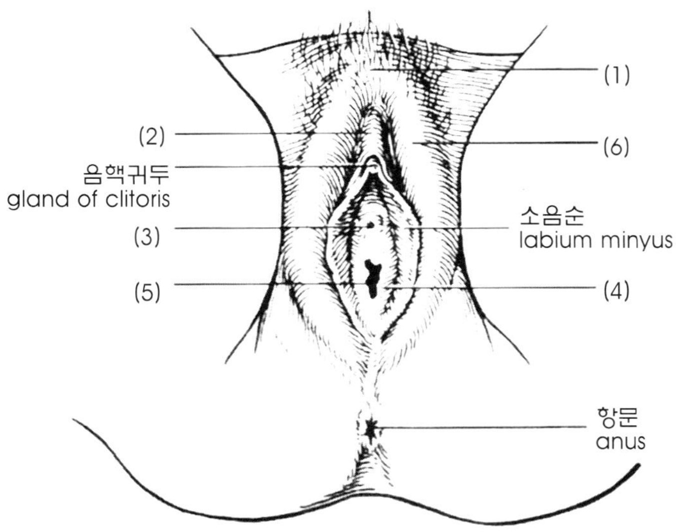

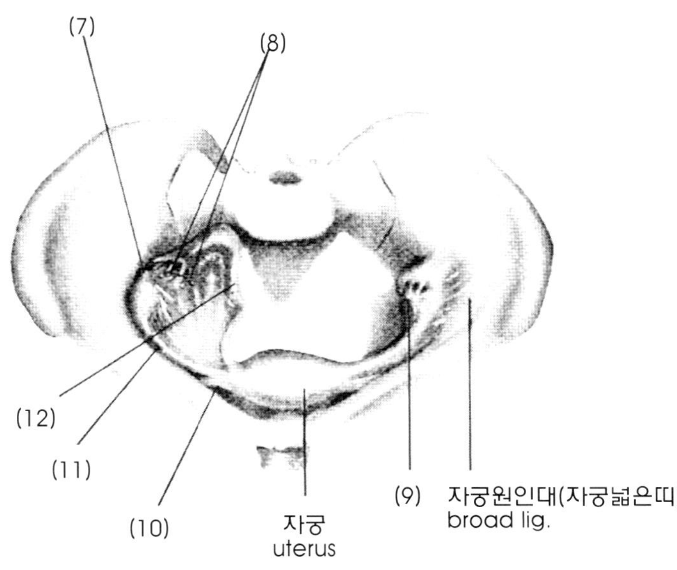

6. 난소(Ovary), 난관(Oviduct), 자궁(Uterus), 질(Vagina)과의 관계

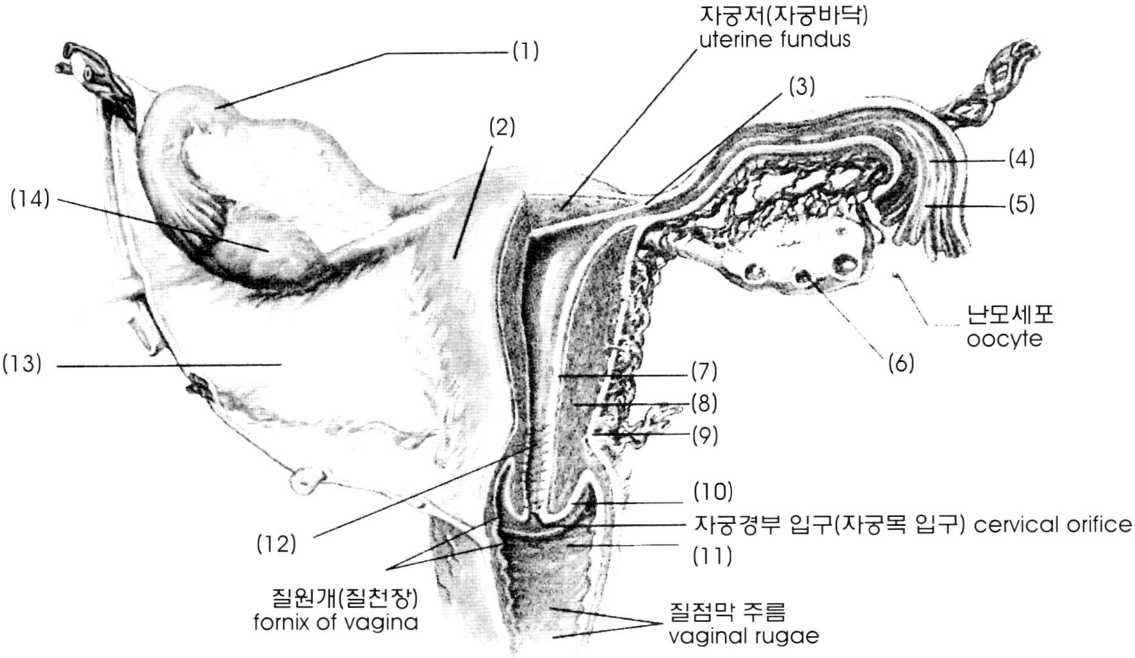

7. 난소의 구조 및 배란(Ovulation)에서 수정 접합자의 분할과 이동 경로

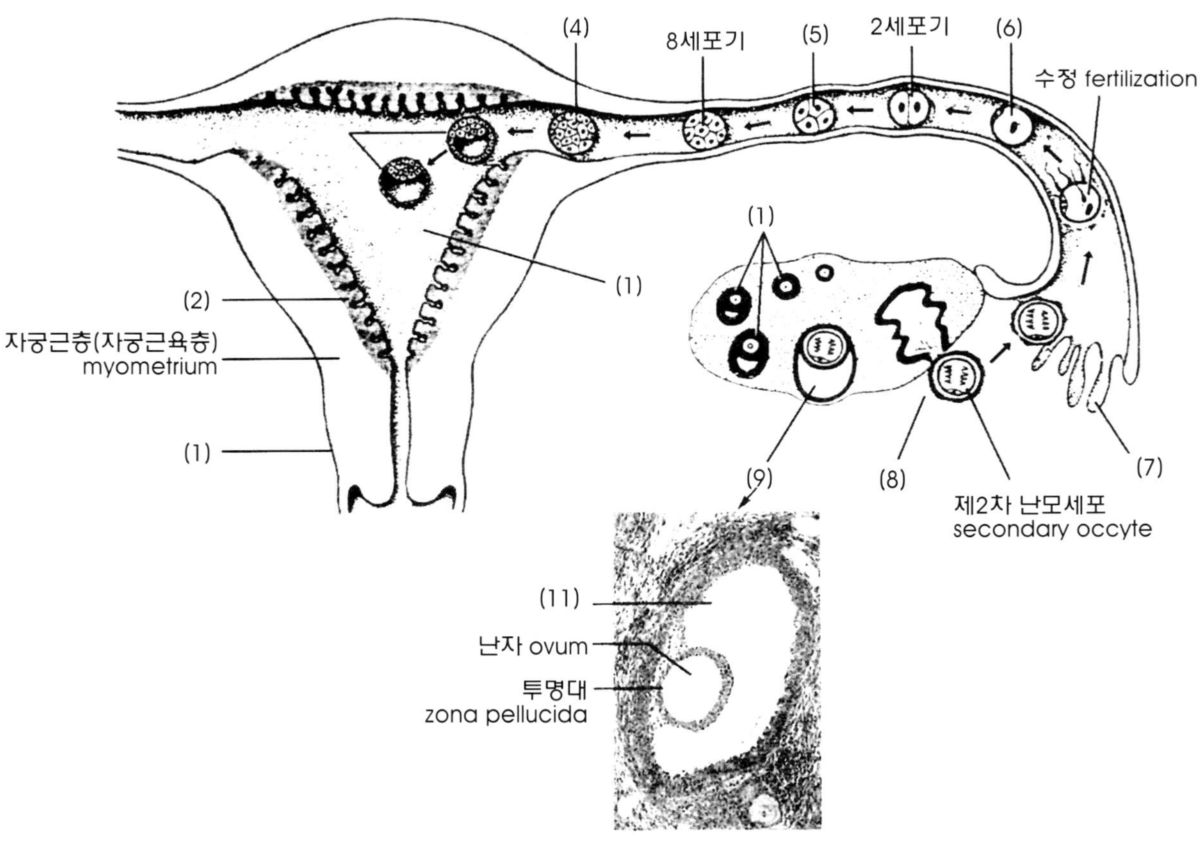

8. 자궁속막(Endometrium)의 주기적 변화

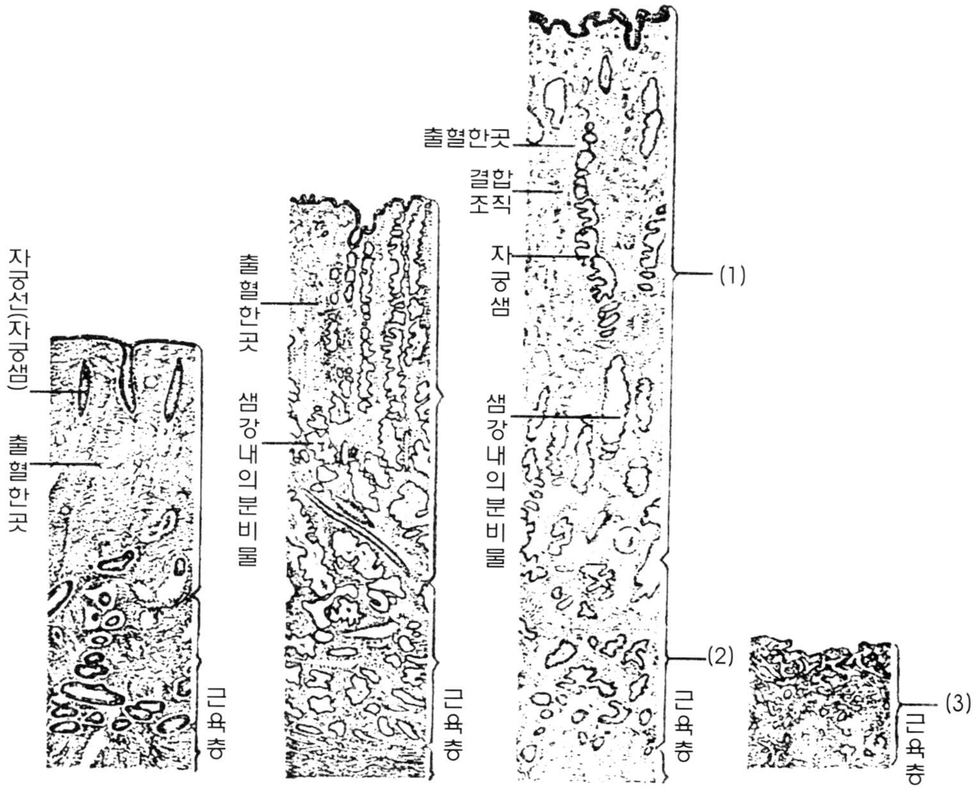

9. 성주기(Reproductive cycle)

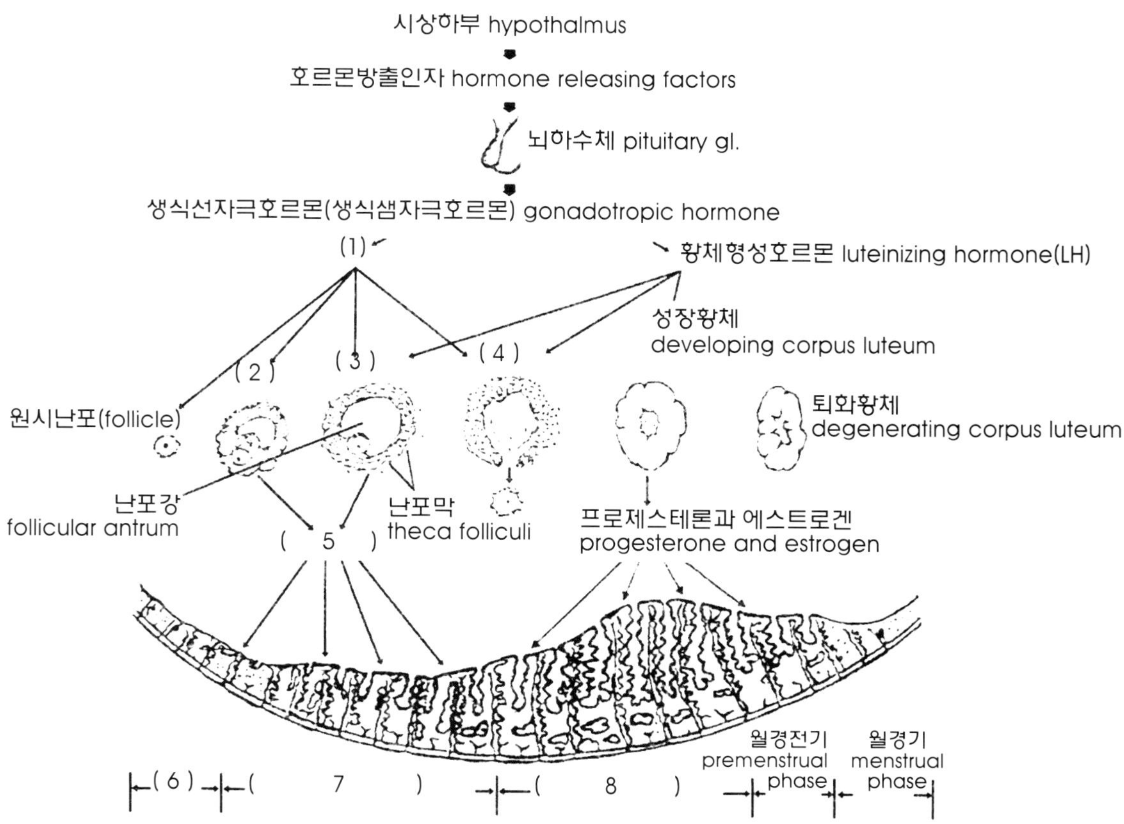

< 연습 문제 >

* 질문에 답하시오.

1. 남성에서 정자를 만드는 곳은?

2. 정자형성의 이동경로를 쓰시오.

3. 남성의 이차성징을 나타내는 테스토스테론을 분비하는 세포는?

4. 사정관은 전립선(전립샘) 내에서 무엇과 합쳐지는가?

5. 부고환 직전의 가는 관을 무엇이라고 하는가?

6. 부고환과 정관사이를 무엇이라 하는가?

7. 정세관 사이에 있는 간질세포(사이질세포)에서 분비하는 호르몬은?

8. 남성에서 요도가 위치하는 해면체는?

9. 남성의 고환과 상동기관인 여성생식기 장기는 ?

10. 자궁내막(자궁속막)의 주기적 변화 중 내막(속막)이 탈락되는 시기를 무엇이라 부르는가?

11. 난관에서 수정이 이루어지는 장소는 어디인가?

12. 수정된 난자는 약 7일이 걸려 여성생식기의 어느 곳에 착상하는가?

13. 난소에서 원시난포가 성숙되어 난자를 배출하는 시기를 무엇이라 하는가?

14. 유즙분비촉진호르몬인 프로락틴은 어디에서 분비되는가?

15. 유두(젖꼭지)주위의 윤상으로 된 부분을 무엇이라 하는가?

16. 수정된 난자는 자궁벽 중 어느 곳에 착상하여야 정상임신인가?

17. 수정된 난자는 대략 얼마 후에 자궁내막(자궁속막)에 착상하는가?

18. 수정후 착상시의 배자를 무엇이라 부르는가?

19. 접합자는 분할을 계속하여 뽕나무 열매모양으로 되는데 이를 무엇이라 부르는가?

20. 수정난이 자궁내벽(자궁속막)에 착상된 후 임신을 유지하게 만드는 호르몬은?

제9장 내분비계
(Endocrine system)

1. 내분비계(Endocrine system)
2. 뇌하수체(Hypophysis)의 부위명칭과 분비 호르몬의 종류
3. 갑상선(갑상샘, Thyroid gland)과 부갑상선(부갑상샘, Parathyroid gland)
4. 부신(콩팥위샘, Adrenal gland)
5. 췌장(이자, Pancreas)의 부위명칭

1. 인체 내분비계(Endocrine system)

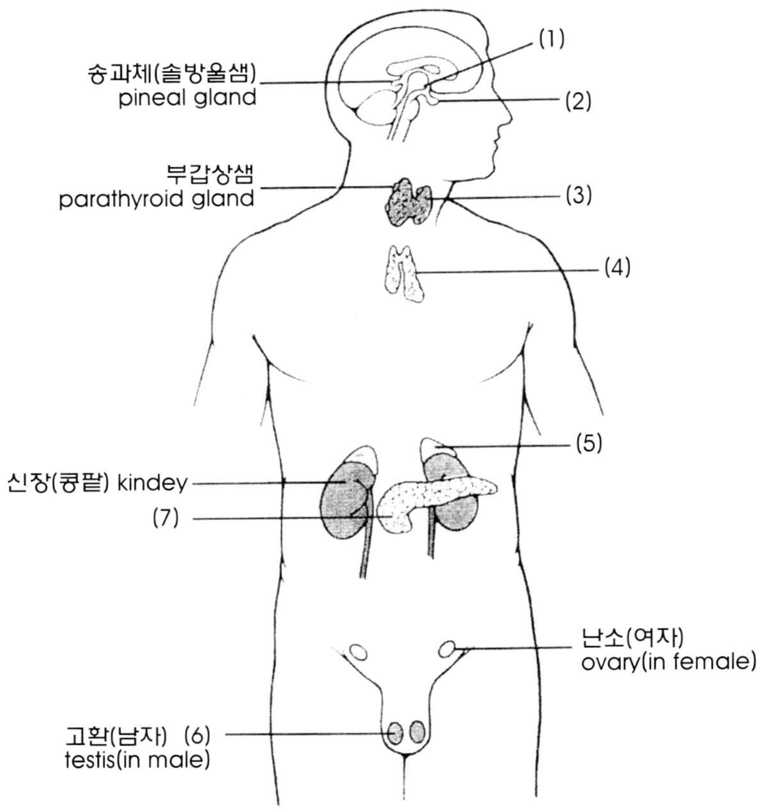

2. 뇌하수체(Hypophysis)의 명칭과 분비 호르몬의 종류

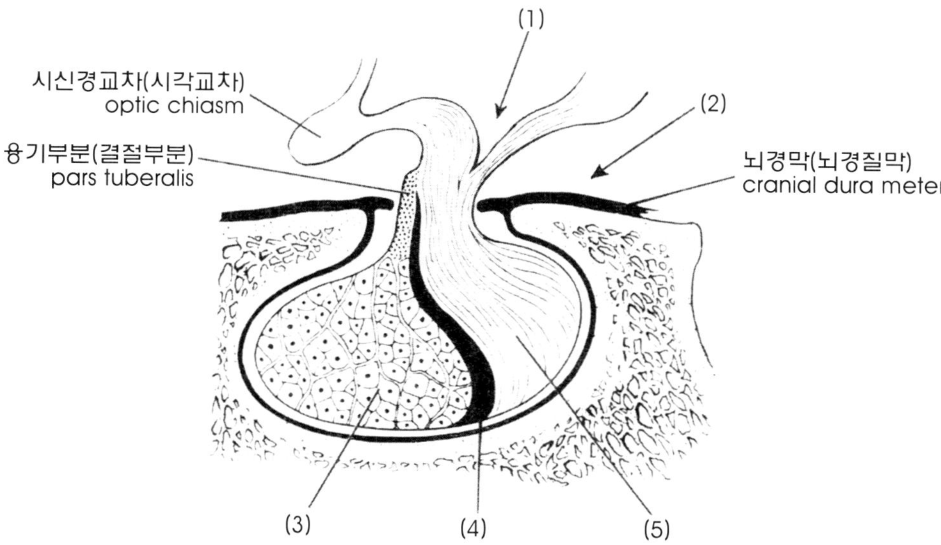

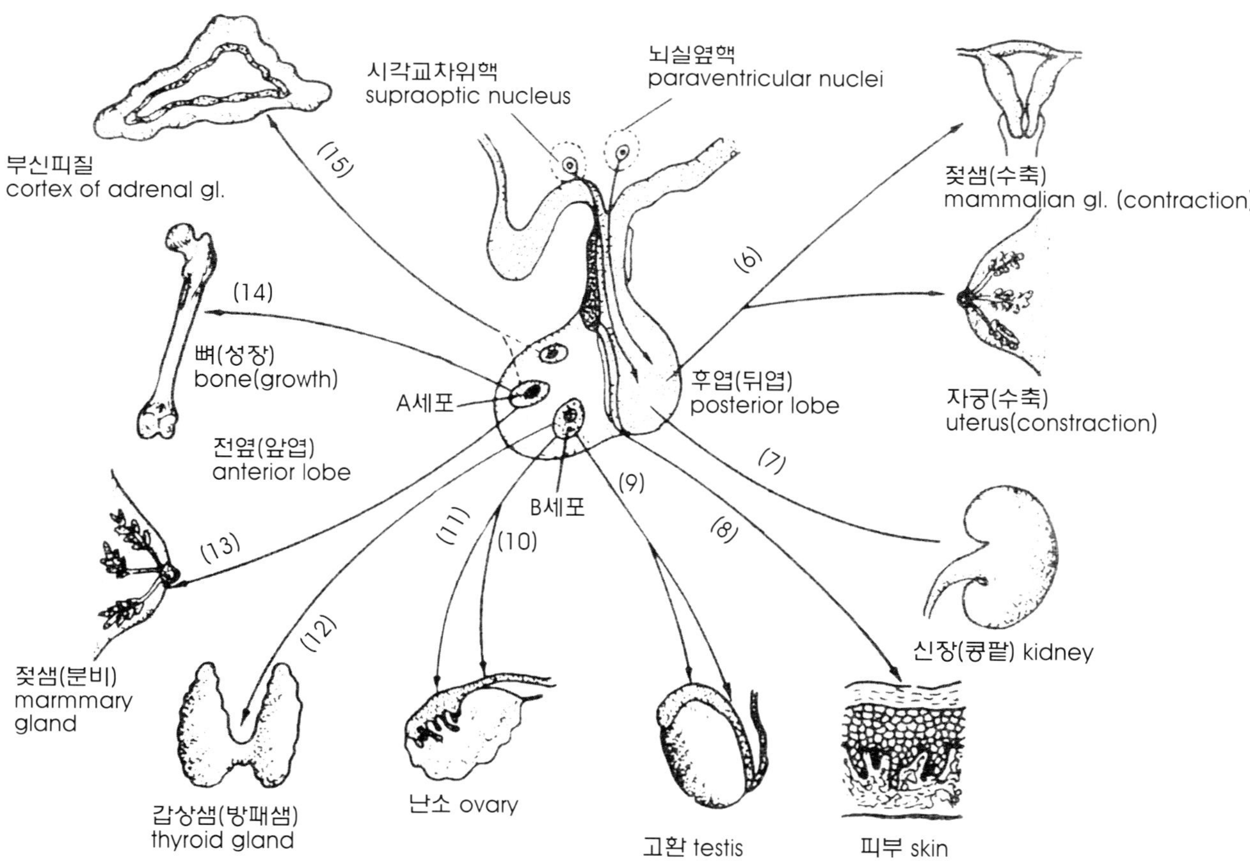

3. 갑상선(방패샘,Thyroid gland), 부갑상선(방패곁샘Parathyroid gland)

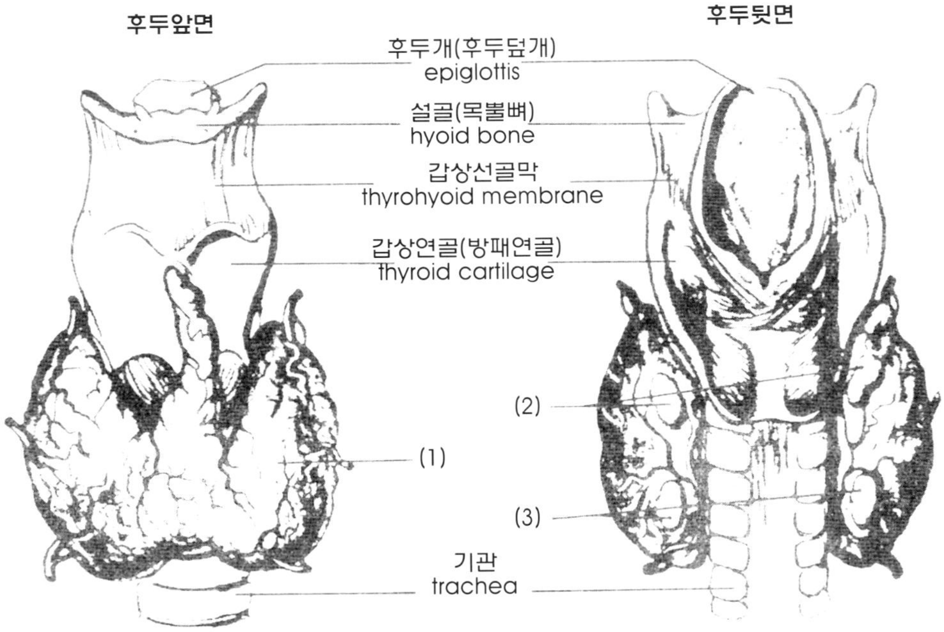

1) 갑상선(갑상샘)의 조직학적 구조

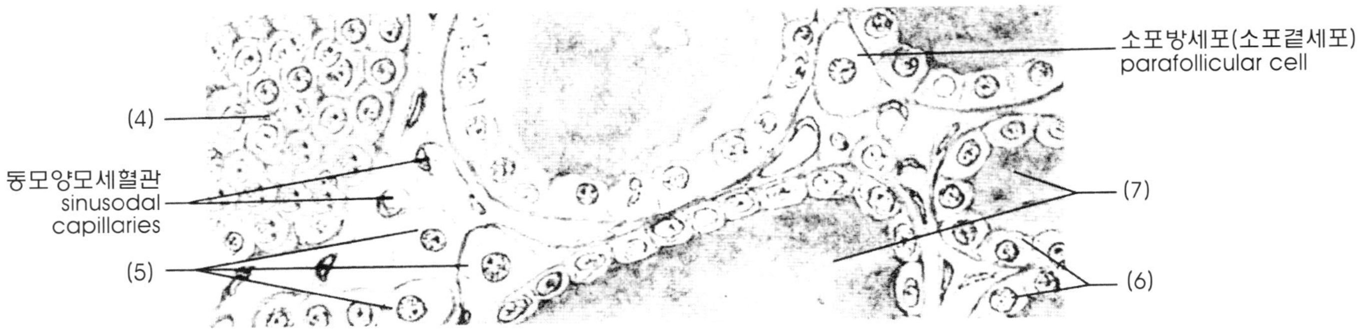

2) 부갑상선(샘)의 조직학적 구조

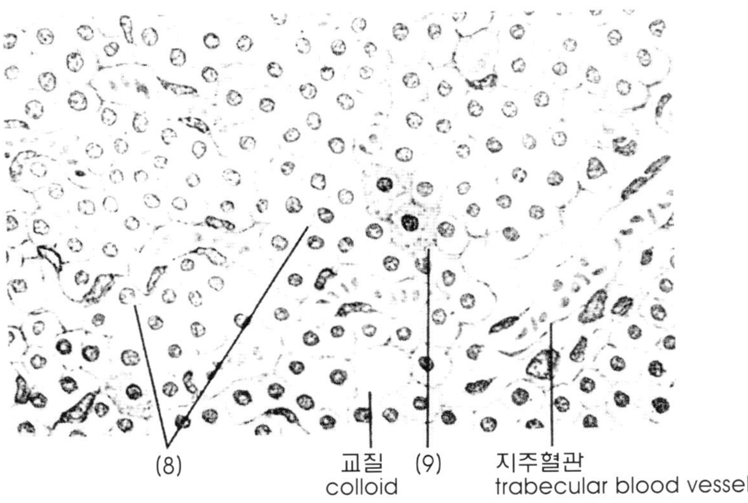

4. 부신(Adrenal gland)

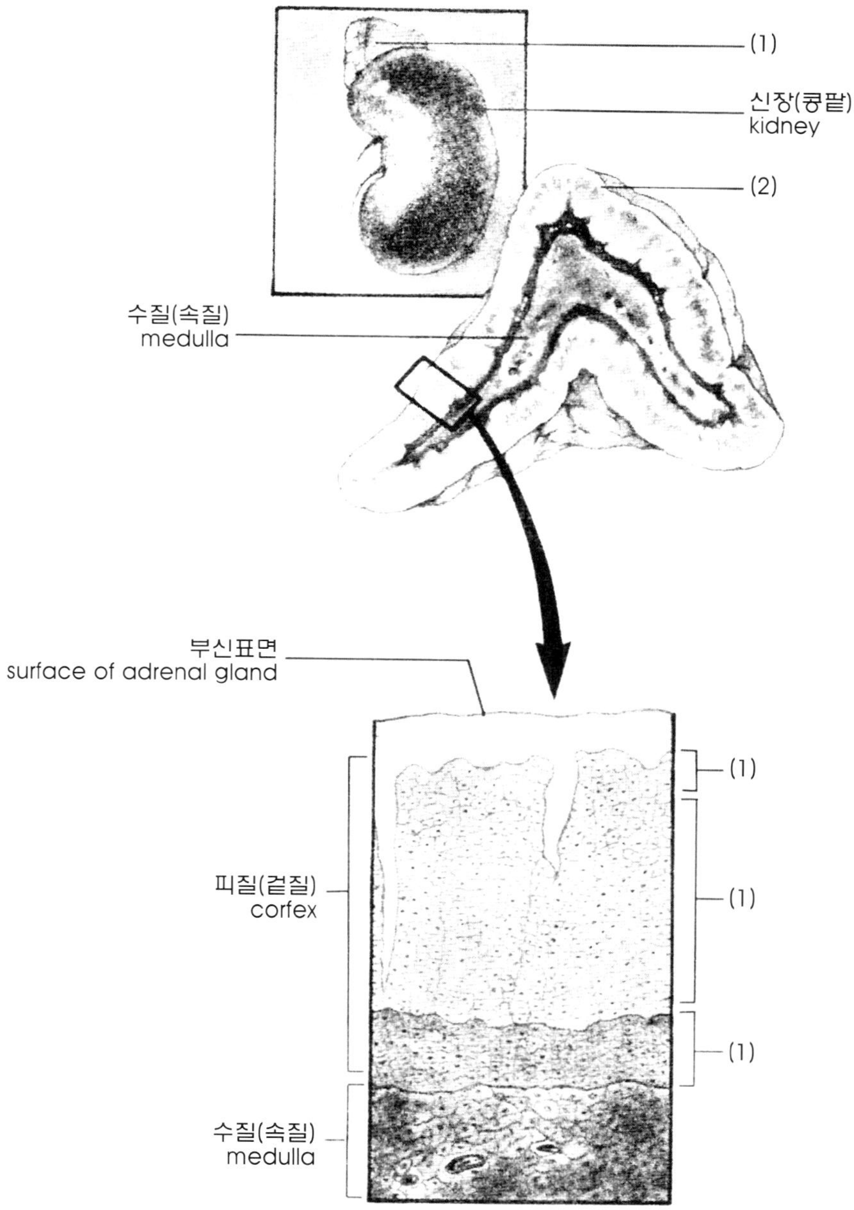

5. 췌장(이자, Pancreas)의 부위 명칭

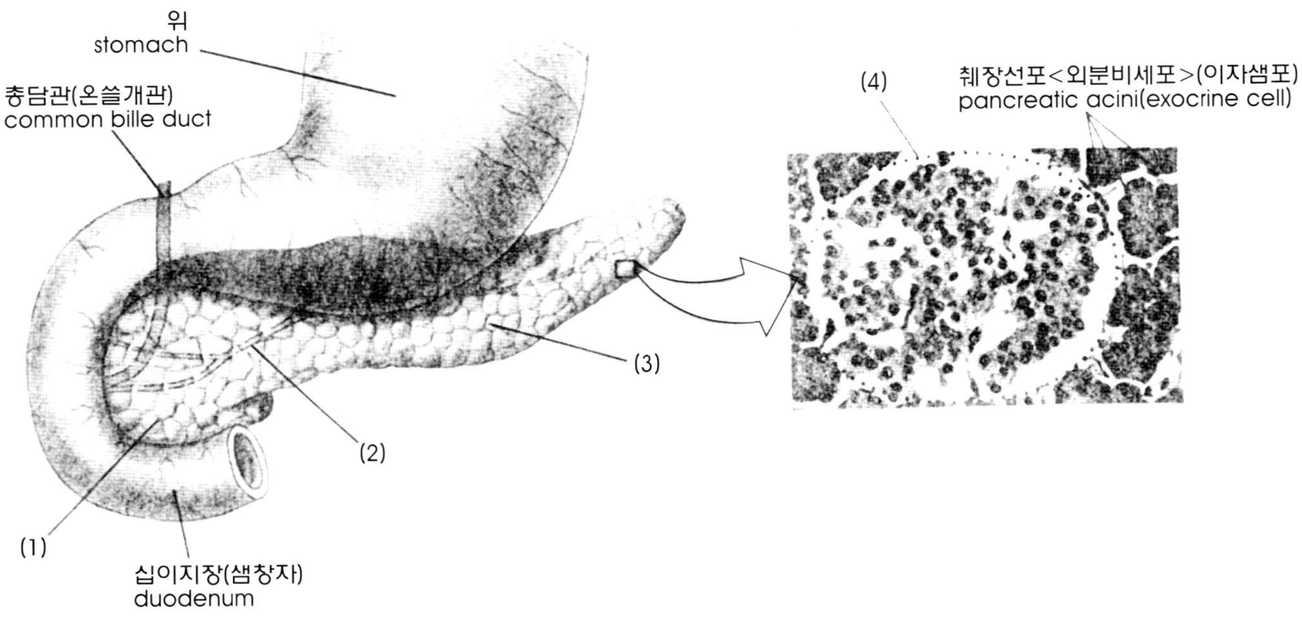

< 연습 문제 >

* 질문에 답하시오.

1. 도관이 없는 분비선(분비샘)을 무엇이라고 하는가?

2. 인체에서 내분비선(내분비샘)과 외분비선(외분비샘)을 겸한 장기는?

3. 뇌의 시상하부와 연결되어 내분비기능을 가지고 있는 기관은?

4. 간뇌(사이뇌)에서 멜라토닌을 분비하는 내분비선(내분비샘) 기관은?

5. 부신피질자극호르몬(ACTH)[부신겉질자극호르몬]은 어디에서 분비되는가?

6. 뇌하수체 후엽(뒤엽)에서 분비되는 호르몬은?

7. 티록신은 어디에서 분비되는가?

8. 뇌하수체 중엽(중간엽)에서 분비되는 호르몬은?

9. ADH(항이뇨호르몬)은 뇌하수체의 어디에서 분비되는가?

10. 기초대사와 관계가 깊은 내분비계(내분비샘계통)의 장기는?

11. 과잉분비시 골(뼈)연화증과 관계있는 호르몬은?

12. 부신피질(부신겉질)의 망상대(그물층)에서 분비되는 호르몬은?

13. 췌장도(랑게르한스섬)와 관계가 있는 장기는?

14. 결핍시 Addison병과 관련있는 호르몬은?

제10장 신경계

(Nervous system)

1. 신경원(신경세포, Neuron)
2. 신경교세포(신경아교세포, Neuroglial cell)
3. 뇌(Brain)
4. 대뇌반구(Cerebral hemisphere) 바깥면
5. 소뇌(Cerebellum), 간뇌(사이뇌, Diencephalon), 중뇌(중간뇌, Midbrain), 교뇌(다리뇌, Pons), 연수(숨뇌, Medulla oblongata)
6. 뇌척수막(Meninges)의 구조와 뇌척수액의 순환로(Circulation scheme of cerebrospinal)
7. 뇌신경(Cranial nerve)
8. 척수의 구조(Structure of spinal cord)
9. 반사궁(Reflex arc)
10. 척수신경(Spinal nerve)의 분포
11. 교감신경계의 해설도(Scheme of sympathetic division)
12. 부교감신경계의 해설도(Scheme of parasympathetic division)

1. 신경원(신경세포, Neuron)

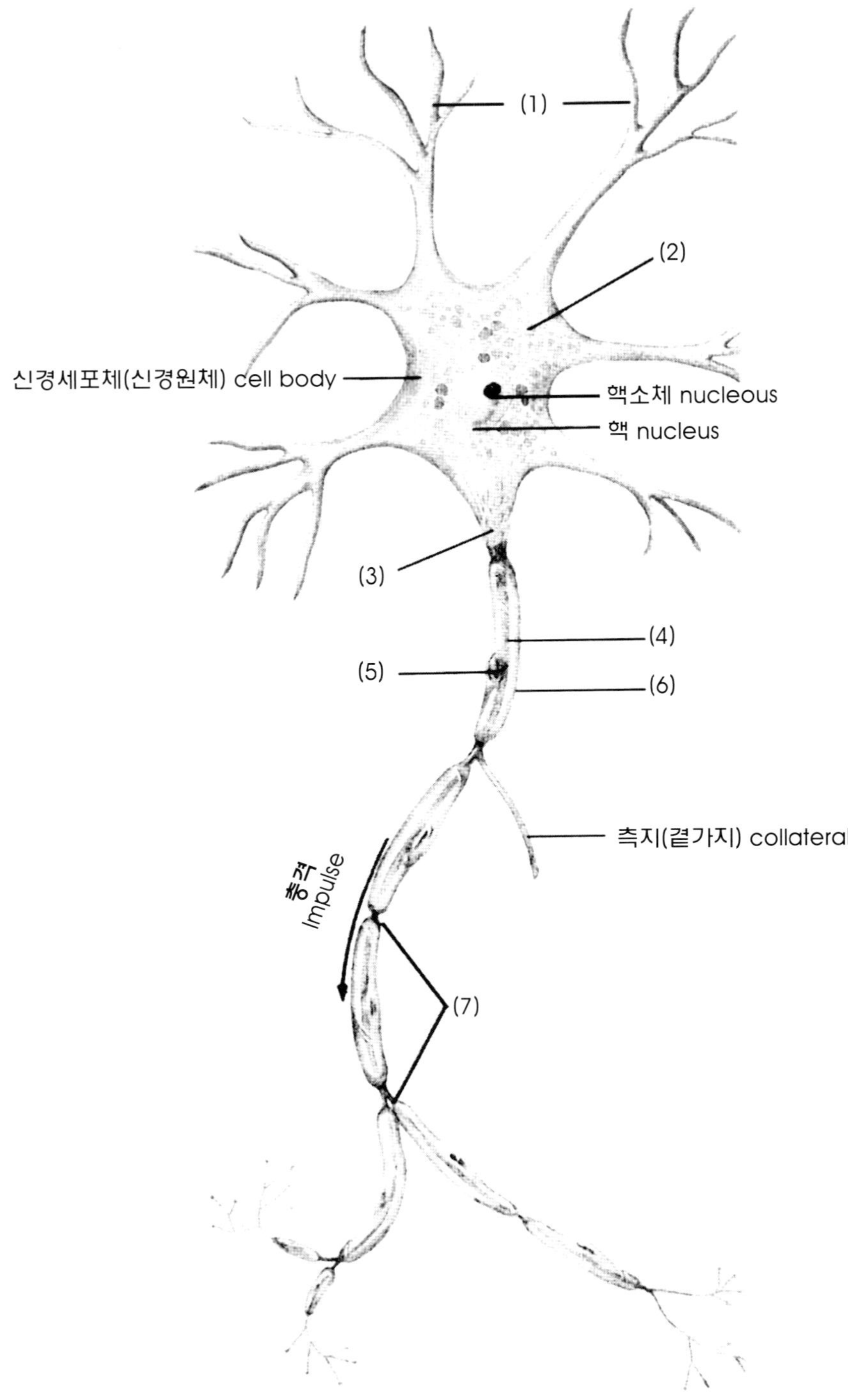

2. 신경교세포(신경아교세포, Neuroglial cell)

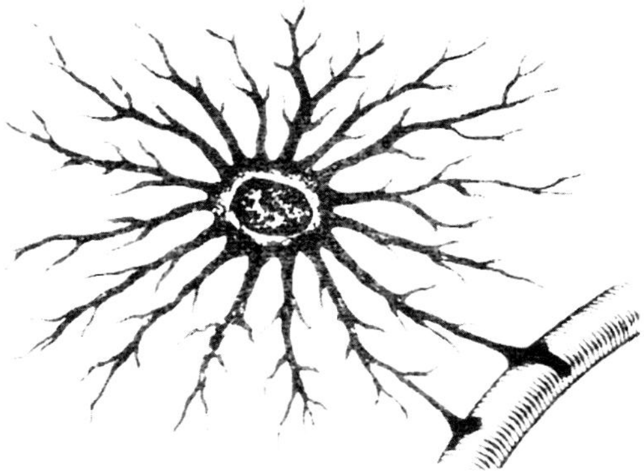

(1)

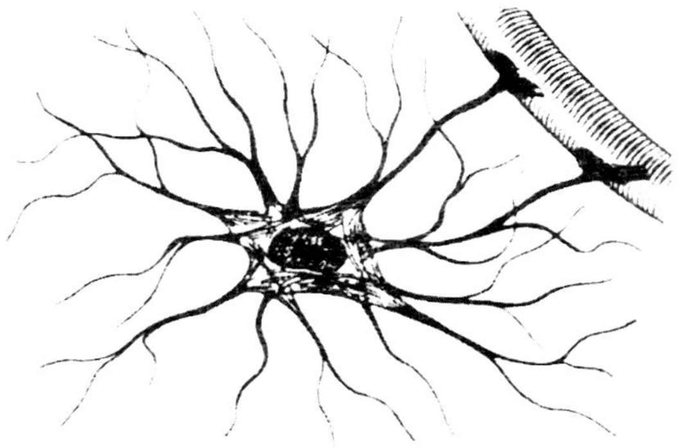

(2)

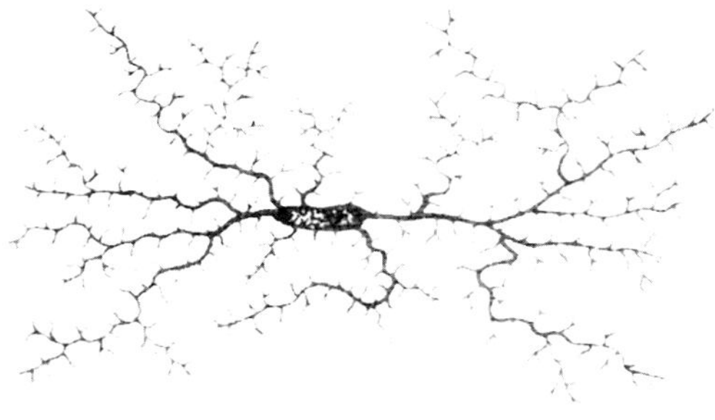

(3)

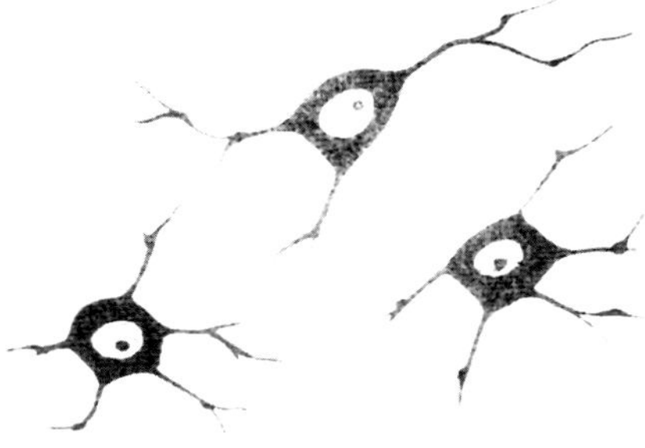

(4)

3. 뇌(Brain)

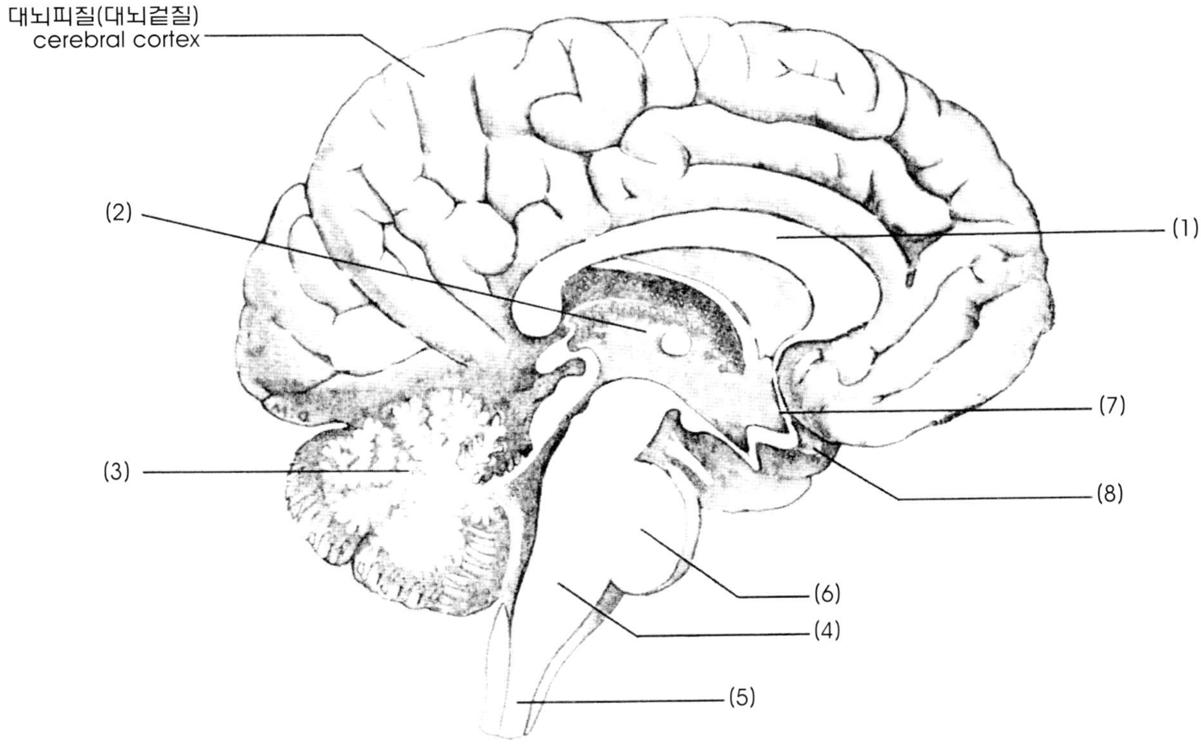

4. 대뇌반구(Cerebral hemisphere) 바깥면

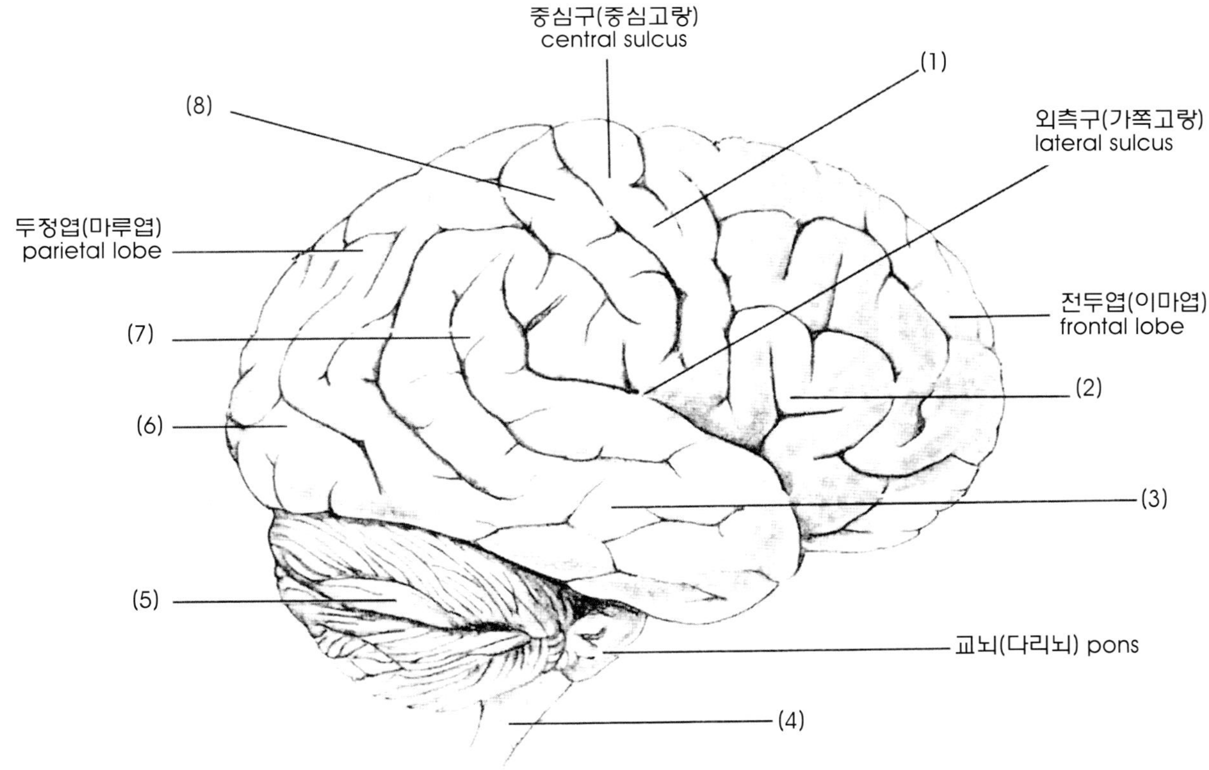

5. 소뇌(Cerebellum), 간뇌(사이뇌, Diencephalon), 중뇌(중간뇌, Midbrain), 교뇌(다리뇌, Pons), 연수(숨뇌, Medulla oblongata)

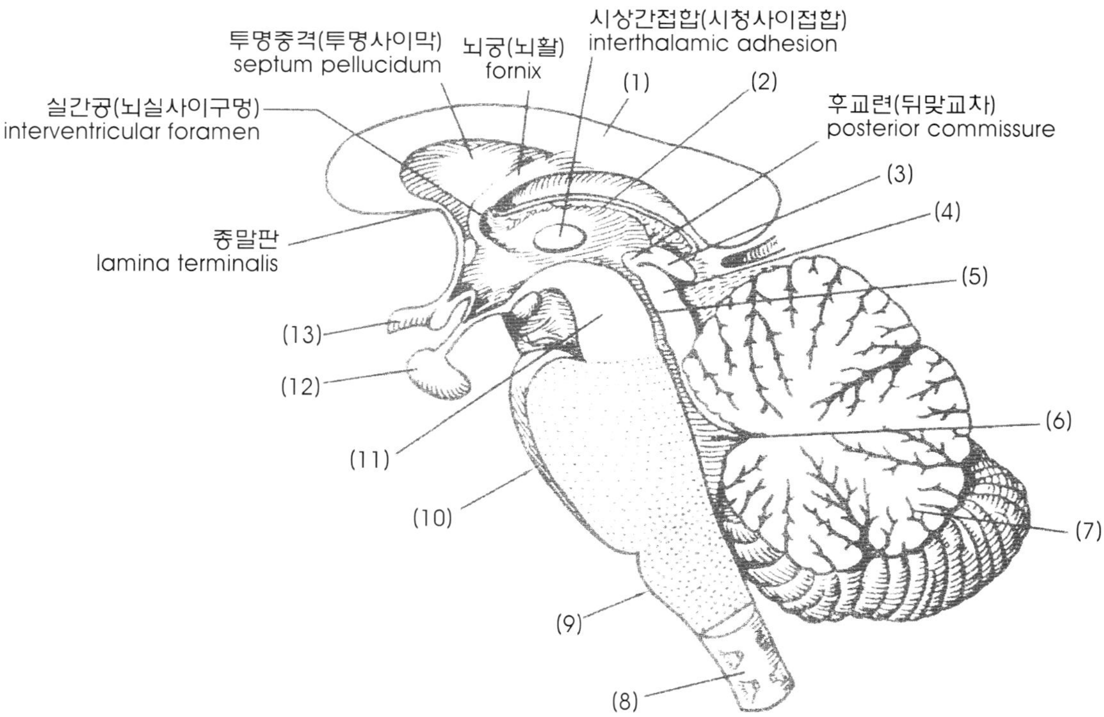

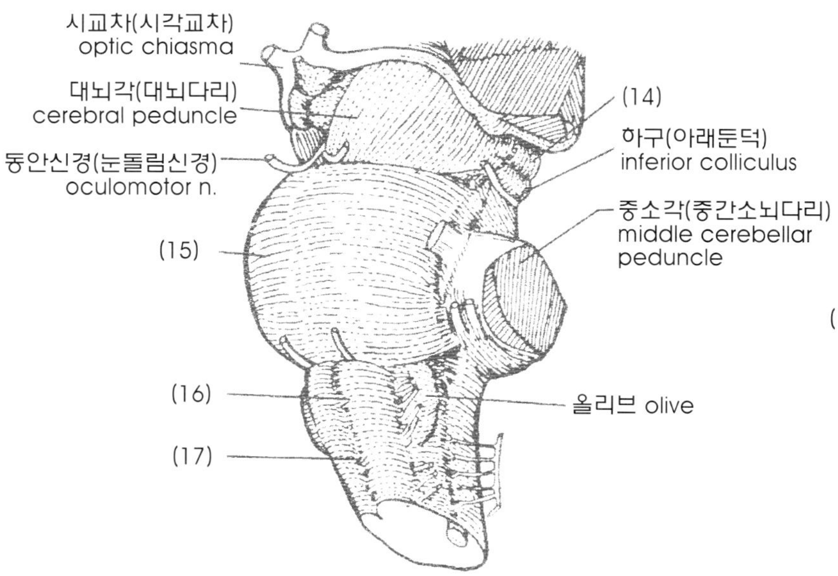

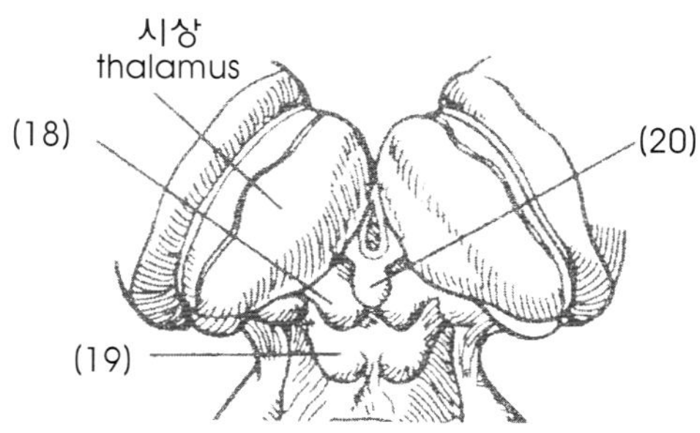

6. 뇌척수막(Meninges)의 구조와 뇌척수액의 순환로(Circulation scheme of cerebrospinal fluid)

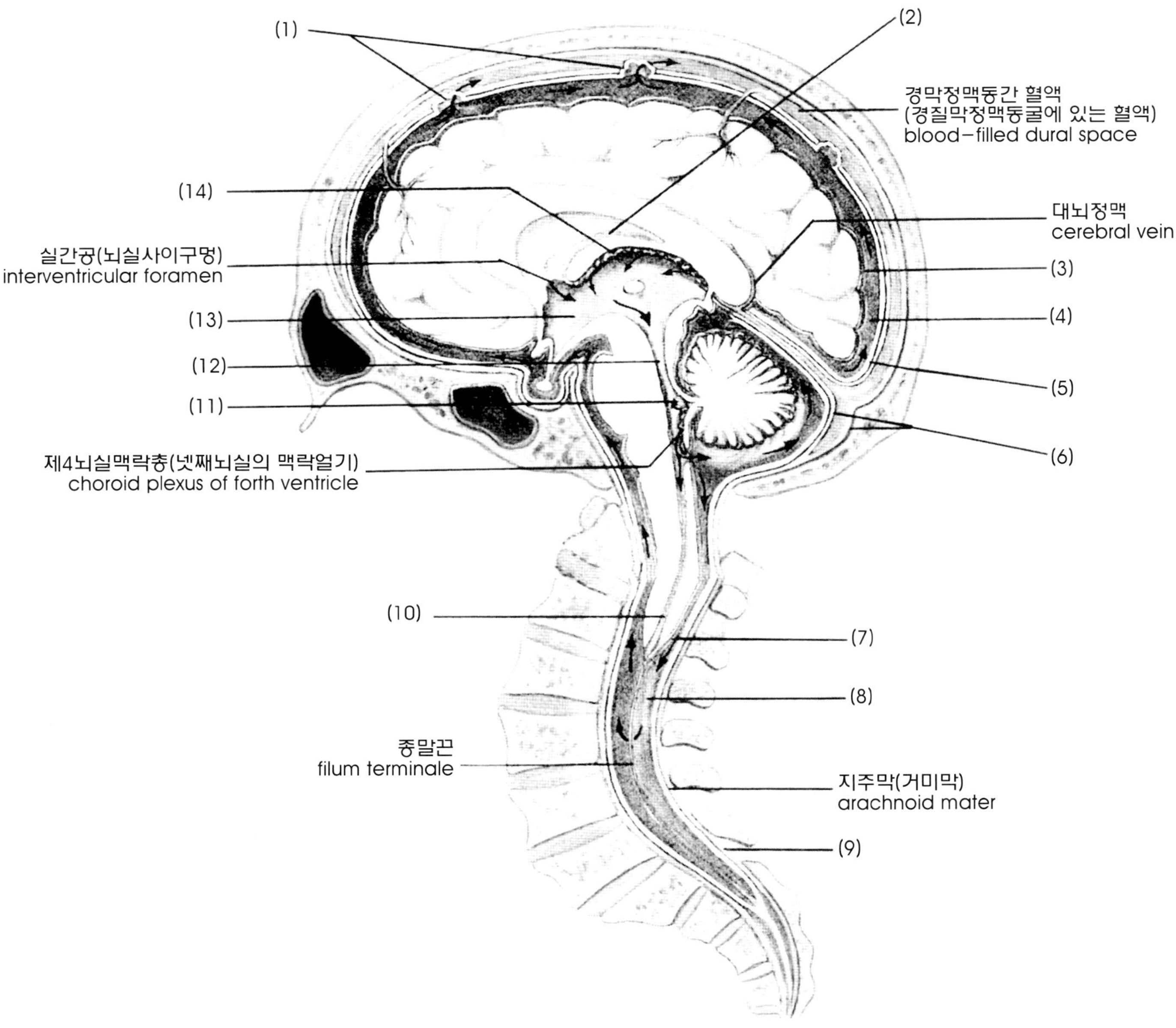

7. 뇌 신경(Cranial nerve)

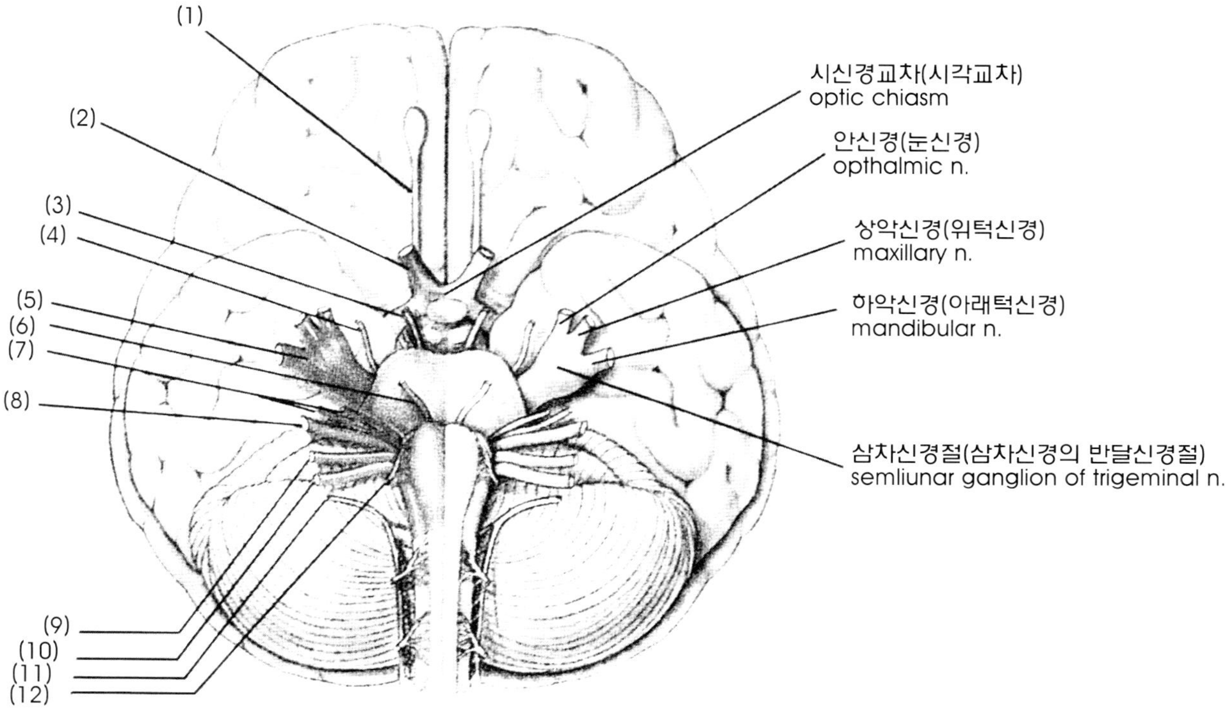

1) 후신경(후각신경, Olfactory nerve)

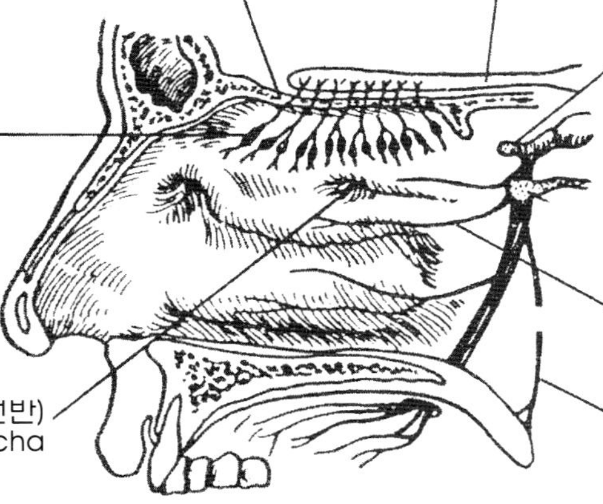

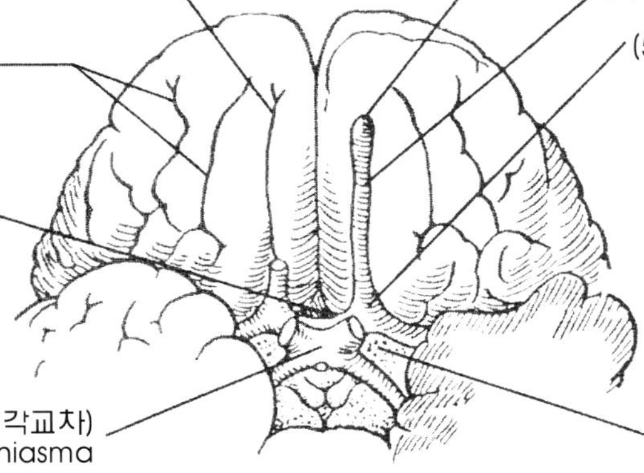

2) 시신경(시각신경, Optic nerve)

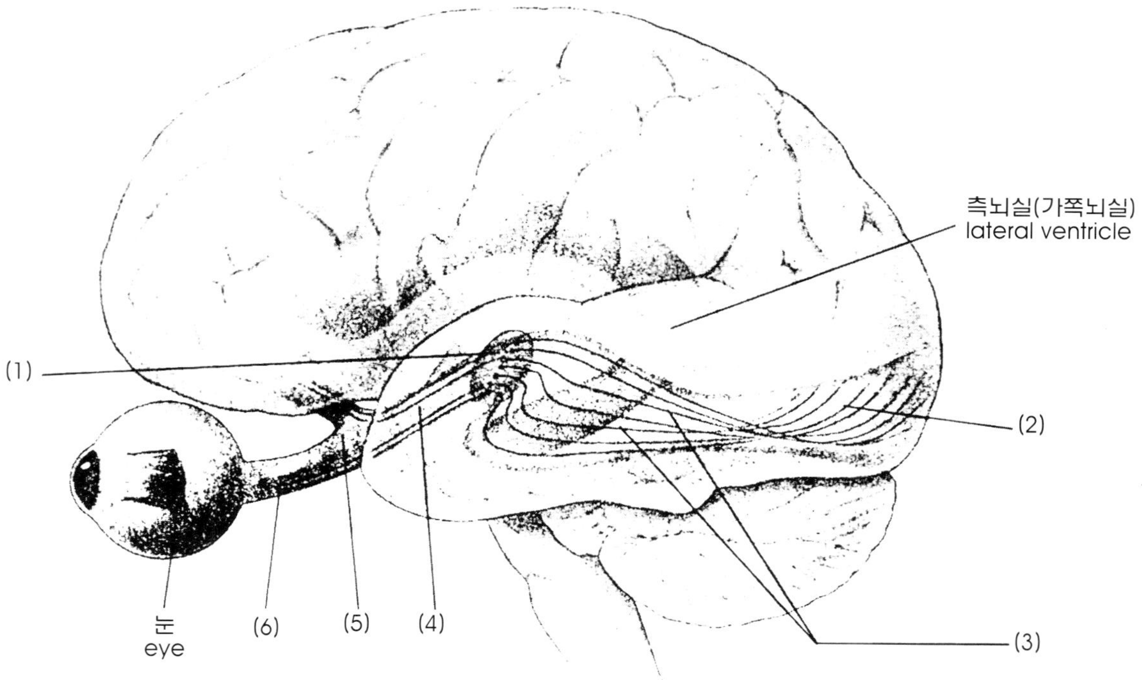

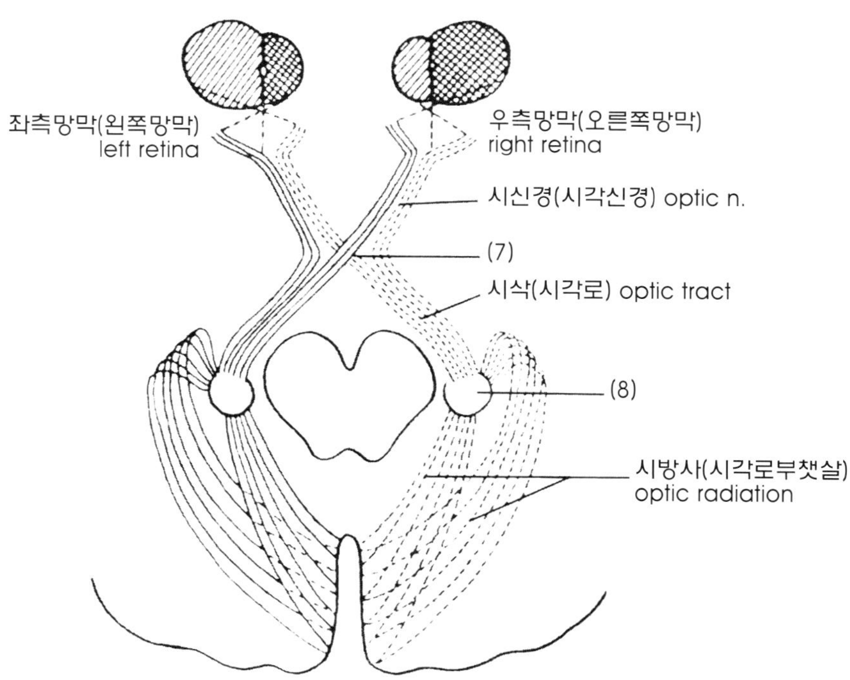

3) 동안신경(눈돌림신경, Oculomotor n.), 도르래신경(활차신경, Trochlear n.), 외전신경(갓돌림신경, Abducens n.)

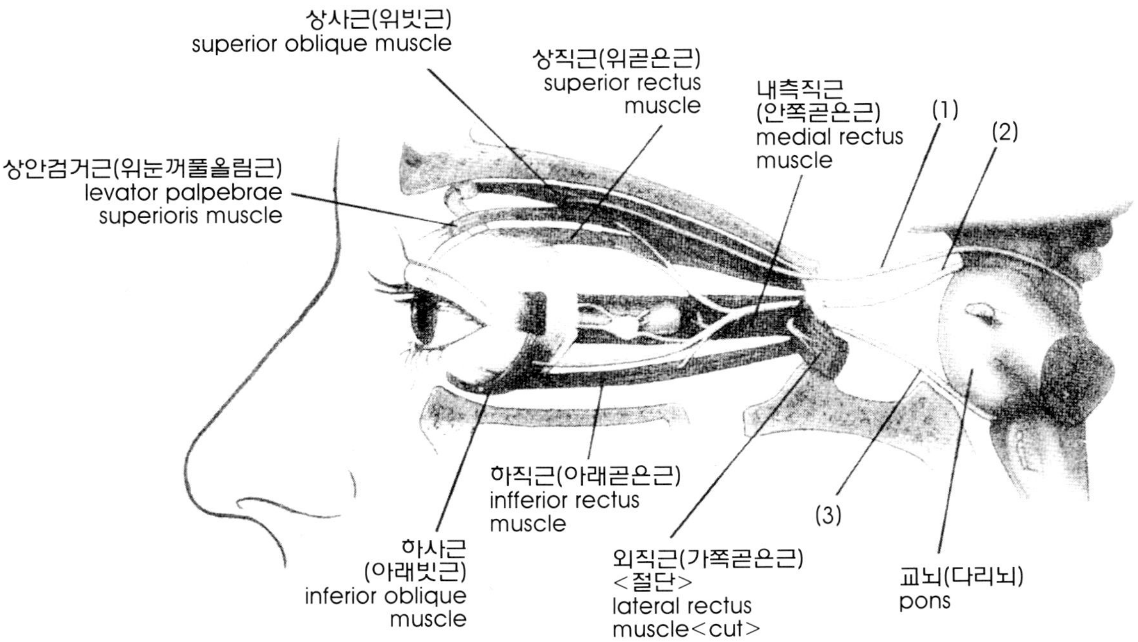

4) 삼차신경(Trigeminal nerve)

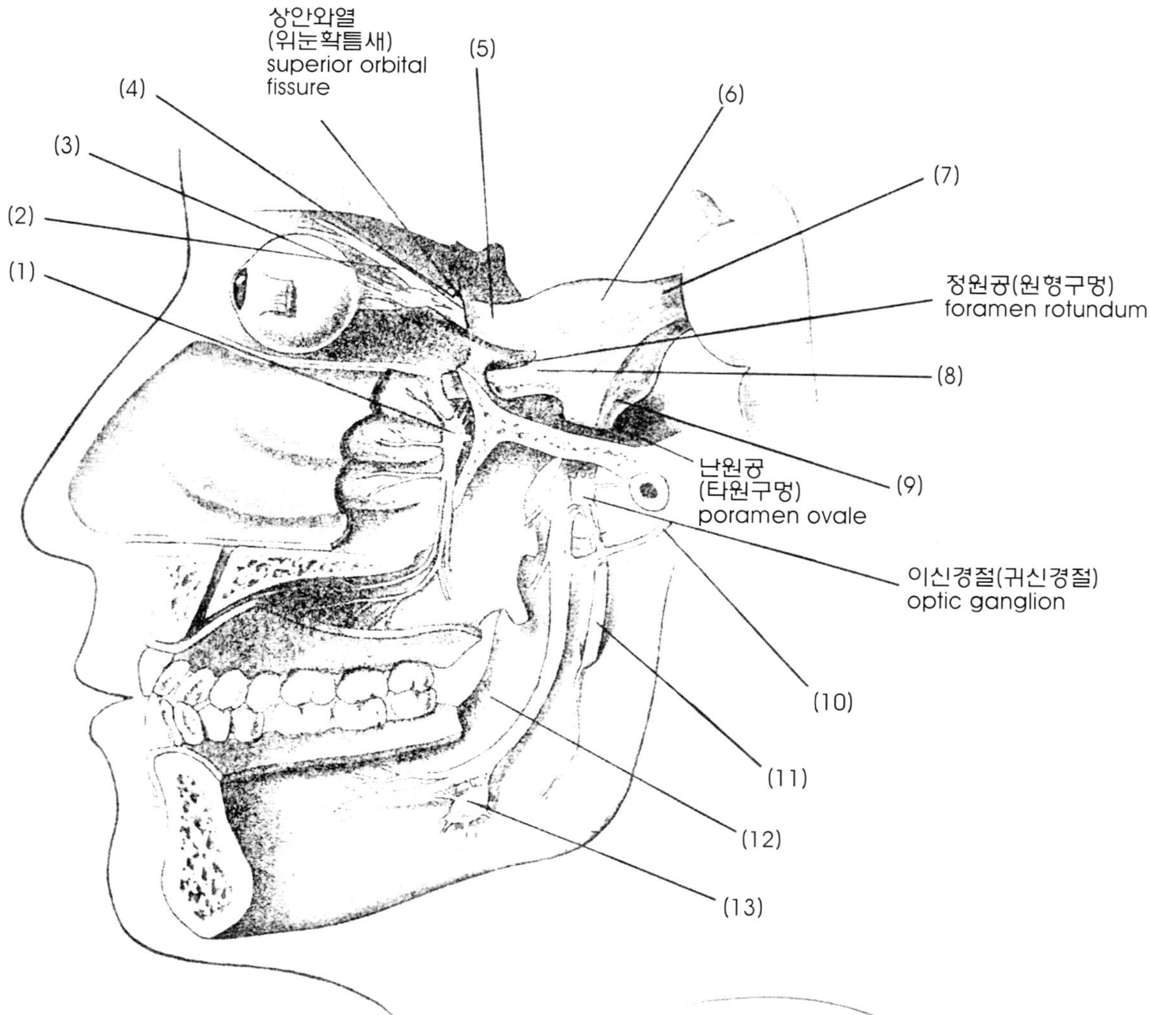

5) 안면신경(얼굴신경, Facial nerve)

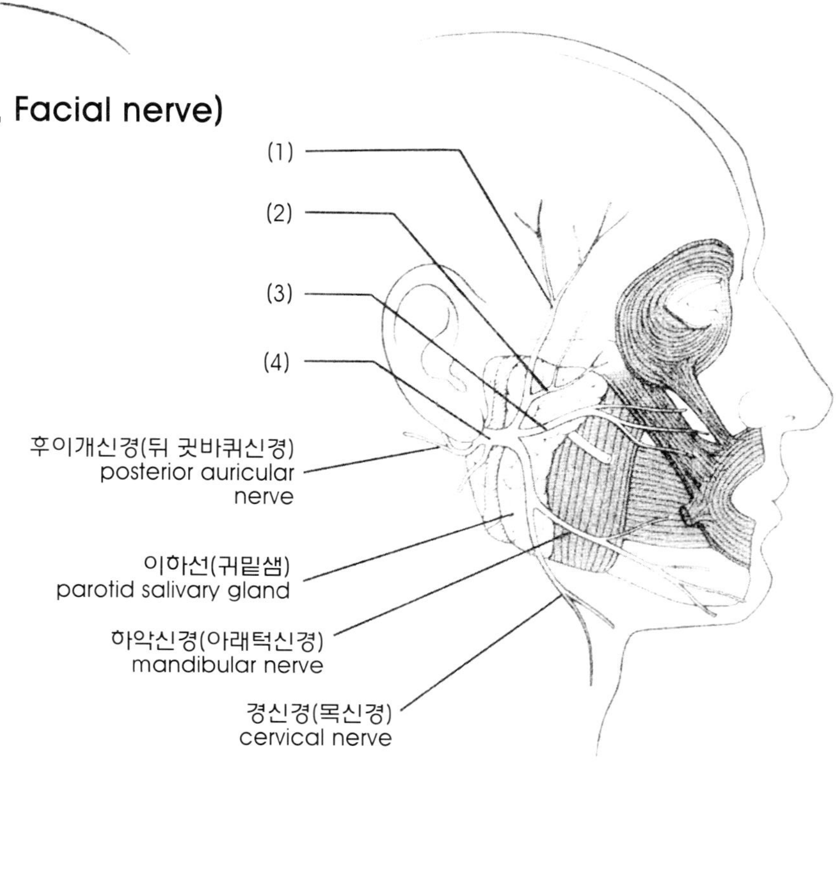

6) 전정와우신경<내이신경>(전정달팽이신경<속귀신경>Vestibulocochlear nerve)

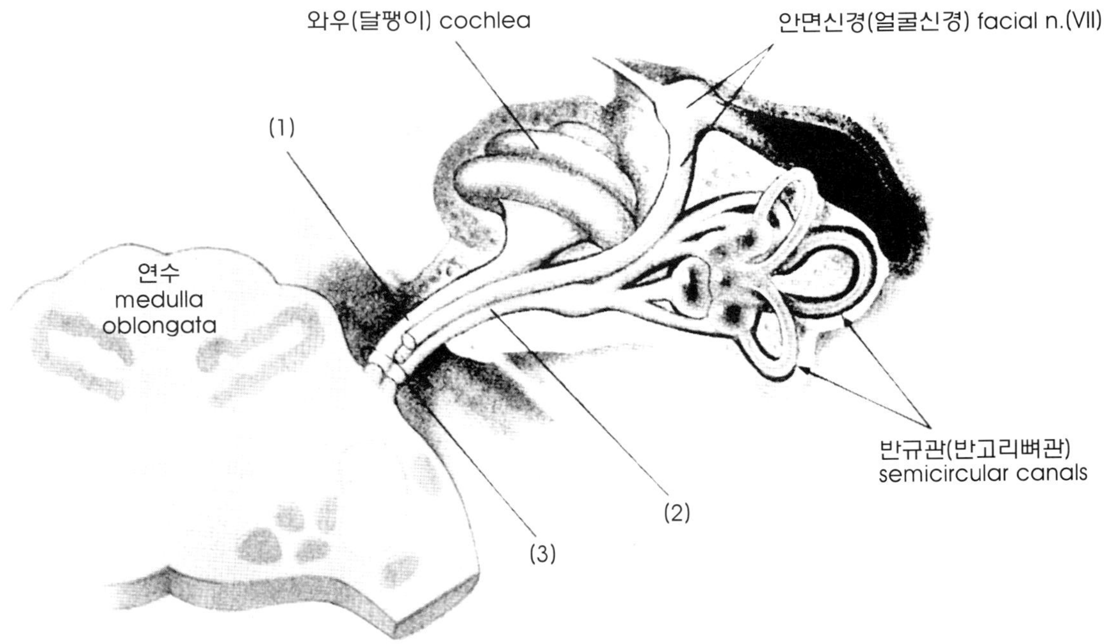

7) 설인신경(혀인두신경, Glossopharyngeal nerve)

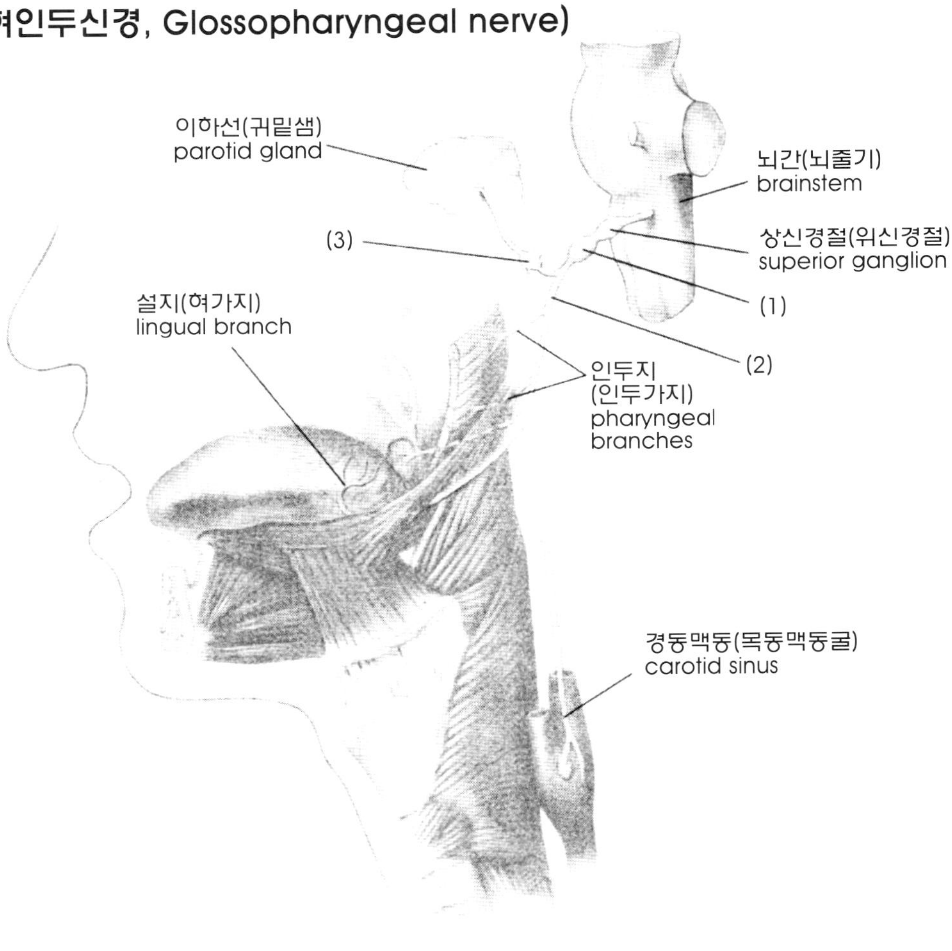

8) 미주신경(Vagus nerve)

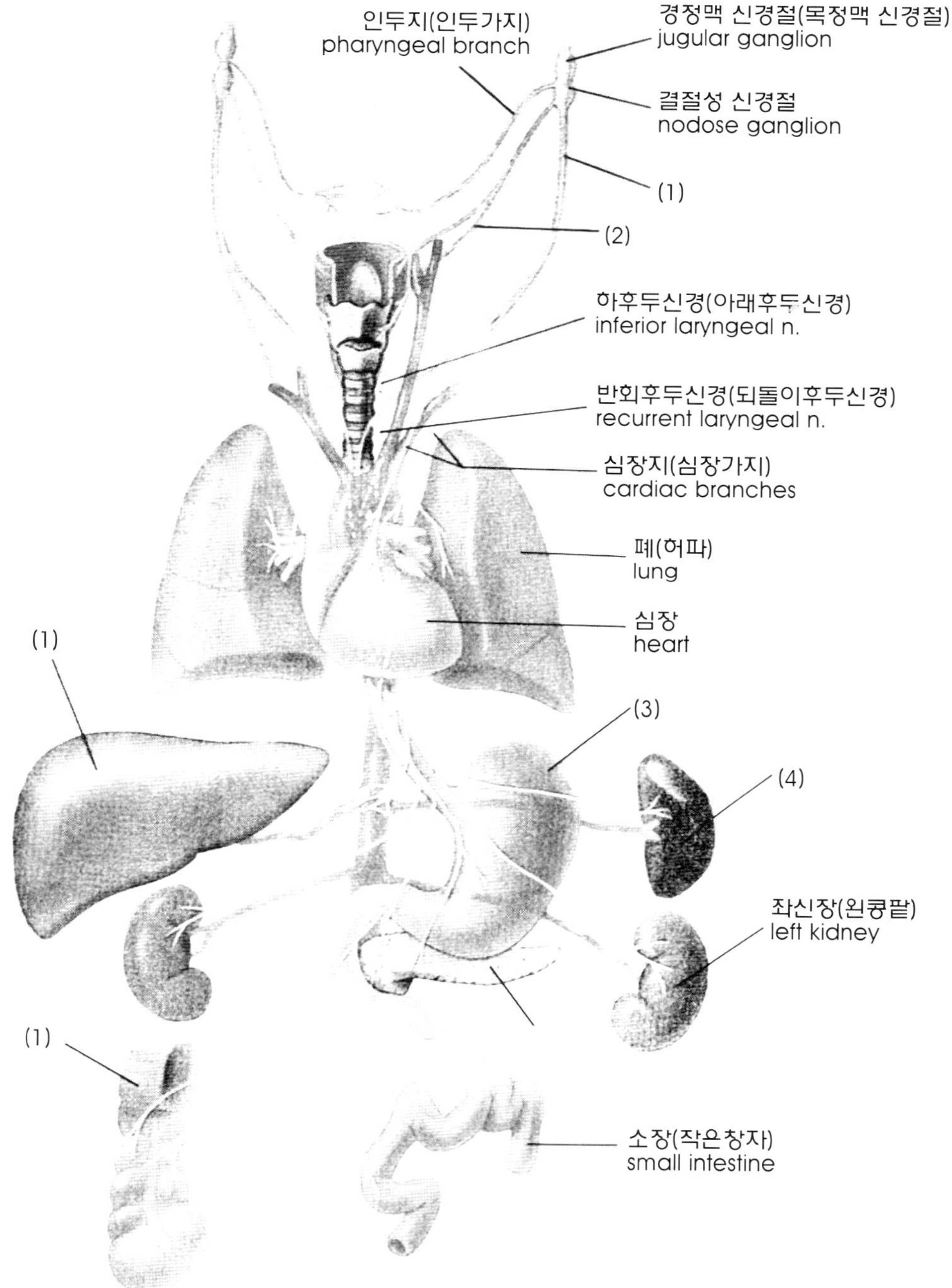

9) 부신경(더부신경, Accessory nerve)과 설하신경(혀밑신경, Hypoglossal nerve)

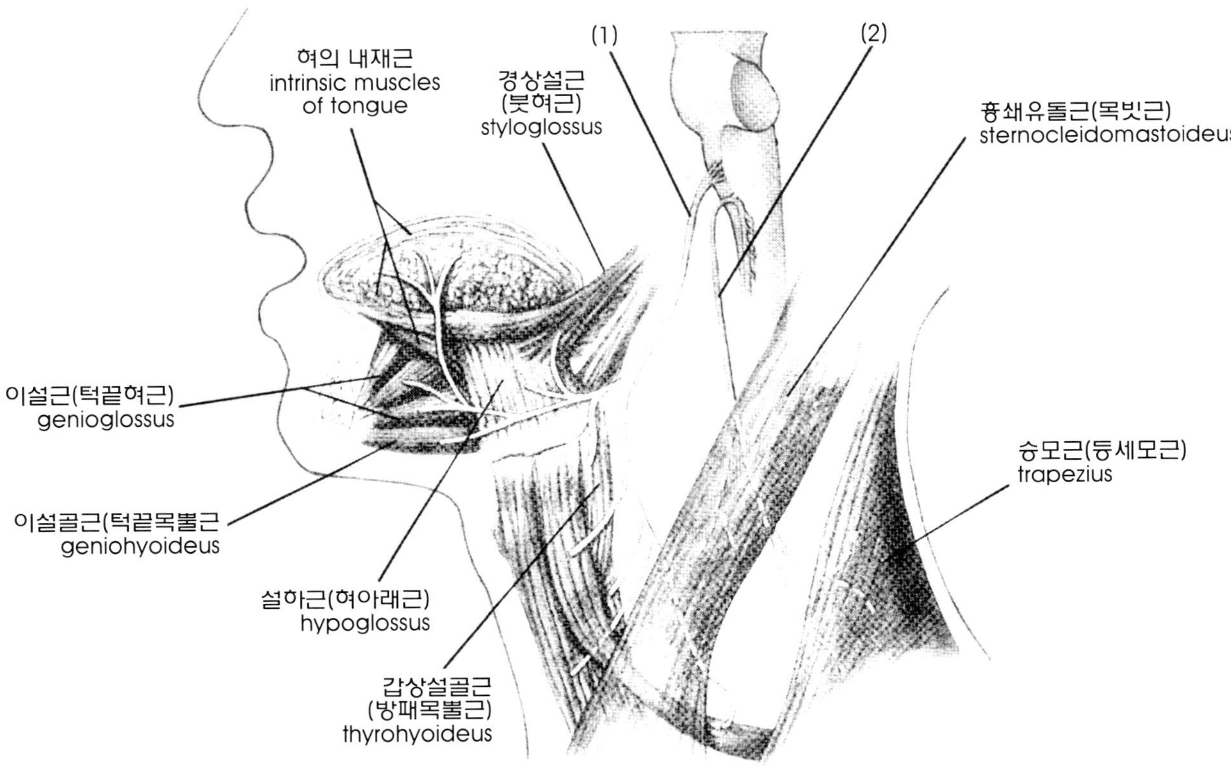

8) 미주신경(Vagus nerve)

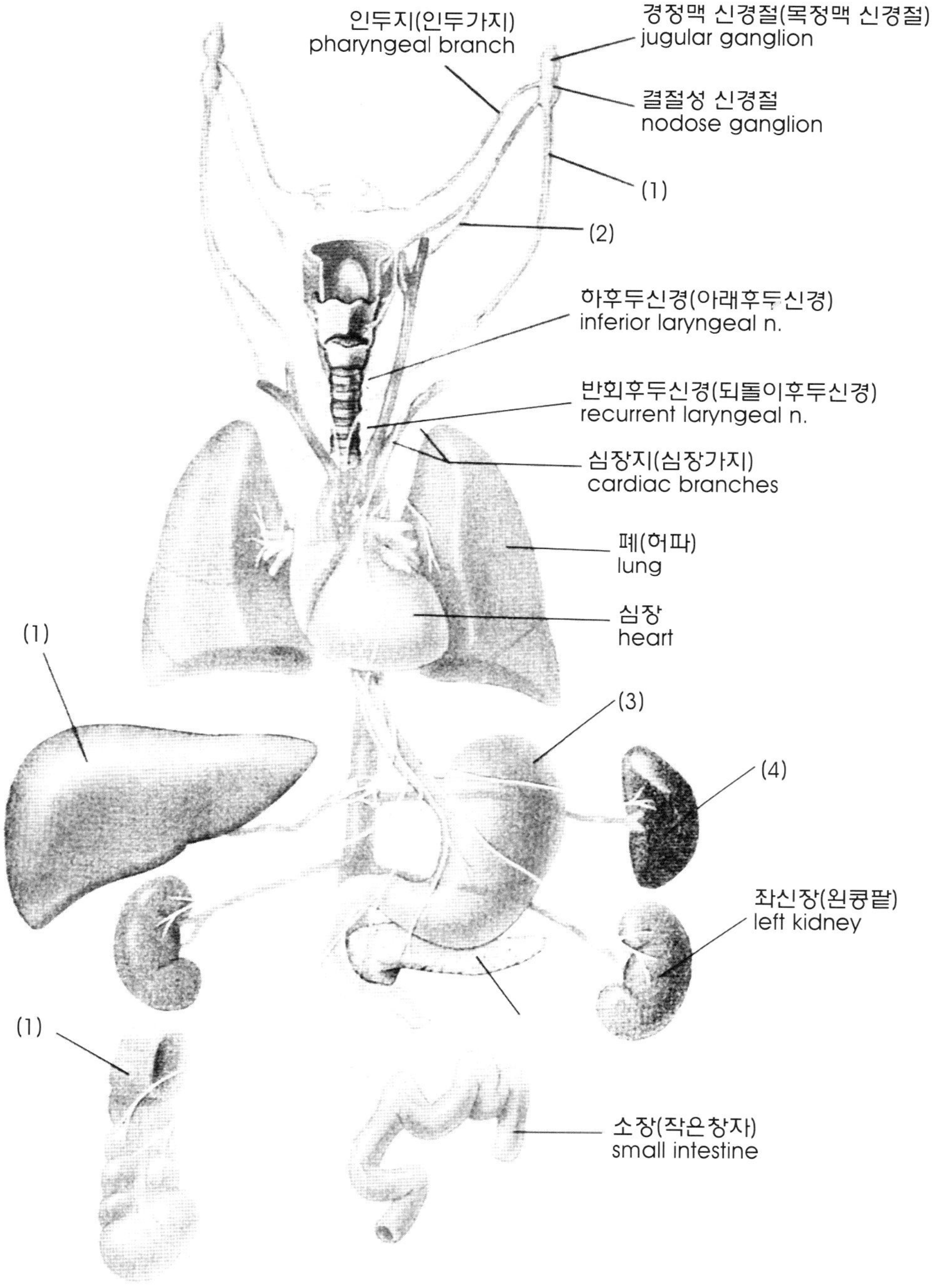

9) 부신경(더부신경, Accessory nerve)과 설하신경(혀밑신경, Hypoglossal nerve)

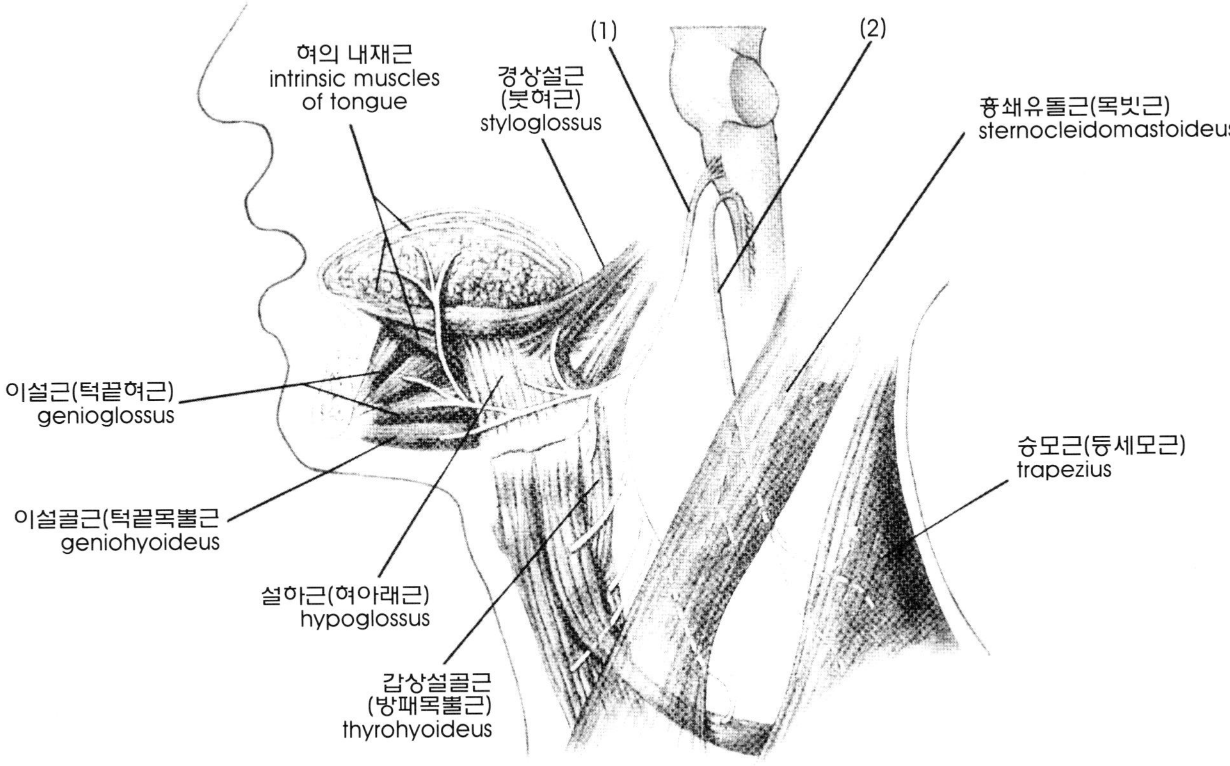

8. 척수의 구조(Structure of spinal cord)

1) 일반적 구조

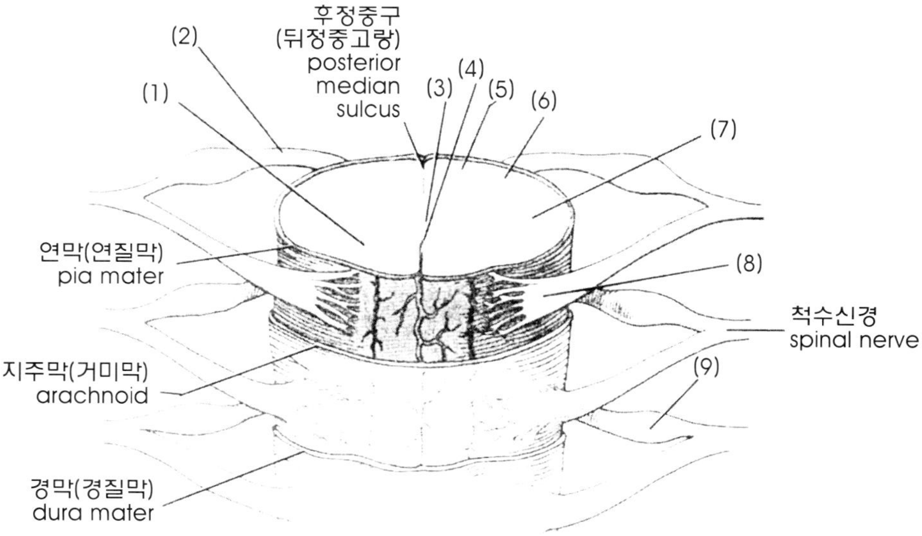

2) 횡단면

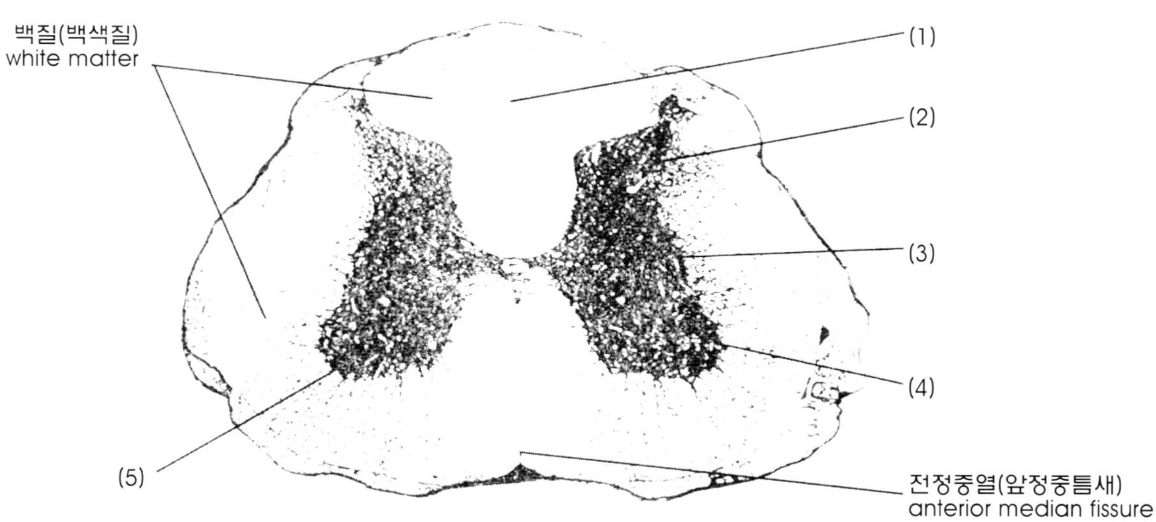

9. 반사궁(Reflex arc)

1) 직접반사

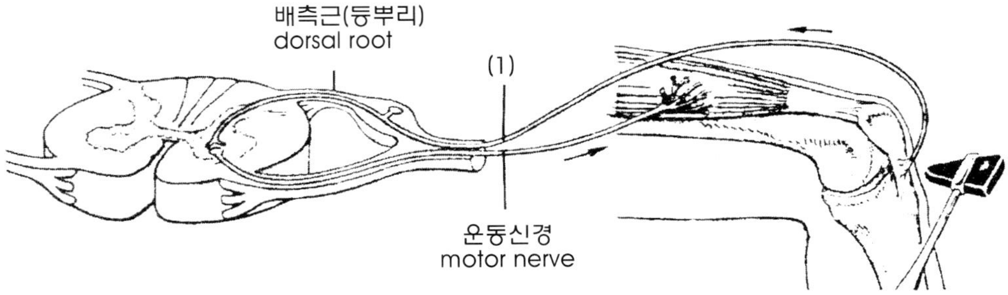

2) 간접반사

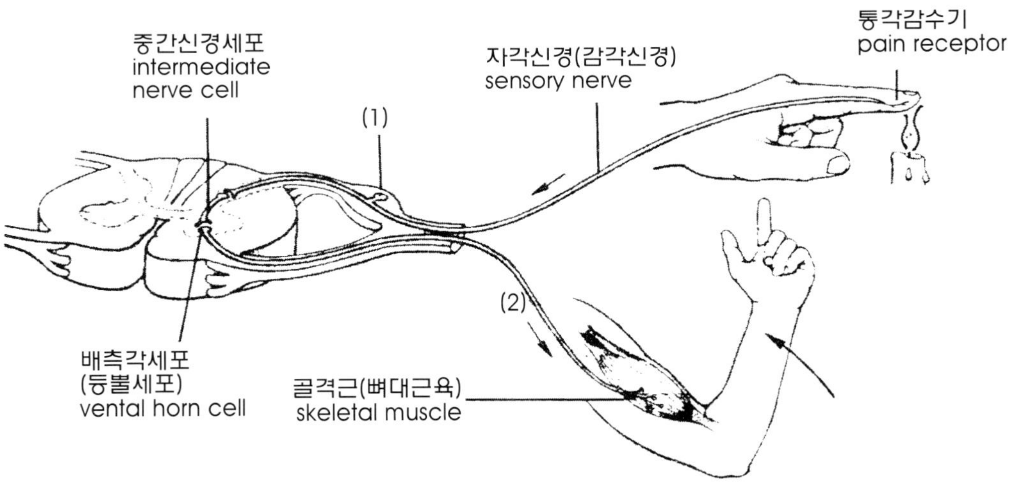

10. 척수신경(Spinal nerve)의 분포

뒷면 posterior view

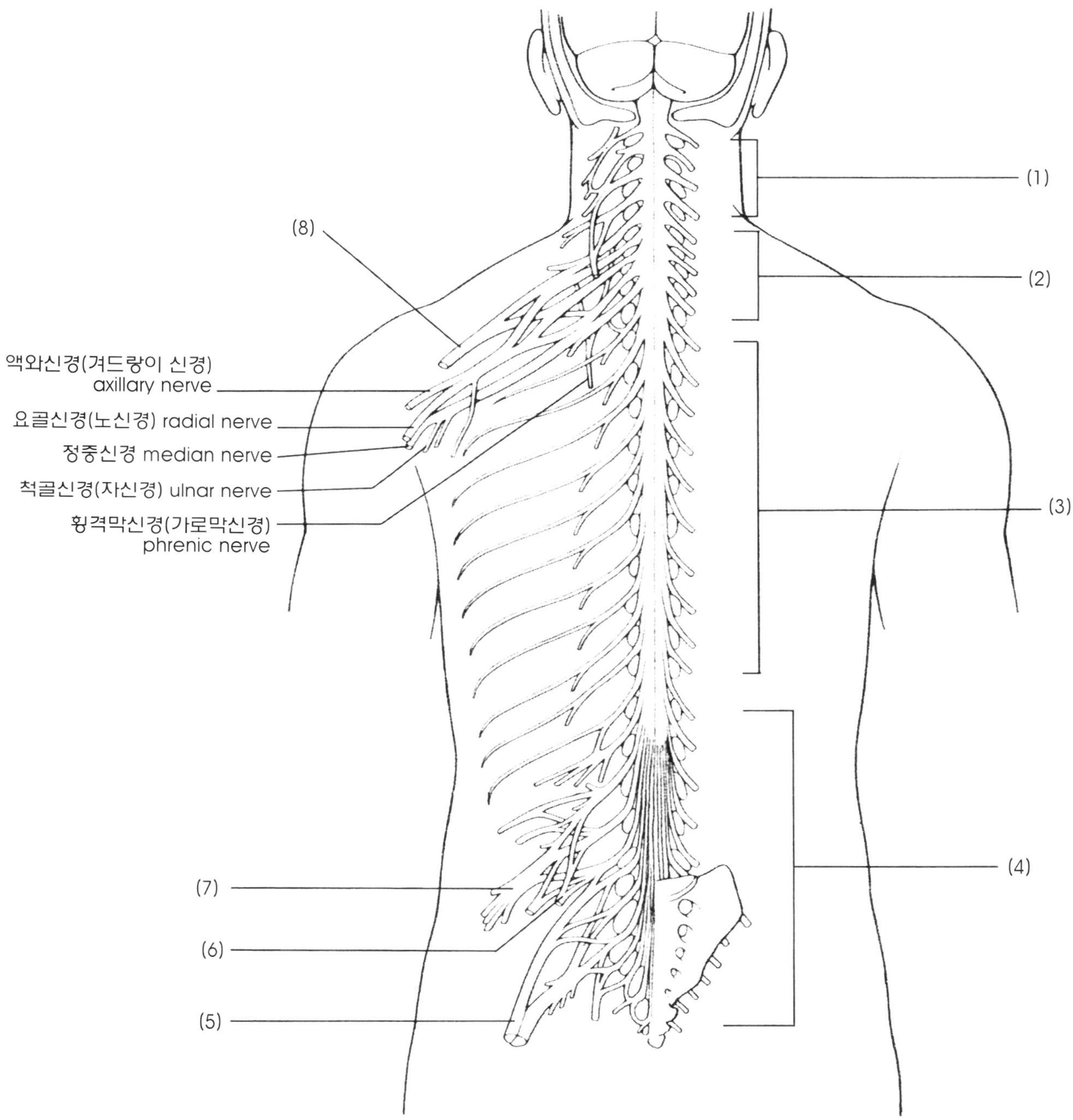

1) 목신경 얼기(Cervical plexus)

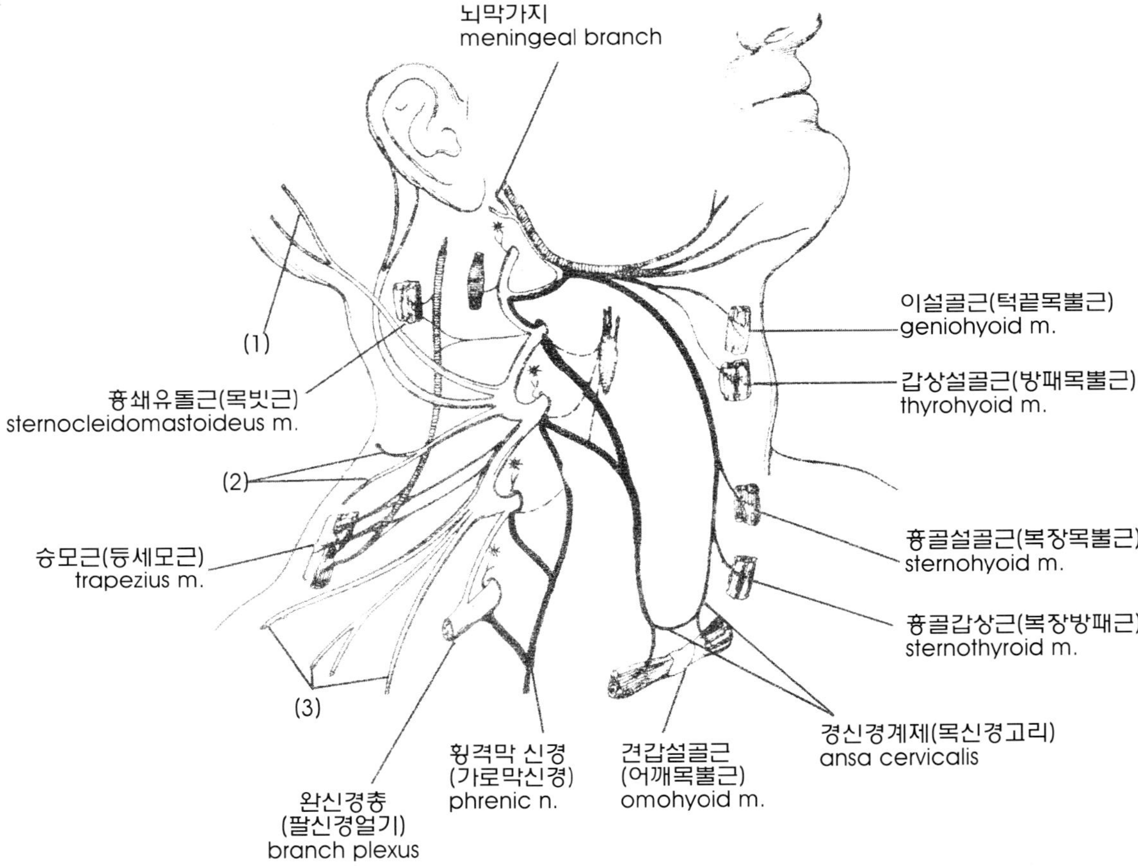

2) 완신경총(팔신경 얼기, Brachial plexus)

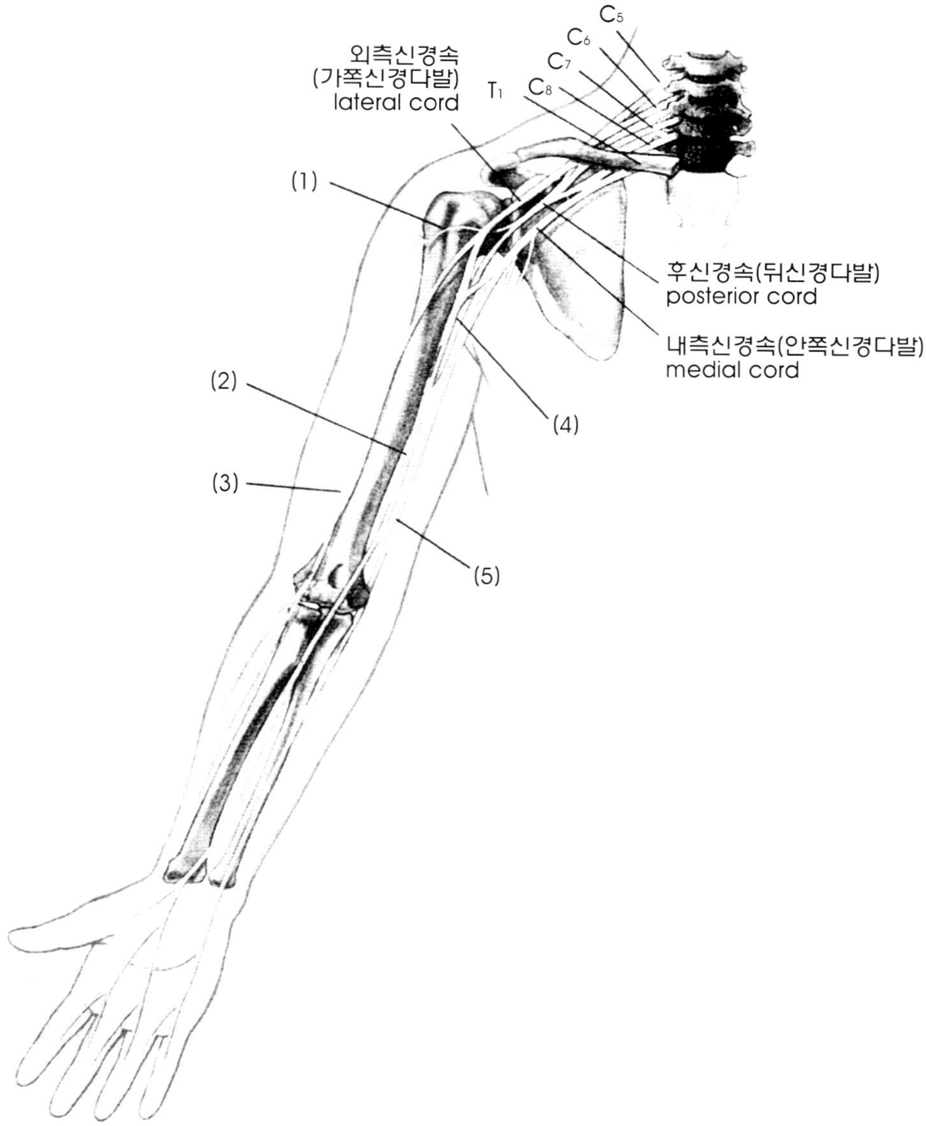

3) 요신경총(허리신경얼기, Lumbar plexus)

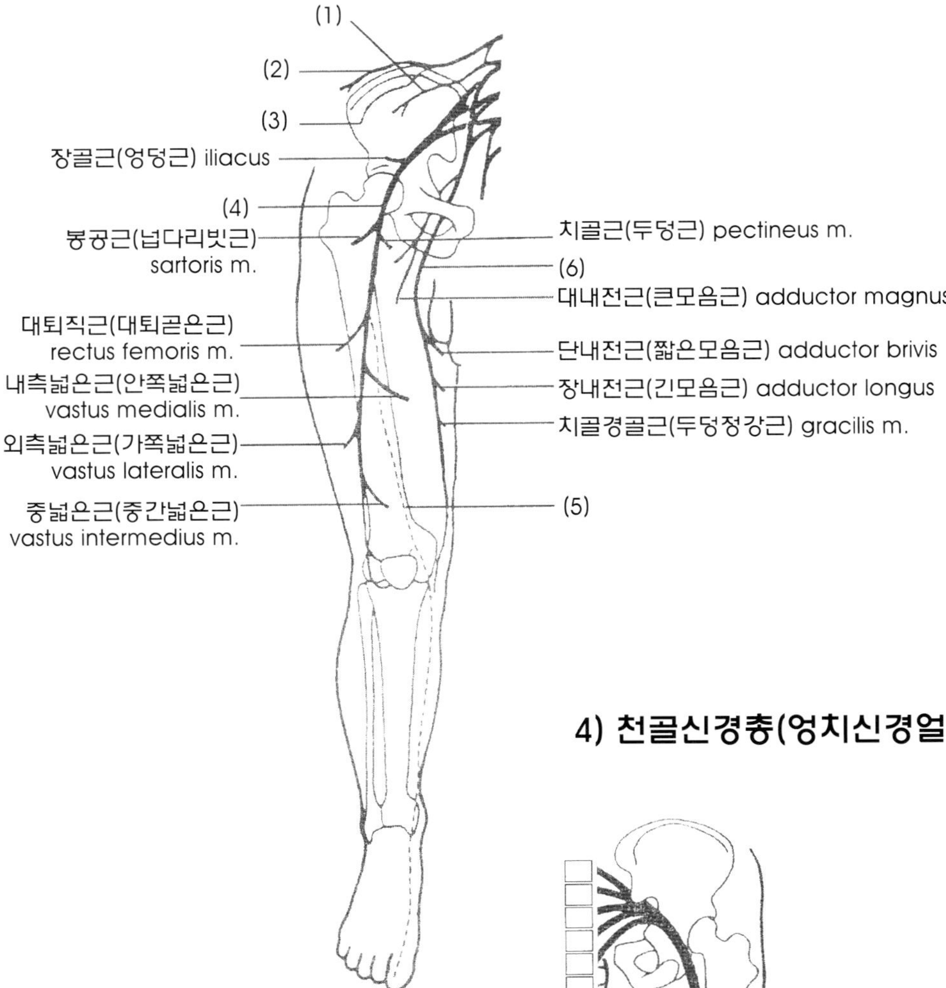

4) 천골신경총(엉치신경얼기, Sacral plexus)

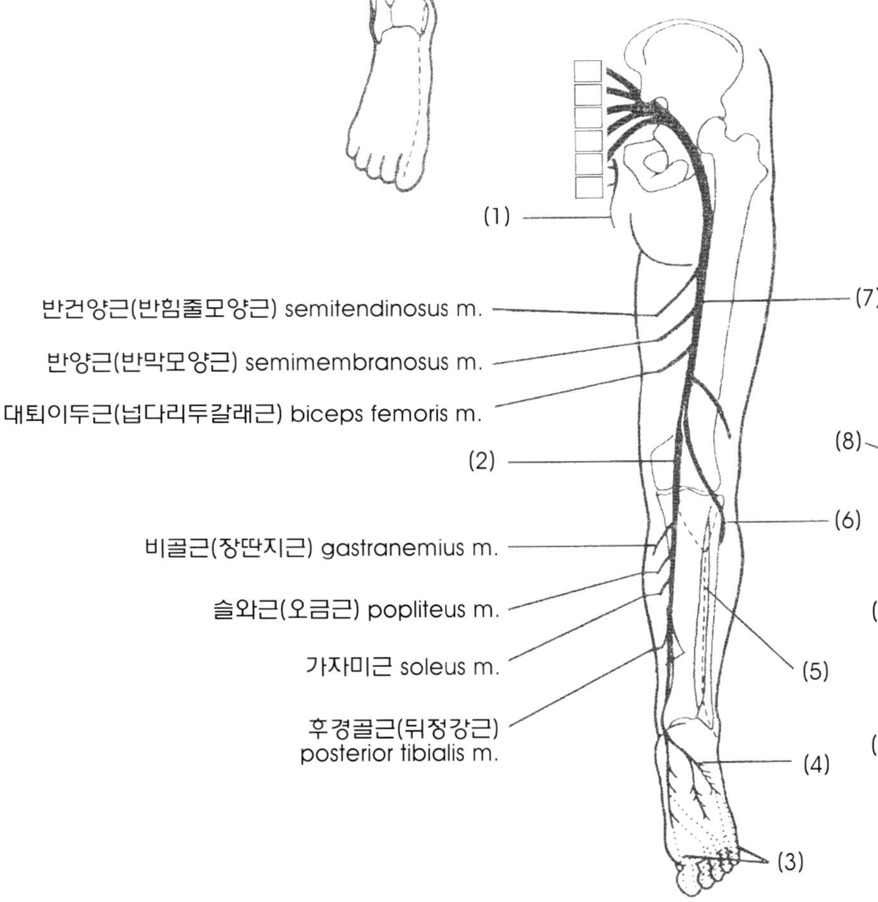

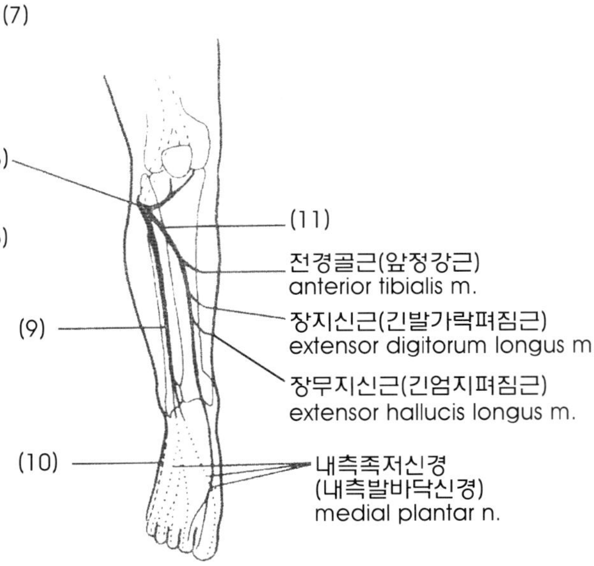

11. 교감신경계의 해설도(Scheme of sympathetic division)

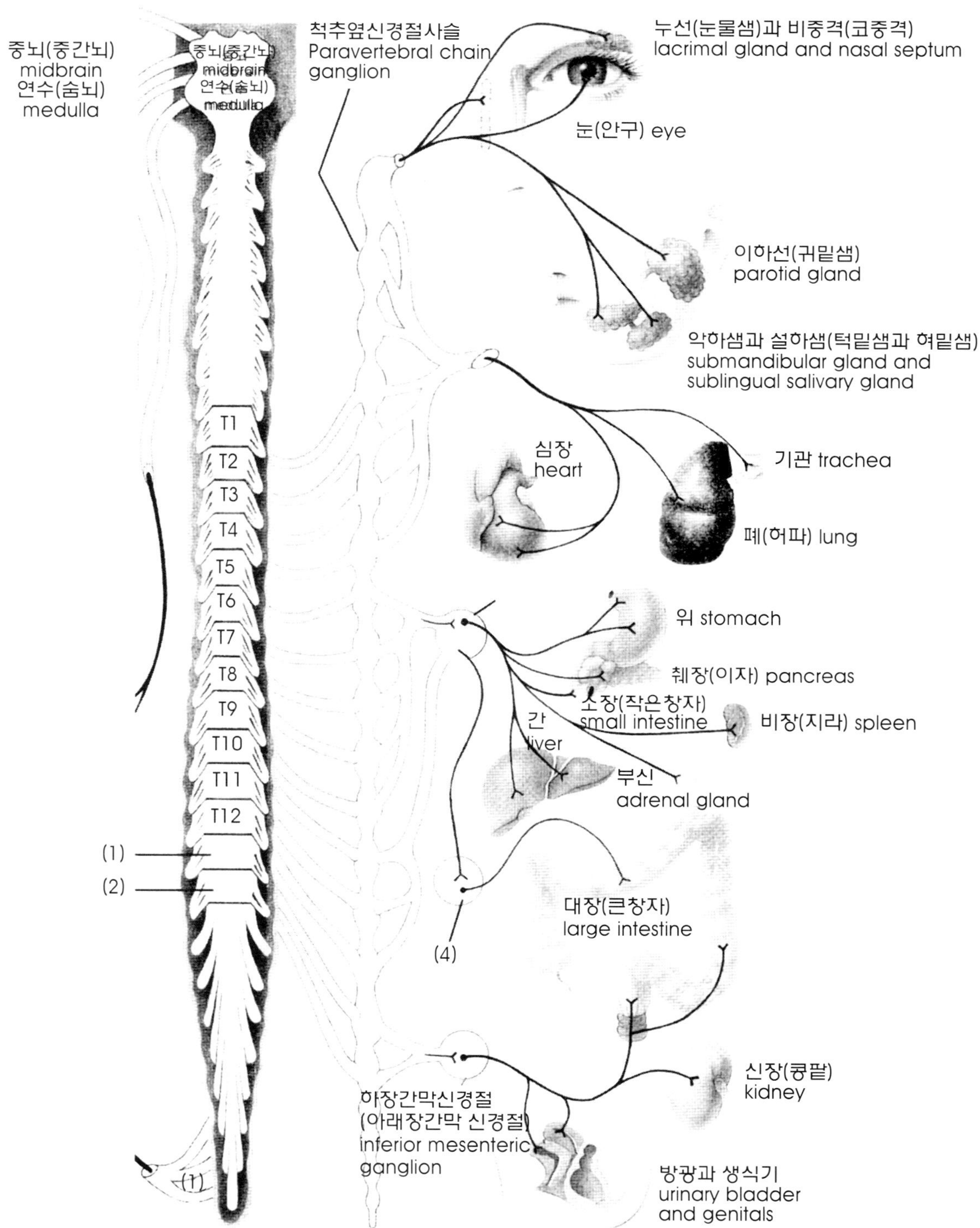

12. 부교감신경계의 해설도(Scheme of parasympathetic division)

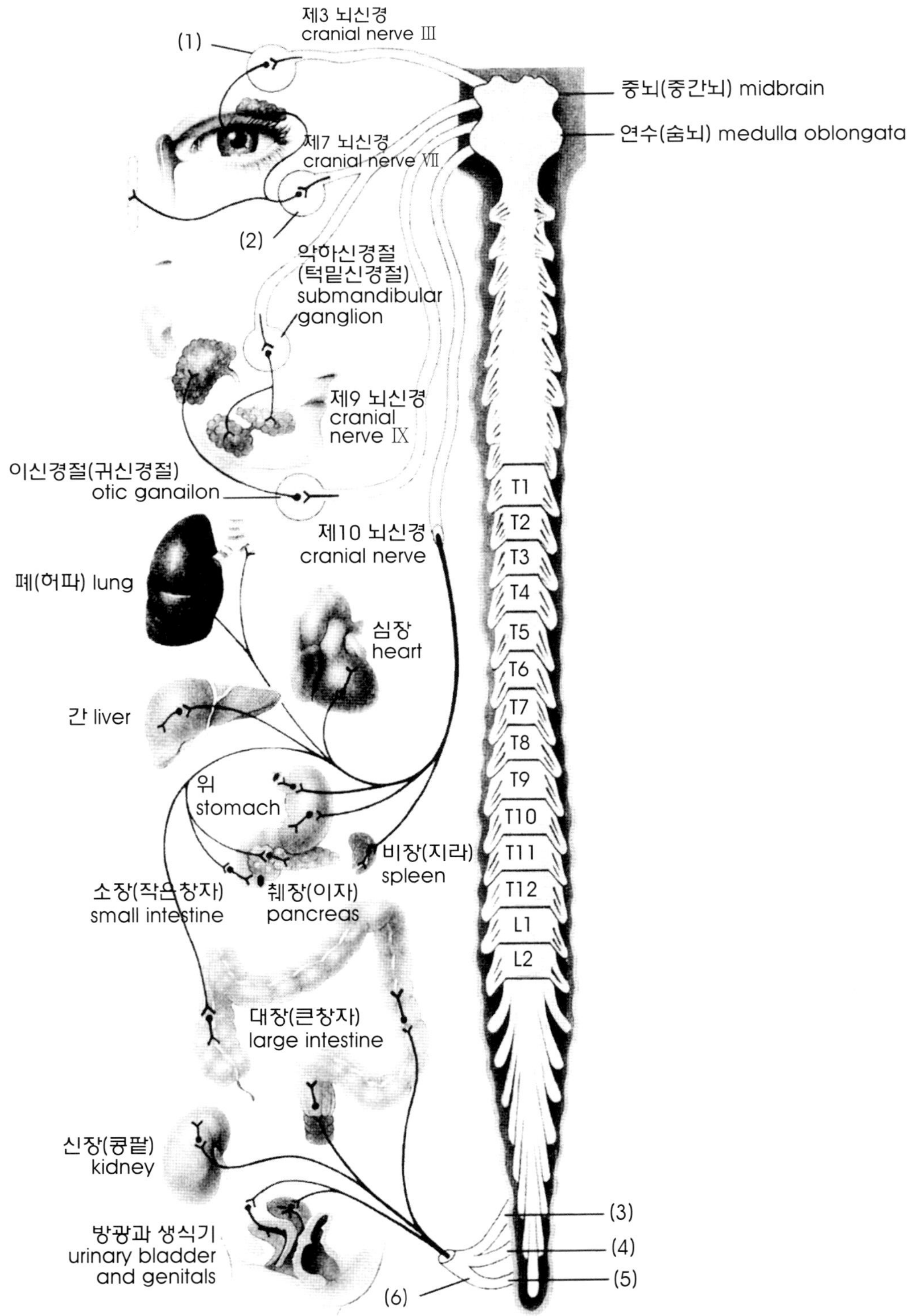

< 연습 문제 >

* 질문에 답하시오.

1. 신경조직의 구조상, 기능상 기본단위를 무엇이라고 하는가?

2. 원심성(날심성) 돌기를 축삭돌기라고 하면 구심성(들심성)인 돌기이름은?

3. 신경교세포(신경아교세포)의 종류를 쓰시오.

4. 신경교세포(신경아교세포) 중 식작용을 하는 세포는?

5. 최종 분화된 뇌에서 교(다리뇌)와 연수(숨뇌) 뒤쪽에 있는 뇌는?

6. 제3뇌실(셋째뇌실)이 있는 뇌는?

7. 뇌나 척수를 맨 위에서 싸는 막은?

8. 말초신경의 척수신경을 위에서부터 순서대로 분류하시오.

9. 코의 비(코)점막상피에 분포하여 냄새 맡는데 관여하는 신경은?

10. 시각에 관여하는 뇌신경은?

11. 뇌신경 중 순수한 운동신경의 종류를 쓰시오.

12. 난원공(타원구멍)을 통과하는 뇌신경은?

13. 안면근(얼굴근육)을 지배하는 뇌신경은?

14. 몸의 평행감각과 청각에 관여하는 뇌신경은?

15. 혀의 미각과 지각, 인두의 지각을 감지하는 신경은?

16. 혀의 운동만을 지배하는 운동신경인 것은?

17. 완신경총(팔신경얼기)의 5개 종말지를 쓰시오.

18. 요신경총(허리신경얼기) 중 가장 크며 대퇴사두근(넙다리네갈래근)과 봉공근(넙다리빗근)을 지배하는 신경은?

19. 인체에서 가장 큰 신경으로 대퇴이두근(넙다리두갈래근), 반건양근(반힘줄모양근), 반막양근(반막모양근)을 지배하는 신경은?

20. 심박동수를 촉진하는 신경은?

제11장 감각기

(Organs of senses)

1. 눈의 구조(Structure of the eye)
2. 안방수 배출(Drainage of aqueous humor) 경로
3. 눈물기관(Lacrimal apparatus)
4. 눈의 근육(Muscle of the eye)
5. 귀의 구조(Structure of the ear)
6. 와우관(달팽이관)의 구조(Structure of the cochlea)
7. 후각기관(Olfactory organs)
8. 미각기관(Taste organs)

1. 눈 구조(Structure of the eye)

1) 안구의 단면

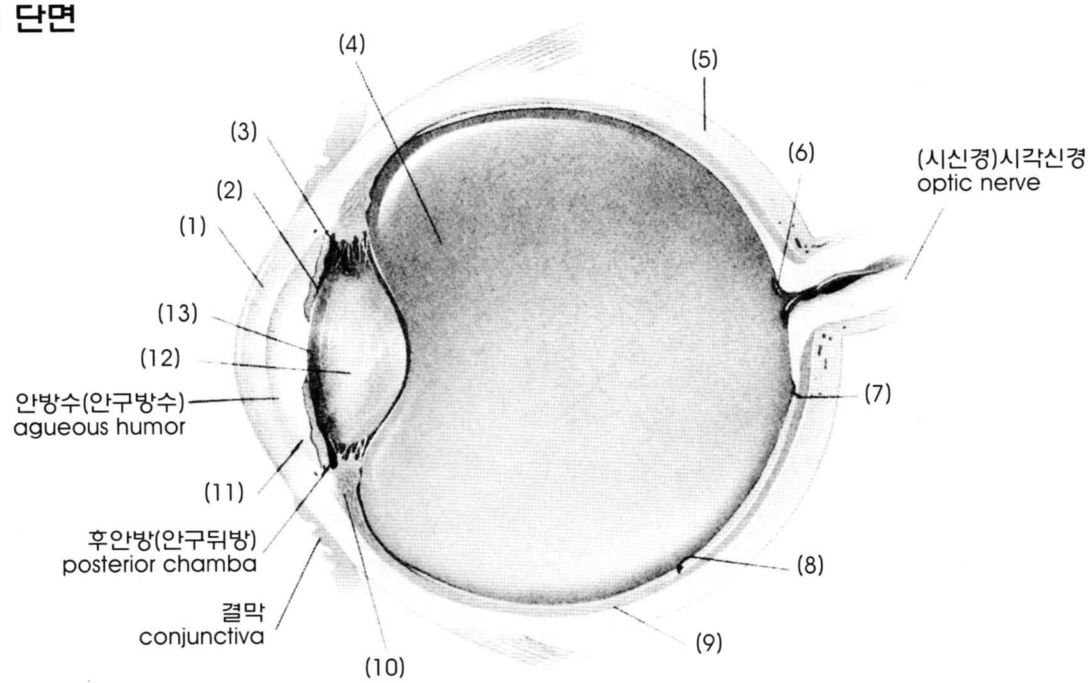

2) 안구의 내부구조

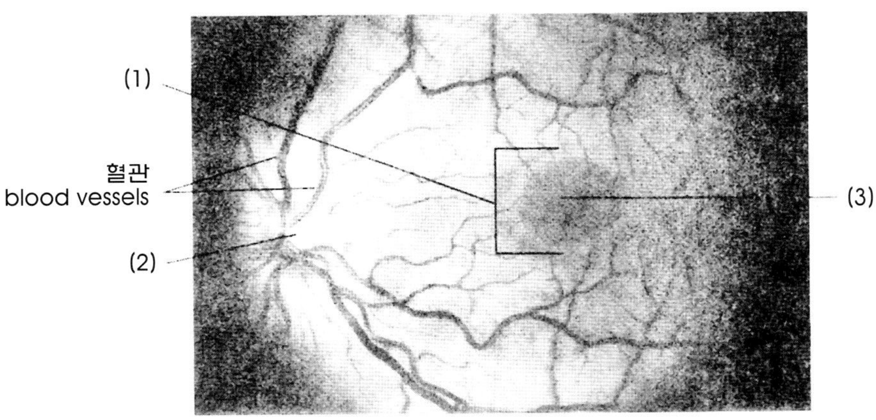

3) 안구신경 조직층

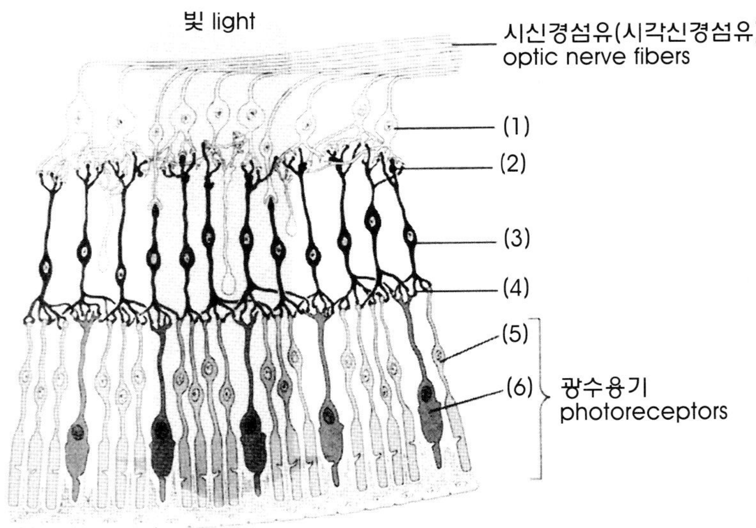

2. 안방수(안구방수)의 배출경로(Drainage of aqueous humor)

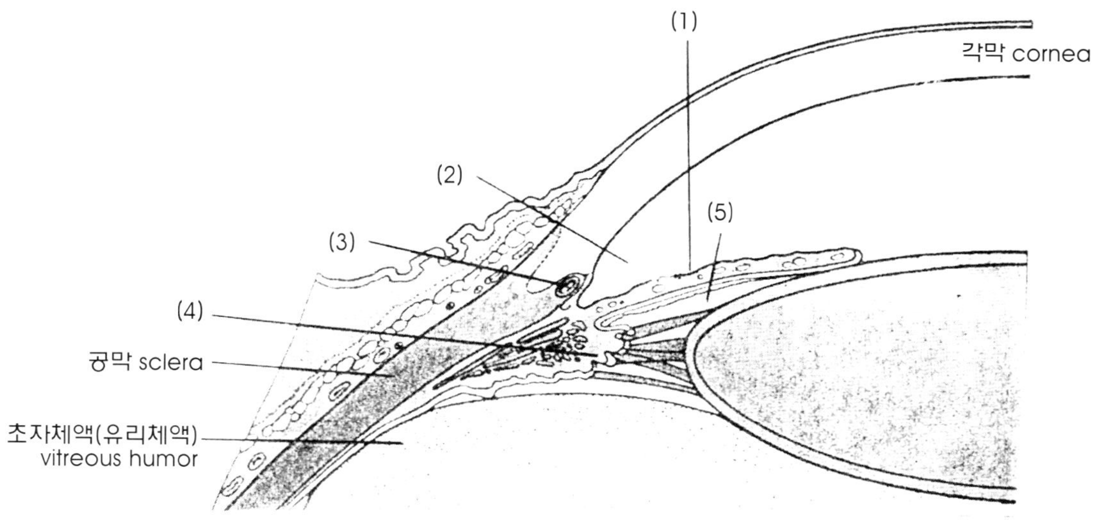

3. 눈물기관(Lacrimal apparatus)

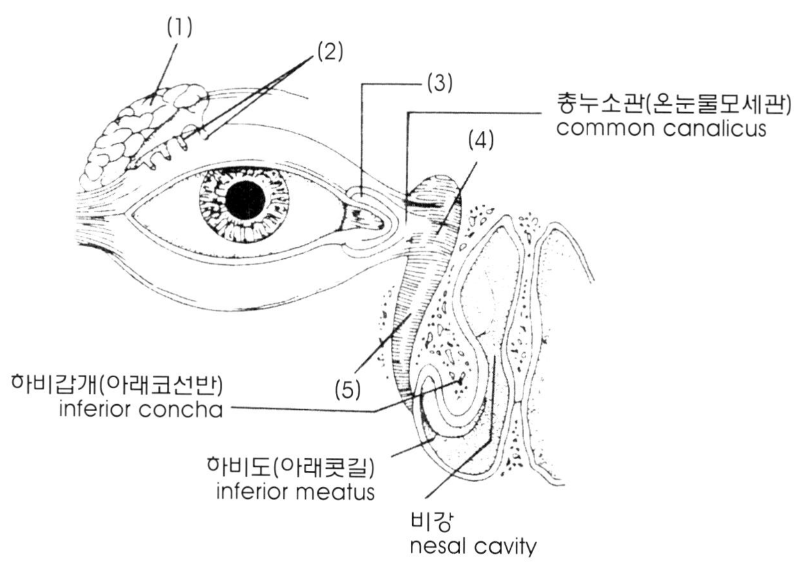

4. 눈의 근육(Muscle of the eye)

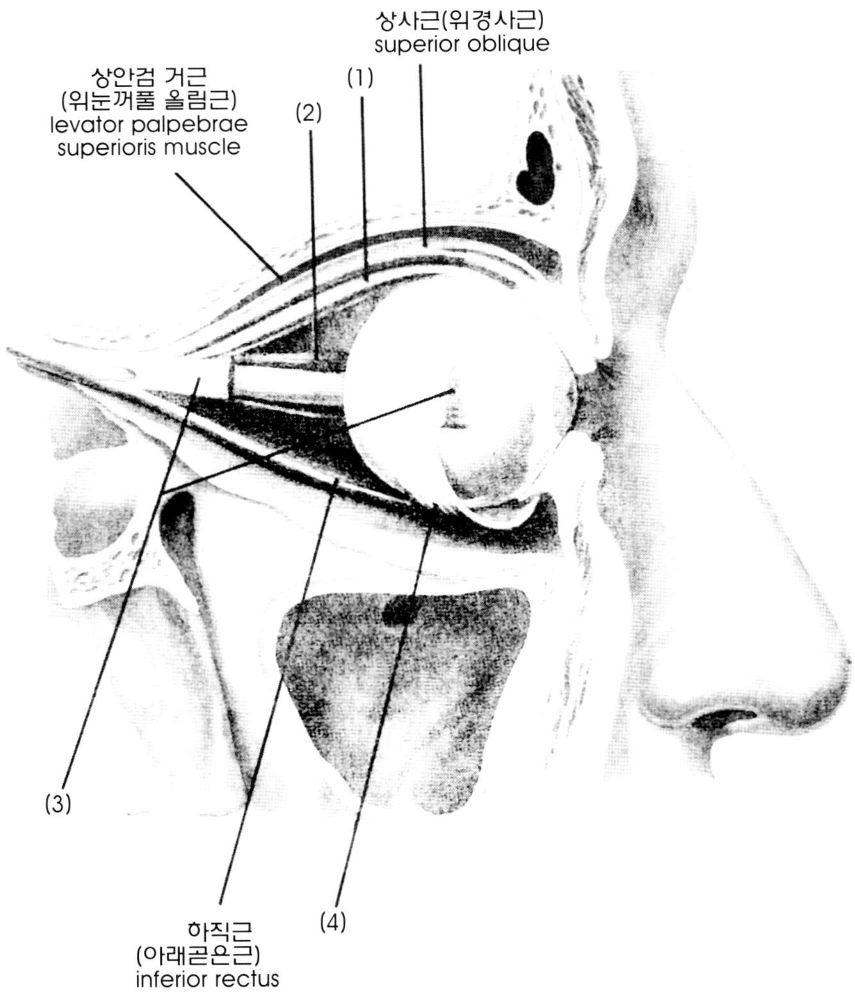

5. 귀의 구조(Structure of the ear)

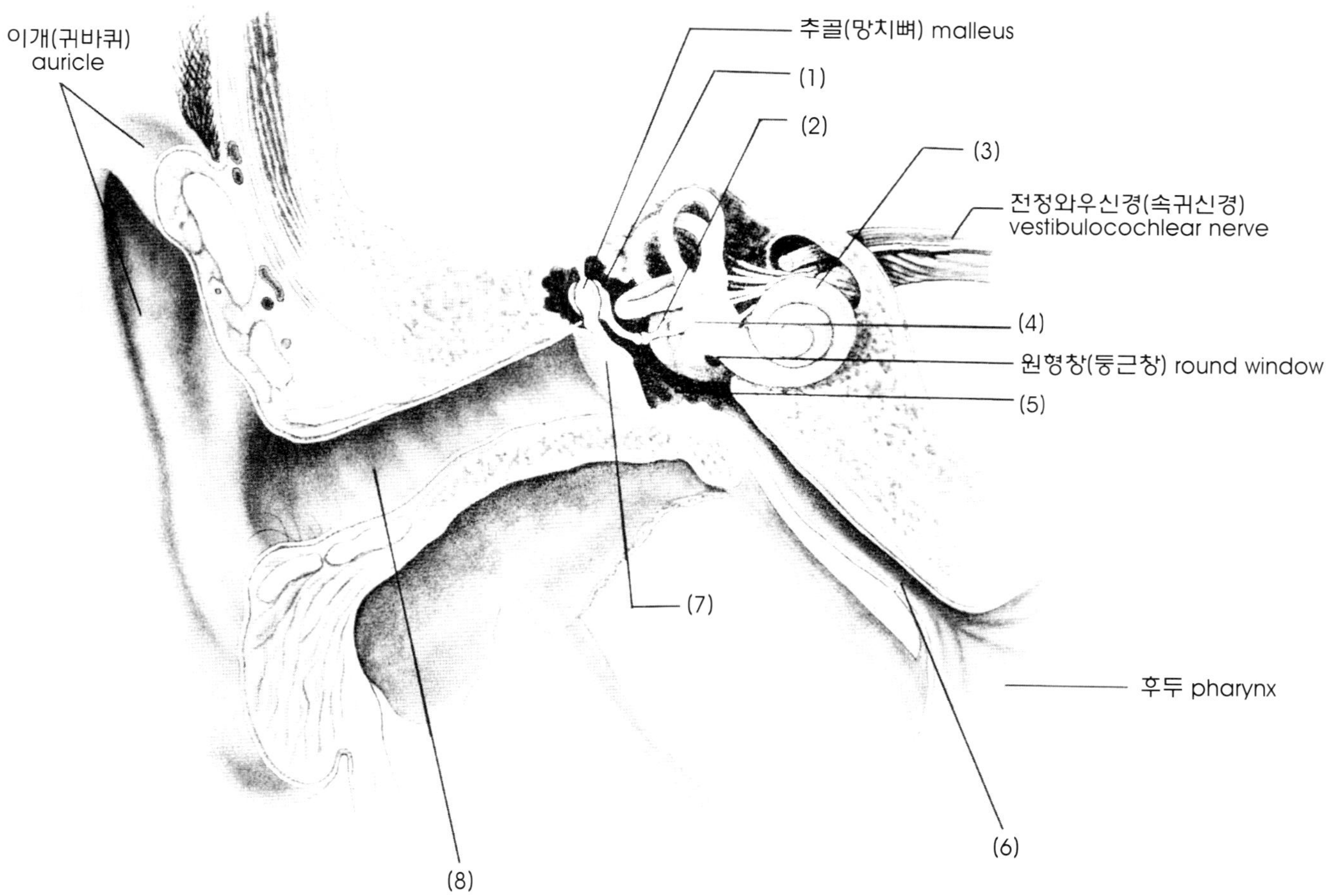

6. 달팽이관의 구조(Structure of the cochlea)

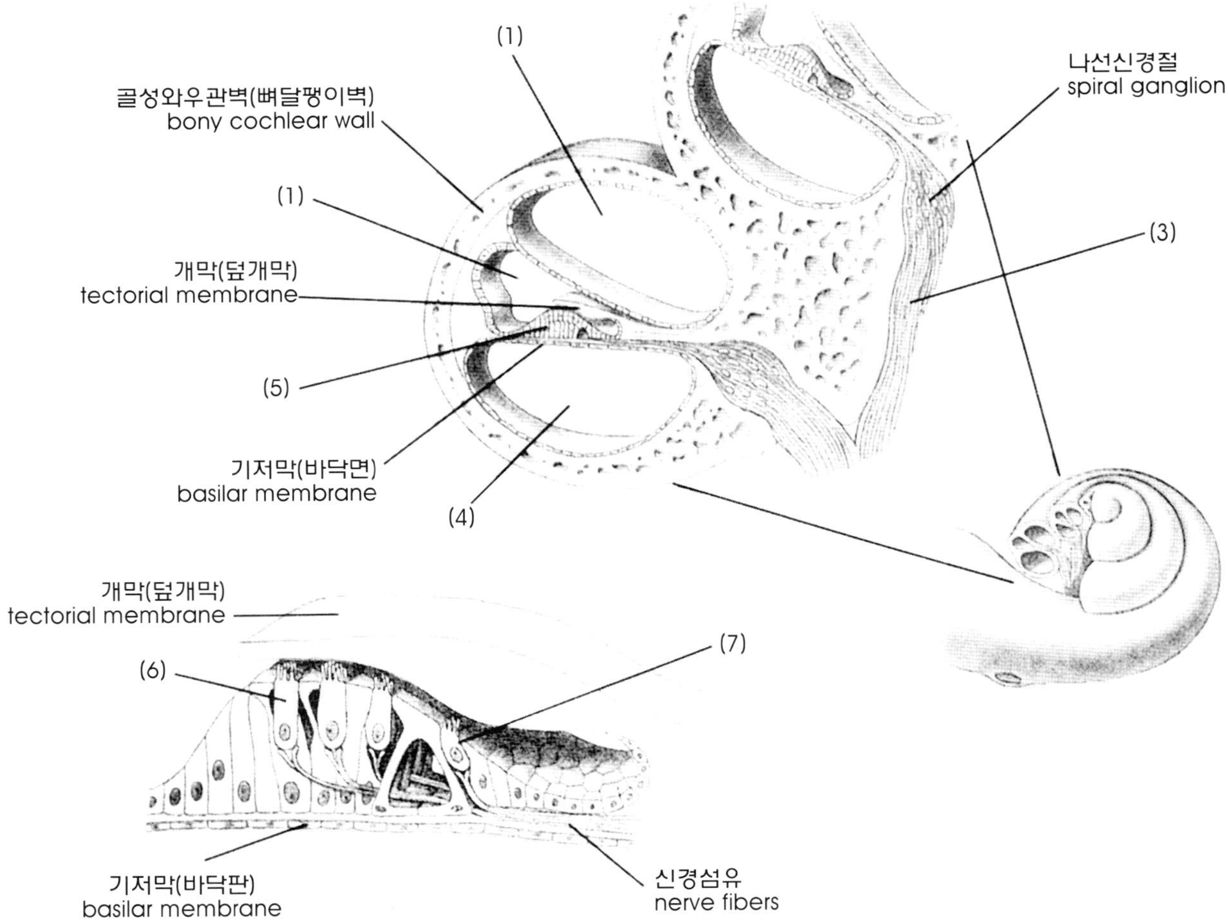

7. 후각기관(Olfactory organs)

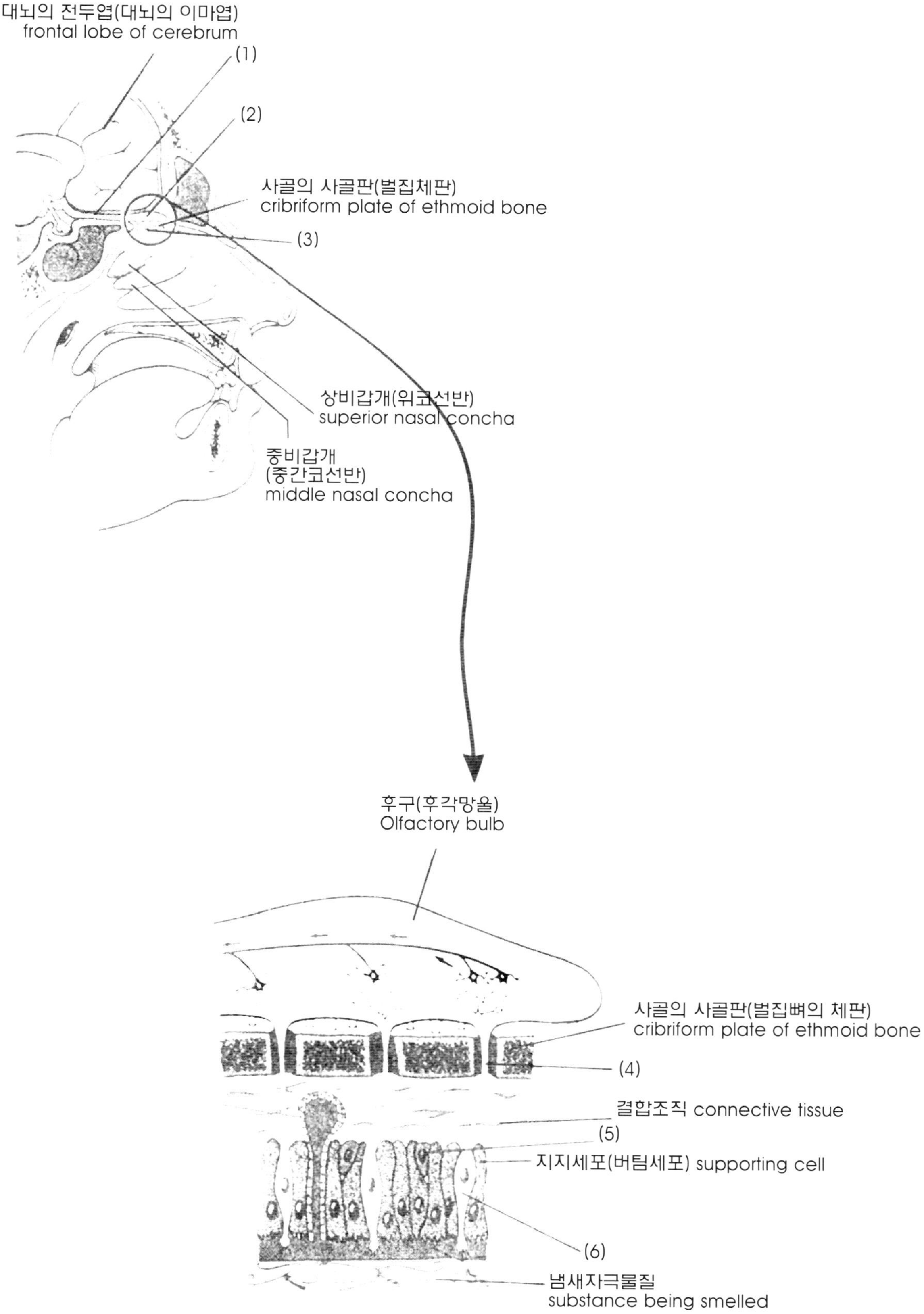

8. 미각기관(Taste orgnas)

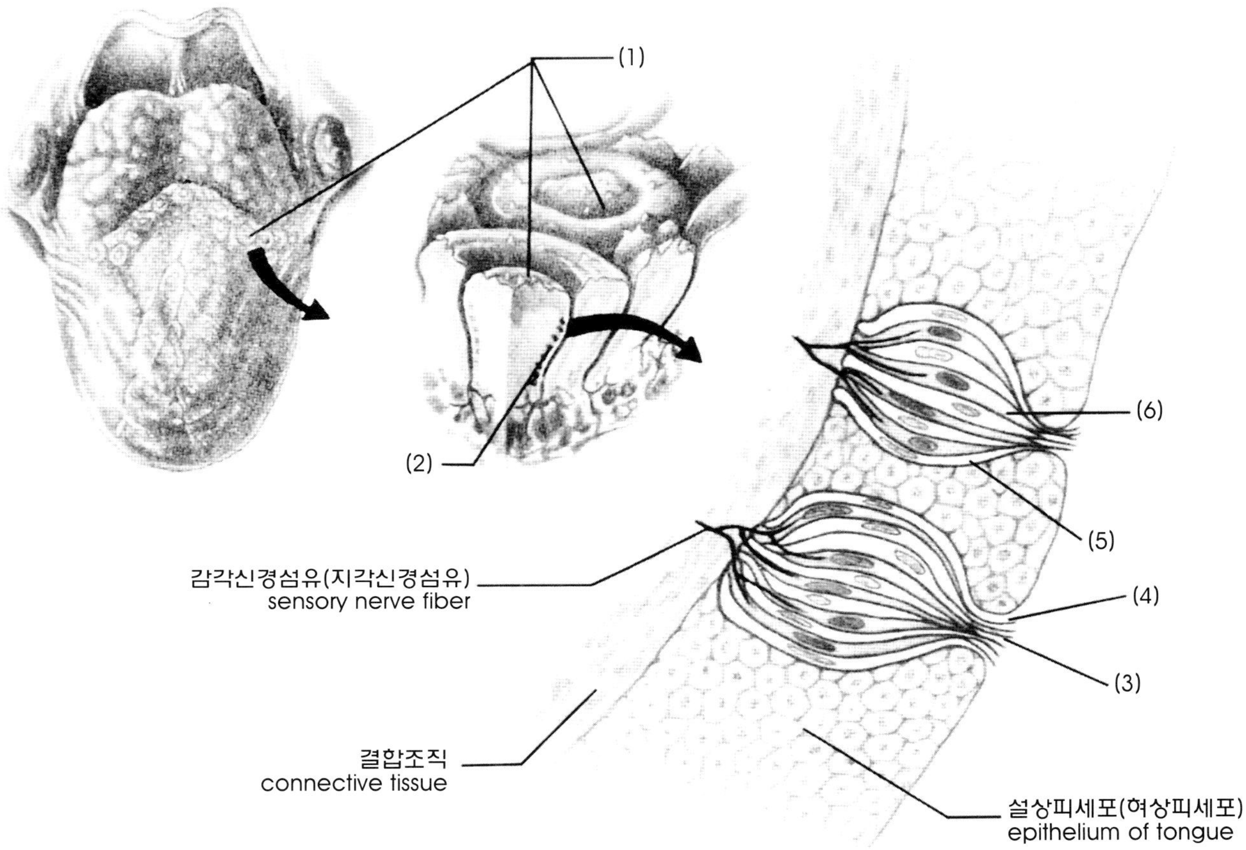

< 연습 문제 >

* 질문에 답하시오.

1. 안구의 구조 중 가장 겉에 있는 층으로 안구 뒤쪽 5/6를 차지하는 층의 이름은?

2. 맥락막, 모양체, 홍채로 구성된 층을 무엇이라고 하는가?

3. 안구에서 빛의 굴절질의 순서를 쓰시오.

4. 망막에 있는 시세포(시각세포) 중 색 구분을 할 수 있는 시세포(시각세포)는?

5. 수정체 두께를 조절하는 것은?

6. 안방수(안구방수)가 순환하여 최종적으로 어느 곳으로 유입되는가?

7. 눈꺼풀속에 피지를 분비하는 선(샘)을 무엇이라 하는가?

8. 눈꺼풀을 올리는 상안검거근(위눈꺼풀올림근)은 어떤 신경의 지배를 받는가?

9. 누골(눈물뼈)에 있는 눈물기관은 ?

10. 귀에서 본질적인 청각기는?

11. 중이(가운데귀)와 인두 사이의 기관을 무엇이라고 하는가?

12. 고실 내에 있는 뼈를 밖에서부터 순서대로 쓰시오.

13. 고실 내의 압력과 대기의 압력을 일정하게 유지하는 기관은?

14. 이소골(귓속뼈)에서 소리음을 22배로 증폭시킨 후 어디를 거쳐 내이(속귀)로 전달 되는가?

15. 몸의 위치감각을 감지하는 기관은?

16. 몸의 회전감각을 감지하는 기관은?

17. 골미로(뼈미로)와 막미로 사이는 외림프(바깥림프)로, 막미로 안에는 무엇으로 채워져 있는가?

18. 회전되어 있어 달팽이 모양을 하고 있는 청각기는?

19. 내이(속귀)에서 유모세포(털세포)가 붙어 있는 실질적인 청각기는?

20. 후신경(후각신경)은 사골(벌집뼈)의 어느 곳을 통하여 뇌로 들어오는가?

제12장 외피

(Common integument)

1. 피부의 구조(Structure of the skin)

2. 손(발)톱의 구조(Structure of the nail)

1. 피부의 구조(Structure of the skin)

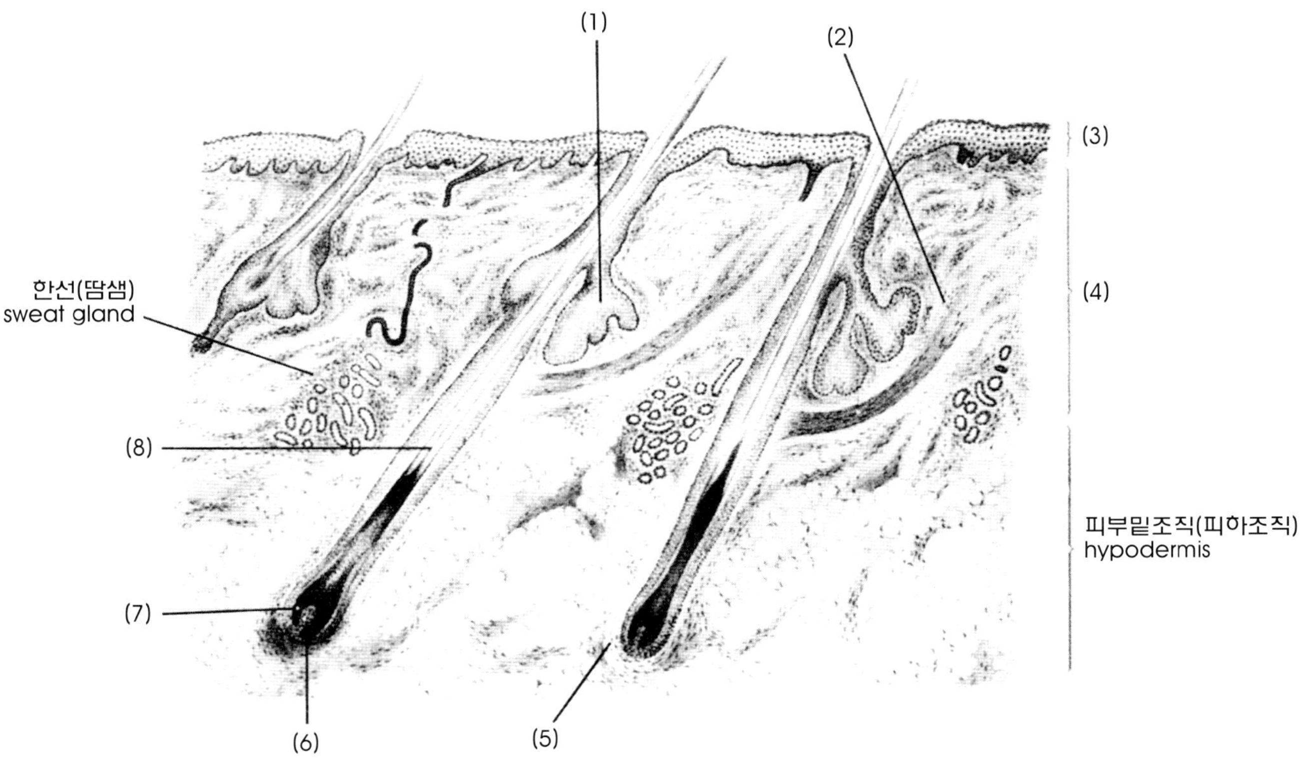

2. 손(발)톱의 구조(Structure of the nails)

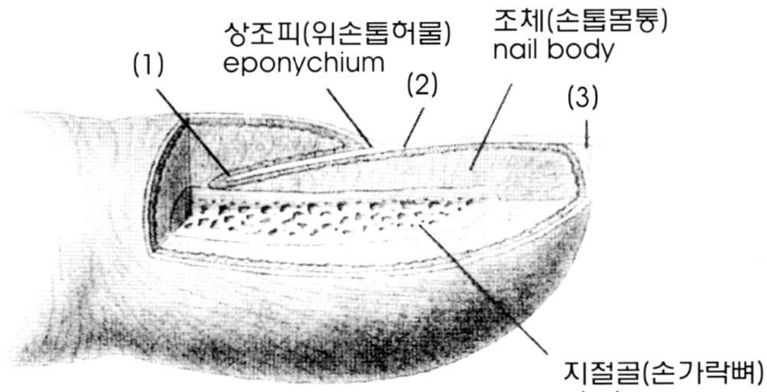

< 연습 문제 >

* 질문에 답하시오.

1. 피부조직에서 아래 조직을 진피라고 하며 위층을 무엇이라고 하는가?

2. 피부조직의 표피층을 바깥으로부터 차례대로 쓰시오.

3. 지문을 나타내는 조직층을 무엇이라고 하는가?

4. 피부주름선을 무엇이라고 하는가?

5. 피부의 표층 가장 아래 조직층으로 멜라닌색소를 가지고 있는 층은?

6. 털이 피부의 어느 층에 뿌리를 박고 있는가?

7. 털에 영양공급을 담당하는 곳은?

8. 털의 재생에 관여하는 곳은?

9. 털의 성장에 관여하는 곳은?

10. 손·발톱의 성장 및 재생에 관여하는 곳은?

제1장 … 서 론

1. 방향을 나타내는 해부학적 명칭

(1) 시상단면(sagittal plane)
(2) 관상단면(coronal plane)
(3) 수평단면(가로단면, transverse plane)
(4) 상(위, superior)
(5) 하(아래, inferior)
(6) 후(뒤, posterior)
(7) 전(앞, anterior)
(8) 근위(몸쪽, proximal)
(9) 원위(먼쪽, distal)
(10) 외측(가쪽, lateral)
(11) 내측(안쪽, medial)
(12) 표층근막(얕은근막, superficial fascia)
(13) 심층근막(깊은근막, deep fascia)

2. 세포의 구조

(1) 용해소체(lysosome)
(2) 무과립형질내세망(무과립세포질그물, smooth endoplasmic reticulum)
(3) 과립형질내세망(과립세포질그물, rough endo-plasmic reticulum)
(4) 섬모(cilium)
(5) 리보소솜(ribosome)
(6) 사립체(mitochondria)
(7) 중심소체(centrioles)
(8) 핵(nucleus)
(9) 골지체(Golgi apparatus)

3. 덮개상피

(1) 단층편평상피(simple squamous epithelium)
(2) 단층입방상피(simple cuboidal epithelium)
(3) 단층원주상피(simple columnar epithelium)
(4) 단층원주섬모상피(simple columnar ciliated epithelium)
(5) 위중층상피(거짓중층상피, pseudostratified epithelium)
(6) 위중층섬모상피(거짓중층섬모상피, pseudos-tratified ciliated epithelium)
(7) 중층편평상피(straified squamous epithelium)
(8) 중층원주상피(straified columnar epithelium)
(9) 이행상피(transitional epithelium) 수축
(10) 이행상피(transitional epithelium) 확장

4. 고유결합조직

(1) 교원섬유(아교섬유, collagenous fiber)
(2) 탄력섬유(elastic fiber)
(3) 세망섬유(그물섬유, reticular fiber)
(4) 소성결합조직(성긴결합조직, loose connective tissue)
(5) 치밀결합조직(dense connective tissue)

5. 근육조직

(1) 평활근(민무늬근육, visceral muscle)
(2) 심근(심장근육, cardiac muscle)
(3) 골격근(뼈대근육, skeletal muscle)

6. 신경조직

(1) 수상돌기(가지돌기, dendrites)
(2) 수 (말이집, myelin sheath)
(3) 축삭(axon)
(4) 슈반세포(신경집세포, Schwann cell)
(5) 란비어결절(란비어마디, node of Ranvier)
(6) 니슬소체(Nissl bodies)

< 연습 문제 >

p.16

1. 정중시상단면
2. 관상면(전두면,이마면)
3. 횡단면(가로면)
4. 눈은 똑바로 앞을 향하고 팔은 자연스럽게 내려 손바닥이 앞 을 향한 자세
5. 리보솜
6. 미토콘드리아(사립체)
7. 골지체(골지장치)
8. 중심소체
9. DNA
10. 단층편평상피
11. 중층편평상피
12. 원주상피

13. 이행상피
14. 섬모원주상피
15. 고유결합조직, 특수결합조직
16. 치밀결합조직
17. 교원섬유(아교섬유)
18. 세망섬유(그물섬유)
19. 특수결합 조직
20. 상피조직, 결합조직, 근조직(근육조직), 신경조직

제2장 … 골격계

1. 뼈의 구조

(1) 골단선(뼈끝선, epiphyseal line)
(2) 치밀골(치밀뼈, compact bone)
(3) 골막(뼈바깥막, periosteum)
(4) 골수강(골수공간, medullary cavity)
(5) 하버시안관(중심관, Haversian canals)
(6) 볼크만관(가로관, Volkmann's canals)
(7) 뼈속막(endosteum)

2. 인체골격

(1) 뇌두개(뇌머리뼈, cranial skeleton)
(2) 안면두개(얼굴뼈, facial skeleton)
(3) 두개골(머리뼈, skull)
(4) 추간원판(척추사이원반, intervertebral disk)
(5) 설골(목뿔뼈, hyoid bone)
(6) 척주(vertebral column)
(7) 쇄골(빗장뼈, clavicle)
(8) 견갑골(어깨뼈, scapula)
(9) 흉골(복장뼈, sternum)
(10) 늑골(갈비뼈, ribs)
(11) 상완골(위팔뼈, humerus)
(12) 척골(자뼈, ulna)
(13) 관골(볼기뼈, hip bone)
(14) 요골(노뼈, radius)
(15) 수근골(손목뼈, carpals)
(16) 대퇴골(넙다리뼈, femur)
(17) 슬개골(무릎뼈, patella)
(18) 경골(정강뼈, tibia)
(19) 비골(종아리뼈, fibula)
(20) 족근골(발목뼈, tarsals)
(21) 중족골(발바닥뼈, metatarsals)
(22) 족지골(발가락뼈, phalanges)
(23) 척주(vertebral column)
(24) 천골(엉치뼈, sacrum)
(25) 미골(꼬리뼈, coccyx)

3. 두개골(머리뼈) 앞면

(1) 전두결절(이마뼈융기, frontal tuber[tubero-sity])
(2) 눈썹궁(눈썹활, superciliary arch)
(3) 두정골(마루뼈, parietal bone)
(4)전두비골봉합(이마코뼈봉합, nasofrontal suture)
(5)접형골대익안와면(나비뼈 큰날개의 눈확면, orbital surface of greater wing of sphenoid bone)
(6) 접형골 대익(나비뼈 큰날개, greater wing of sphenoid bone)
(7) 측두골 인상부(관자뼈 비늘부분, squamous part of temporal bone)
(8) 권골(광대뼈, zygomatic bone)
(9) 하안와열(아래눈확틈새, inferior orbital fissure)
(10) 유양돌기(꼭지돌기, mastoid process)
(11) 절치와(앞니오목, incisive fossa)
(12) 하악각(턱뼈각, angle of mandible)
(13) 이공(턱끝구멍, mental foramen)
(14) 이융기(턱끝융기, mental tubercle)
(15) 하악골체(턱뼈몸통, body of mandible)
(16) 하악지(턱뼈가지, ramus of mandible)
(17) 전비극(앞코가시, anterior nasal spine)
(18) 견치와(송곳니오목, canine fossa)
(19) 안와하공(눈확아래구멍, infraorbital foramen)
(20) 권골안면공(광대얼굴구멍, zygomaticofacial foramen)
(21) 상악골안와면(위턱뼈눈확면, orbital surface of maxilla)
(22) 측두린부(관자비늘부분, squama of temporal bone)
(23) 사골의 안와부(벌집뼈눈확부분, orbital part of ethmoid bone)
(24) 상안와열(위눈확틈새, superior orbital fissure)

(25) 시신경관(시각신경관, optic canal)
(26) 누낭와(눈물뼈고랑, lacrimal groove)
(27) 측두선(관자뼈선, temporal line)
(28) 사골구멍(벌집뼈구멍, ethmoid foramen)
(29) 상안와절흔(위눈확패임, supraorbital notch)
(30) 미간(눈썹사이, glabella)

4. 두개골 옆면

(1) 접형골대익 측두부(나비뼈큰날개 관자놀이점, pterion)
(2) 측두와(관자오목, temporal fossa)
(3) 접형골대익(나비뼈큰날개, greater wing of sphenoid bone)
(4) 누낭와(눈물오목, lacrimal fossa)
(5) 비골(코뼈, nasal bone)
(6) 권골안면공(광대얼굴구멍, zygomaticofacial foramen)
(7) 안와하공(눈확아래구멍, infraorbital foramen)
(8) 권골(광대뼈 zygomatic bone)
(9) 상악골(위턱뼈, maxilla)
(10) 권골궁(광대활, zygomatic arch)
(11) 하악지(턱뼈가지, ramus of mandible)
(12) 하악체부(아래턱뼈몸통, body of mandible)
(13) 이공(턱끝구멍, mental foramen)
(14) 경상돌기(붓돌기, styloid process)
(15) 외이도(바깥귀길, external acoustic meatus)
(16) 유돌기(꼭지돌기, mastoid process)
(17) 상항선(위목덜미선, superior nuchal line)
(18) 외후두융기(바깥뒤통수뼈융기, external occipital protuberance)
(19) 후두골(뒤통수뼈, occipital bone)
(20) 람다봉합(시 봉합, lambdoid suture)
(21) 측두골(관자뼈, temporal bone)
(22) 측두하선(관자아래선, inferior temporal line)
(23) 두정골(마루뼈, parietal bone)
(24) 상측두선(위관자뼈선, superior temporal line)
(25) 관상봉합(coronal suture)

5. 두개골 옆면 시상단면

(1) 하수체와〈터어키안〉(뇌하수체오목〈안장〉, hypophy-sial fossa)
(2) 전상돌기(앞침대돌기, anterior clinoid process)
(3) 시신경관(시각신경관, optic canal)
(4) 접형동(나비굴, sphenoidal sinus)
(5) 상비갑개(위코선반, superior nasal concha)
(6) 사골판(벌집뼈체판, cribriform plate ethmoid bone)
(7) 중비갑개(중간코선반, middle nasal concha)
(8) 비골(코뼈, nasal bone)
(9) 상악비골봉합(위턱코뼈봉합, maxillonasal suture)
(10) 전두돌기(위턱뼈앞돌기, frontal process of maxilla)
(11) 중이도의 아래부분(가운데귀길 아래부분, lower part of middle meatus)
(12) 하비갑개(아래코선반 inferior nasal concha)
(13) 하비도(아래콧길, inferior meatus)
(14) 전비극(앞코가시, anterior nasal spine)
(15) 절치관(앞니관, incisive canal)
(16) 구개돌기(입천장돌기, palatine process of maxilla)
(17) 구개골수평판(입천장뼈수평판, horizontal plate of palatine bone)
(18) 후비극(뒤코가시, posterior nasal spine)
(19) 익돌구(날개갈고리, pterygoid hamulus)
(20) 익상돌기외측판(날개돌기 가쪽판, lateral pterygoid plate)
(21) 접형구개공(나비입천장뼈구멍, sphenopa-latine foramen)
(22) 설하신경관(혀밑신경관, hypoglossal canal)
(23) S상동구(구불정맥굴고랑, groove for sigmoid sinus)
(24) 소뇌와(소뇌오목, fossa for cerebellum)
(25) 하추체정맥동(구)(아래바위정맥굴고랑, groove for inferior petrosal sinus)
(26) 내후두융기(속뒤통수뼈융기, internal occipital protuberance)
(27) 내이도(속귀길, internal acoustic meatus)
(28) 두정유돌봉합(마루꼭지봉합, parietomastoid suture)
(29) 하궁상와(위하궁오목, subarcuate fossa)

(30) 안배(말안장등, dorsum sellae)
(31) 중간뇌막동맥구(중경막혈관고랑, groove for middle meningeal vessels)

6. 두 개바닥의 속면

(1) 전두능(이마뼈능선, frontal crest)
(2) 사골판(벌집체판, cribriform plote)
(3) 시신경관(시각신경관, optic canal)
(4) 상안와열(위눈확틈새, superior orbital fissure)
(5) 전상돌기(앞침대돌기, anterior clinoid process)
(6) 전원공(원형구멍, foramen rotundum)
(7) 경동맥구(목동맥고랑, carotid groove)
(8) 난원공(타원구멍, foramen ovale)
(9) 극공(뇌막동맥구멍, foramen spinosum)
(10) 대추체신경동구(큰바위신경고랑, groove for greater petrosal nerve)
(11) 궁상융기(활꼴융기, arcuate eminence)
(12) 내이도(속귀길, internal acoustic meatus)
(13) 설하신경관(혀밑신경관, hypoglossal canal)
(14) 대(후두)공(큰구멍, foramen magnum)
(15) 버미안오목(Vermian fossa)
(16) 내후두능(속뒤통수뼈능선, internal occipital crest)
(17) 내후두융기(속뒤통수뼈융기, internal occipi-tal protuberance)
(18) 소뇌와(소뇌오목, fossa for cerebellum)
(19) 경정맥공(목정맥구멍, jugular foramen)
(20) 사대(비스듬틀, clivus)
(21) 파열공(파열구멍, foramen lacerum)
(22) 안배(말안장등, dorsum sellae)
(23) 후상돌기(뒤침대돌기, posterior clinoid process)
(24) 뇌하수체와(뇌하수체오목, hypophyseal fossa)
(25) 말안장결절(tuberculum sellae)
(26) 시신경구(시각신경고랑, optic groove)
(27) 사골극(벌집뼈가시, ethmoidal spine)
(28) 사골공(벌집뼈구멍, ethmoidal foramen)
(29) 계관(볏돌기, crista galli)
(30) 맹공(막구멍, foramen cecum)

7. 두개골의 아랫면

(1) 절치공(앞니구멍, incisice foramen)
(2) 상악골의 구개돌기(위턱뼈의 입천장돌기, pala-tine process of maxilla)
(3) 구개골의 수평판(입천장뼈의 수평판, horizon-ral plate of palatine bone)
(4) 후비극(뒤코가시, posterior nasal spine)
서골(보습뼈, vomer)
후비공(뒤콧구멍, choana)
(5) 권골궁(광대활, zygomatic arch)
(6) 익상돌기외측판(날개돌기가쪽판, lateral ptery-goid plate)
난원공(타원구멍, foramen ovale)
(7) 중이관(귀인두관, auditory tube)
(8) 파열공(파열구멍, foramen lacerum)
인두결절(pharyngeal tubercle)
(9) 경동맥관(목동맥관, carotid canal)
경정맥공(목정맥구멍, jugular foramen)
(10) 유돌기(꼭지돌기, mastoid process)
(11) 후두관절융기(뒤통수뼈관절융기, occipital candyle)
(12) 외후두능(바깥뒤통수능선, external occipital crest)
(13) 외후두융기(바깥뒤통수융기, external occipi-tal protuberance)
(14) 하항선(아래목덜미선, inferior nuchal line)
(15) 후두동맥구(뒤통수동맥고랑, occipital artery groove) 유돌기(꼭지돌기, mastoid process)
(16) 경유돌공(붓꼭지구멍, stylomastoid foramen)
(17) 경상돌기(붓돌기, styloid process)
(18) 하악와(턱관절오목, mandibular fossa)
고실부(고실부분, tympanic plate)
(19) 접형골극(나비뼈가시, spine of sphenoid)
극공(가시구멍, foramen spinosum)
(20) 익상돌기내측판(날개돌기안 판, medial plate pterygoid pricess)
(21) 대·소구개공(큰·작은 입천장구멍, greater and lesser palatine foramina)

8. 두개골 윗면

(1) 비근골(코뼈, nasal bone)
(2) 전정(정수리점, bregma)

(3) 두정(머리마루, vertex)
(4) 두정공(마루뼈구멍, parietal foramen)
(5) 후두(뒤통수, occiput)
(6) 람다봉합(시 봉합, lambdoidal suture)
(7) 후두골인상(뒤통수뼈비늘, occipital squama)
(8) 시상봉합(sagittal suture)
(9) 두정융기(마루뼈융기, parietal eminence)
(10) 하측두선(아래관자뼈선, inferior temporal line)
(11) 두정골(마루뼈, parietal bone)
(12) 상측두선(위관자뼈선, superior temporal line)
(13) 관상봉합(coronal suture)

9. 신생아 두개골의 봉합과 숫구멍

(1) 대천문(앞숫구멍, anterior fontanelle)
(2) 람다봉합(시 봉합, lambdoidal suture)
(3) 후측두천문(뒤가 숫구멍, posterolateral fontanelle (madtoid f.))
(4) 전측두천문(앞가 숫구멍, anterolateral fontanelle (sphenoidal f.))
(5) 전두골(이마뼈, frontal bone)
(6) 두정골(마루뼈, parietal bone)
(7) 후두골(뒤통수뼈, occipital bone)
(8) 람다봉합(시 봉합, lambdoidal suture)
(9) 소천문(뒤숫구멍, posterior fontanelle)
(10) 시상봉합(sagittal suture)
(11) 관상봉합(전두봉합, coronal suture)
(12) 대천문(앞숫구멍, anterior fontanelle)

10. 척주를 구성하는 추골과 만곡

(1) 경추(목뼈, cervical vertebrae 1st-7th)
(2) 흉추(등뼈, thoracic vertebrae 1st-12th)
(3) 요추(허리뼈, lumbar vertebrae 1st-5th)
(4) 천골(천추)(엉치뼈, sacrum vertebrae 1st-5th)
(5) 미골(미추)(꼬리뼈)
coccyx(coccygeal vertebrae 1st-4th)
a 경부만곡(목굽이, cervical curvature)
b 흉부만곡(등굽이, thoracic curvature)
c 요부만곡(허리굽이, lumbar curvature)
d 천부만곡(엉치굽이, sacral curvature)

11. 경추

1) 경추의 일반적인 구조

(1) 추체(척추뼈몸통, body of vertebra)
(2) 횡돌기(가로돌기, transeverse process)
(3) 상관절돌기(위관절돌기, superior articular process)
(4) 하관절돌기(아래관절돌기, inferior articular process)
(5) 극돌기(가시돌기, spinous process)
(6) 횡돌기후결절(가로돌기뒤결절, posterior tubercle of transverse process)
(7) 횡돌공(가로돌기구멍, transeverse foramen)
(8) 횡돌기전결절(가로돌기앞결절, anterior tubercle transeverse process)

2) 제1경추(환추)고리뼈

(1) 전궁(앞고리, anterior arch)
(2) 치돌기공(치아돌기구멍, foramen of odontoid process)
(3) 환추횡인대(고리가로인대, transeverse ligament of atlas)
(4) 횡돌공(가로돌기구멍, transeverse foramen)
(5) 추골동맥구(척추동맥고랑, groove of vertebral artery)
(6) 후궁(뒷고리, posterior arch)
(7) 경추후결절(목뼈뒤결절, posterior tubercle of transeverse process)
(8) 추공(척추뼈구멍, vertebral foramen)
(9) 상관절와(위관절오목, superior process)
(10) 횡돌기(가로돌기, transeverse process)
(11) 전결절(앞결절, anterior tubercle)

3) 제2경추(축추)중쇠뼈

(1) 치돌기(치아돌기, dens process (odontoid process)
(2) 후관절면(뒤관절면, posterior articular surface)
(3) 축추체(중쇠뼈몸통, body of axis)
(4) 횡돌기(가로돌기, transeverse process)
(5) 추공(척추뼈구멍, vertebral foramen)
(6) 척추궁판(lamina of vertebral arch)
(7) 극돌기(가시돌기, spinous process)
(8) 하관절돌기(아래관절돌기, inferior articular process)

(9) 횡돌기(가로돌기, transeverse process)
(10) 상관절돌기(위관절돌기, superior articular process)

4) 제7경추(융추)솟을뼈

(1) 횡돌기전결절(가로돌기앞결절, anterior tubercle of transeverse process)
(2) 척수신경고랑(sulcus of apinal nerve)
(3) 횡돌기(가로돌기, transeverse process)
(4) 횡돌공(가로돌기구멍, transeverse foramen)
(5) 하관절돌기(아래관절돌기, inferior articular process)
(6) 극돌기(가시돌기, spinous process)

12. 흉추와 요추

1) 흉추(등뼈)

(1) 극돌기(가시돌기, spinous process)
(2) 횡돌기(가로돌기, transeverse process)
(3) 상관절돌기(위관절돌기, superior articular process)
(4) 추체(척추뼈몸통, body of vertebra)
(5) 추공(척추구멍, vertebral foramen)
(6) 상늑골와(위갈비뼈오목, superior costal facet)

2) 요추(허리뼈)

(1) 극돌기(가시돌기, spinous process)
(2) 상관절돌기(위관절돌기, superior articular process)
(3) 횡돌기(가로돌기, transeverse process)
(4) 부돌기(덧돌기, accessory process)
(5) 추체(척추뼈몸통, body of vertebra)
(6) 추공(척추구멍, vertebral foramen)
(7) 추궁(척추뼈고리, vertebral arch)
(8) 하관절돌기(아래관절돌기, inferior articular process)
(9) 유두돌기(꼭지돌기, mammillary process)

13. 천골과 미골(엉치뼈와 꼬리뼈)

- 앞면

(1) 천골저(천골바닥, base of sacrum)
(2) 천골갑각(엉치뼈곶, sacral promontory)
(3) 전천골공(앞엉치뼈구멍, pelvic sacral foramina)
(4) 이상면(귓바퀴면, auricular surface)
(5) 천골첨(엉치뼈끝, apex of sacrum)

- 뒷면

(1) 천골관(엉치뼈관, sacral canal)
(2) 정중천골능(정중엉치뼈능선, median sacral crest)
(3) 외측천골능(가 엉치뼈능선, lateral sacral crest)
(4) 정중천골능(중앙엉치뼈능선, intermediate sacral crest)
(5) 후천골공(뒤엉치뼈구멍, dorsal sacral foramina)

14. 흉곽(가슴우리)

- 앞면

(1) 흉골병(흉골자루, manubrium of sternum)
(2) 흉골체(흉골몸통, body of sternum)
(3) 검상돌기(칼돌기, xiphoid process)
(4) 흉곽하구(가슴우리아래입구, inferior thoracic aperture)

- 뒷면

(1) 횡돌기(가로돌기, transeverse process)
(2) 극돌기(가시돌기, spinous process)
(3) 늑골(갈비뼈, ribs)
(4) 제12흉추(열두째등뼈, 12th thoracic vertebra)
(5) 제12늑골(열두째갈비뼈, 12th rib)

15. 흉골과 늑골(복장뼈와 갈비뼈)

1) 흉골(복장뼈)

(1) 경절흔(목아래패임, jugular notch)
(2) 흉골병(복장뼈자루, manubrium of sternum)
(3) 흉골체(복장뼈몸통, body of sternum)
(4) 검상돌기(칼돌기, xiphoid process)
(5) 제7늑골절흔(일곱째갈비뼈패임, seventh costal notch)
(6) 제6늑골절흔(여섯째갈비패임, sixth costal notch)
(7) 제5늑골절흔(다섯째갈비패임, fifth costal notch)
(8) 제4늑골절흔(넷째갈비패임, fourth costal notch)
(9) 제3늑골절흔(셋째갈비패임, third costal notch)
(10) 제2늑골절흔(둘째갈비패임, second costal notch)
(11) 쇄골절흔(빗장패임, clavicular nitch)

2) 늑골(갈비뼈)

(1) 늑골경(갈비뼈목, neck of rib)
(2) 늑골결절(갈비뼈결절, tubercle of rib)
(3) 늑골각(갈비뼈각, angle og rib)
(4) 늑연골관절면(갈비뼈연골관절면, articular facet of costal cartilage)

16. 상지뼈(상지골, 팔뼈)

(1) 쇄골(빗장뼈, clavicle)
(2) 견갑골(어깨뼈, scapula)
(3) 상완골(위팔뼈, humerus)
(4) 요골(노뼈, radius)
(5) 척골(자뼈, ilna)
(6) 수근골(손목뼈, carpal bones)
(7) 중수골(손허리뼈, metacarpal bone)
(8) 중절골(중간마디뼈, middle phalanx)
(9) 말절골(끝마디뼈, distal phalanx)

1) 쇄골(빗장뼈)

(1) 견봉단(봉우리끝, acromial end)
(2) 흉골단(복장끝, sternal end)

2) 견갑골(어깨뼈)

- 앞면

(1) 오훼돌기(부리돌기, coracoid process)
(2) 견갑절흔(어깨뼈패임, scapular notch)
(3) 상각(위각, superior angle)
(4) 내측면(안쪽모서리, median margin)
(5) 하각(아래각, inferior angle)
(6) 외측면(가쪽모서리, lateral margin)
(7) 관절와(관절오목, glenoid cavity)
(8) 견봉(봉우리, acromion)

- 뒷면

(1) 견봉(봉우리, acromion)
(2) 관절와(관절오목, glenoid cavity)
(3) 견갑극(어깨뼈가시, spine of scapula)
(4) 극하와(가시아래오목, infraspinatus fossa)
(5) 내측연(안쪽모서리, medial border)
(6) 상각(위각, superior angle)
(7) 주상와(가시위오목, supraspinatus fossa)
(8) 하각(아래각, inferior angle)

3) 상완골(위팔뼈)

(1) 상완골두(위팔뼈머리, head of humerus)
(2) 대결절(큰결절, greater tubercle)
(3) 결절간구(결절사이고랑, intertubercular groove)
(4) 외과경(외과목, sugical neck)
(5) 삼각근조면(세모근거친면, deltoid tuberosity)
(6) 상완골소두(위팔뼈작은머리, captitulum of humerus)
(7) 구상돌기와(갈고리오목, coronoid fossa)
(8) 내측상과(안쪽위관절융기, medial epicondyle)
(9) 주두와(팔꿈치오목, olecranon fossa)

4) 요골(노뼈)과 척골(자뼈)

- 앞면

(1) 주두(팔꿈치머리, olecranon)
(2) 활차절흔(도르래패임, trochlear notch)
(3) 요골절흔(노패임, radial notch)
(4) 척골조면(자뼈거친면, ulnar tuberosity)
(5) 영양공(영양구멍, nutrient foramen)
(6) 척골두(자뼈머리, head of ulna)
(7) 경상돌기(붓돌기, styloid process)
(8) 요골조면(노뼈거친면, radial tuberosity)
(9) 요골경(노뼈목, neck of radius)
(10) 요골두(노뼈머리, head of radius)
(11) 구상돌기(갈고리돌기, coronoid process)

- 뒷면

(1) 주두(팔꿈치머리, olecranon)
(2) 요골두(노뼈머리, head of radius)
(3) 요골경(노뼈목, neck of radius)
(4) 요골조면(노뼈거친면, radial tuberosity)
(5) 경상돌기(붓돌기, styloid process)
(6) 척골두(자뼈머리, head of ulna)

5) 손뼈

- 앞면

(1) 중절골(중간마디뼈, middle phalanx)
(2) 기절골(첫마디뼈, proximal phalanx)
(3) 제5중수골(5번째손허리뼈, fifth metacarpal

bone)
(4) 유두골(말머리뼈, capitate bone)
(5) 유구골(갈고리뼈, hamate bone)
(6) 두상골(콩알뼈, pisiform bone)
(7) 삼각골(세모뼈, triquetral bone)
(8) 월상골(반달뼈, lunate bone)
(9) 주상골(손배뼈, scaphoid bone)
(10) 제1중수골(첫번째손허리뼈, metacarpal bone of thumb)

- 뒷면

(1) 말절골(끝마디뼈, distal phalanx)
(2) 중절골(중간마디뼈, middle phalanx)
(3) 기절골(첫마디뼈, proximal phalanx)
(4) 제5중수골(다섯번째손허리뼈, fifth metacarpal bone)
(5) 유구골(갈고리뼈, hamate bone)
(6) 삼각골(세모뼈, triquetral bone)
(7) 월상골(반달뼈, lunate bone)
(8) 유두골(말머리뼈, capitate bone)
(9) 주상골(손배뼈, scaphoid bone)
(10) 대능형골(큰마름뼈, trapezium bone)
(11) 소능형골(작은마름뼈, trapezoid bone)
(12) 제1중수골(첫째손허리뼈, metacarpal bone of thumb)

17. 하지골(다리뼈)

(1) 대퇴골두(넙다리뼈머리, head of femur)
(2) 대퇴골(넙다리뼈, femur)
(3) 슬개골(무릎뼈, patella)
(4) 경골(정강뼈, tibia)
(5) 제1중족골(첫째발허리뼈, metatarsal bone of hallucis)
(6) 제1지골(첫째발가락뼈, phalanges of hallucis)
(7) 중족골(발허리뼈, metatarsal bone)
(8) 족근골(발목뼈, tarsal bone)
(9) 비골(종아리뼈, fibula)

1) 관골(볼기뼈)

- 속면

(1) 장골능(엉덩뼈능선, iliac crest)
(2) 장골(엉덩뼈, ilium)
(3) 이상면(귓바퀴면, auricular surface)
(4) 후하장골극(뒤아래엉덩뼈가시, posterior inferior iliac spine)
(5) 대좌골절흔(큰궁둥패임, greater sciatic notch)
(6) 좌골극(궁둥뼈가시, ischial spine)
(7) 소좌골절흔(작은궁둥패임, lesser sciatic notch)
(8) 좌골결절(궁둥뼈결절, ischial tubercle)
(9) 폐쇄공(폐쇄구멍, obturator foramen)
(10) 치골결합면(두덩결합면, symphyseal surface)
(11) 치골상지(두덩뼈위가지, superior ramus of pubis)
(12) 전하장골극(앞아래엉덩뼈가시, anterior inferior iliac spine)
(13) 전상장골극(위앞엉덩뼈가시, anterior superior iliac spine)
(14) 장골와(엉덩뼈오목, iliac fossa)

- 옆면

(1) 전상장골극(위앞엉덩뼈가시, anterior superior iliac spine)
(2) 관골구(볼기뼈절구, acetabulum)
(3) 치골결절(두덩뼈결절, pubic tubercle)
(4) 패쇄공(폐쇄구멍, obturator foramen)
(5) 좌골지(궁둥뼈가지, ramus of ischium)
(6) 좌골결절(궁둥뼈결절, ischial tubercle)
(7) 소좌골절흔(작은궁둥뼈패임, lesser sciatic notch)
(8) 좌골극(궁둥뼈가시, ischial spine)
(9) 대좌골절흔(큰궁둥뼈패임, greater sciatic notch)
(10) 후하장골극(아래뒤엉덩뼈가시, posterior inferior iliac spine)
(11) 후상장골극(위뒤엉덩뼈가시, posterior superior iliac spine)
(12) 장골(엉덩뼈, ilium)

2) 대퇴골(넙다리뼈)

- 앞, 뒷면

(1) 대퇴골두(넙다리뼈머리, head of femur)
(2) 대퇴골두와(넙다리뼈머리오목, fovea of head)
(3) 대퇴골경(넙다리뼈목, neck of femur)

(4) 전자간선(돌기사이능선, intertrochanteric line)
(5) 소전자(작은돌기, lesser trochanter)
(6) 조선(거친선, linea aspera)
(7) 내측상과(안쪽위관절융기, medial epicondyle)
(8) 외측상과(가쪽위관절융기, lateral epicondyle)
(9) 외측과(가쪽관절융기, lateral condyle)

3) 슬개골(무릎뼈)

- 앞, 뒷면

(1) 슬개저(무릎뼈바닥, base of patella)
(2) 슬개첨(무릎뼈꼭지, apex of patella)
(3) 관절면(articular surface)

4) 경골과 비골(정강뼈와 종아리뼈)

- 앞, 뒷면

(1) 과간융기(융기사이융기, intercondylar emi-nence)
(2) 내측관절면(안쪽관절면, medial atricular surface)
(3) 외측관절면(가쪽관절면, lateral articular surface)
(4) 내측관절융기(안쪽관절융기, medial condyle)
(5) 외측관절융기(가쪽관절융기, lateral condyle)
(6) 비골두(종아리뼈머리, head of fibula)
(7) 비골경(종아리뼈목, neck of fibula)
(8) 가자미근선(soleal line)
(9) 내과(안쪽복사, medial malleolus)
(10) 외과(가쪽복사, lateral malleolus)

5) 발뼈

- 윗면

(1) 외측설상골(가쪽쐐기뼈, lateral cuneiform bone)
(2) 중간설상골(중간쐐기뼈, intermediate cuneiform bone)
(3) 내측설상골(안쪽쐐기뼈, medial cuneiform bone)
(4) 주상골(발배뼈, navicular bone)
(5) 거골(목말뼈, talus)
(6) 종골(발꿈치뼈, calcaneus)

- 옆면

(1) 내측설상골(안쪽쐐기뼈, medial cuneiform bone)
(2) 주상골(발배뼈, navicular bone)
(3) 거골(목말뼈, talus)
(4) 종골(발꿈치뼈, calcaneus)

18. 관절의 종류

1) 섬유성관절

(1) 봉합(suture)
(2) 정식(못박이, gomphosis)
(3) 인대결합(syndesmosis)

2) 연골관절

(1) 연골결합(synchondrosis)
(2) 치골결합(두덩결합, pubic symphysis)
(3) 섬유연골결합(symphysis)

19. 윤활관절

(1) 윤활강(윤활공간, synovial cavity)
(2) 윤활막(활막, synovial membrane)
(3) 관절낭(관절주머니, articual capsule)
(4) 관절연골(articual cartilage)
a 평면관절(plane joint)
b 접번관절(경첩관절, hinge joint)
c 자축관절(중쇠관절, pivot joint)
d 과상관절(타원관절, ellipsoidal joint)
e 안상관절(안장관절, saddle joint)
f 구상관절(절구관절, ball and socket joint)

20. 두개척추관절

1) 환추후두관절

(1) 환추후두관절(고리뒤통수관절, atlantooccipital articulation)
(2) 환추(고리뼈, atlas)
(3) 축추(둘째목뼈 or 중쇠뼈, axis)
(4) 세로다발(fasciculi longitudinales)
(5) 환추횡인대(고리뼈가로인대, transverse ligament of atlas)
(6) 횡돌공(가로돌기구멍, transverse foramen)
(7) 익상인대(날개인대, alar ligament)

2) 환추축추관절

(1) 치돌기(치아돌기, odontoid process(dens process))

(2) 환추횡인대(고리뼈가로인대, transverse ligament of atlas)
(3) 극돌기(가시돌기, spinous process)

3) 척주관절

(1) 전종인대(앞세로인대, anterior longitudinal ligament)
(2) 후종인대(뒤세로인대, posterior longitudinal ligament)
(3) 극간인대(가시사이인대, interspinous liga-ment)
(4) 극상인대(가시끝인대, supraspinal ligament)
(5) 황인대(황색인대, yellow ligament)

21. 견관절(어깨관절)

1) 어깨관절뒷면

(1) 견봉(봉우리, acromion)
(2) 상완골(위팔뼈, humerus)

2) 어깨관절인대

(1) 견갑골의 견봉(어깨뼈의 봉우리, acromion of scapula)
(2) 견갑골의 오훼돌기(어깨뼈의 부리돌기, cora-coid process of scapula)
(3) 횡상완인대(가로위팔뼈인대, transverse humeral ligament)

3) 어깨의 옆면

(1) 관절낭(관절주머니, articular capsule)
(2) 오훼돌기(부리돌기, coracoid process)
(3) 관절와(관절오목, glenoid cavity)
(4) 관절순(절구테두리, glenoidal labrum)

22. 팔꿉관절

1) 관상단면

(1) 관절낭(관절주머니, articular capsule)
(2) 윤활막(synovial membrane)
(3) 윤활강(윤활공간, joint cavity)
(4) 관절연골(articular cartilage)
(5) 주두(팔꿈치머리, olecranon)

2) 내측면

(1) 윤상인대(둘레띠인대, annular ligament)
(2) 상완이두근건(위팔두갈래근힘줄, tendon of biceps brachii muscle)
(3) 척측측부인대(자쪽곁인대, ulnar collateral ligament)
(4) 구상돌기(갈고리돌기, coronoid process)

3) 외측면

(1) 윤상인대띠(둘레띠인대, annular ligament)
(2) 요측측부인대(노쪽곁인대, radial collateral liga-ment)
(3) 주두(팔꿈치머리, olecranon process)

23. 손목과 손목뼈사이 관절

(1) 원위요골척골관절(먼쪽노뼈자뼈관절, distal radioulnar joint)
(2) 요골수근관절(손목관절, radiocarpal joint)
(3) 요골쪽손목곁인대(노쪽손목곁인대, radial carpal co-llateral ligament)
(4) 척측수근측부인대(자쪽손목곁인대, ulnar carpal co-llateral ligament)
(5) 소지수근장관절(새끼손목손바닥관절, carpo-meta-carpal joint of little finger)
(6) 장측골간근(손바닥측뼈사이인대, interosseous me-tacarpal ligaments)
(7) 수근중수관절(손목뼈중간관절, mediocarpal joint)
(8) 수근간관절(손목뼈사이관절, intercapal joint)
(9) 지절골간관절(손가락뼈사이관절, interpha-langeal joint)

24. 흉곽(가슴우리)의 관절

1) 흉골늑골관절(복장갈비관절)

(1) 전흉대인대(앞복장빗장인대, anterior sternoclavicular ligament)
(2) 쇄골간인대(빗장뼈사이인대, interclavicular ligament)
(3) 늑쇄인대(갈비빗장인대, costoclavicular ligament)
(4) 방사상흉골늑골인대(radiate sternocostal ligament)

2) 흉골쇄골관절(복장빗장뼈관절)

(1) 흉쇄관절(복장빗장관절, sternoclavicular artic-ulation)
(2) 흉골각(복장뼈각, sternal angle)
(3) 검상돌기(칼돌기, xiphoid process)
(4) 제7늑골절흔(일곱번째갈비패임, costal notch(Ⅶ))
(5) 제6늑골절흔(여섯번째갈비패임, costal notch(Ⅵ))
(6) 제5늑골절흔(다섯번째갈비패임, costal notch(Ⅴ))
(7) 제4늑골절흔(네번째갈비패임, costal notch(Ⅳ))
(8) 제3늑골절흔(세번째갈비패임, costal notch(Ⅲ))
(9) 제2늑골절흔(두번째갈비패임, costal notch(Ⅱ))

3) 늑골추골관절

(1) 전종인대(앞세로인대, anterior longitudinal lig-ament)
(2) 횡돌간인대(가로돌기사이인대, intertransverse ligament)
(3) 늑골횡돌간인대(갈비가로돌기인대, costot-rans-verse ligament)

25. 골반

(1) 천골(엉치뼈, sacrum)
(2) 장골(엉덩뼈, ilium)
(3) 좌골(궁둥뼈, ischium)
(4) 치골(두덩뼈, pubis)
(5) 치골결합(두덩결합, pubic symphysis)
(6) 폐쇄공(폐쇄구멍, obturator foramen)
(7) 천장관절(엉치엉덩관절, sacroiliac joint)

26. 고관절(엉덩관절)

1) 앞면

(1) 장골대퇴골인대(엉덩넙다리인대, iliofemoral ligament)
(2) 치골대퇴인대(두덩넙다리인대, pubofemoral ligament)
(3) 소전자(작은돌기, lesser trochanter)

2) 뒷면

(1) 좌골대퇴인대(궁둥넙다리인대, ischiofemoral ligament)
(2) 대전자(큰돌기, greater trochanter)
(3) 소전자(작은돌기, lesser trochanter)
(4) 좌골결절(궁둥뼈결절, ischial tubercle)

3) 관상단면

(1) 관절연골(articular cartilage)
(2) 윤활막(활막, synovial membrane)
(3) 관절망(관절주머니, joint capsule)
(4) 대퇴골두인대(넙다리뼈머리인대, ligament of femoral head)

27. 슬관절(무릎관절)

1) 앞면

(1) 내측과(안쪽관절융기, medial condyle)
(2) 후십자인대(뒤십자인대, posterior cruciate lig-ament)
(3) 내측반월(안쪽반달, medial meniscus)
(4) 전십자인대(앞십자인대, anterior cruciate liga-ment)
(5) 외측반월(가쪽반달, lateral meniscus)
(6) 외측<비골>측부인대(가쪽<종아리뼈>곁인대, fib-ular collateral ligament)

2) 뒷면

(1) 외측(비골)측부인대(가쪽<종아리뼈>곁인대, fibu-lar collateral ligament)
(2) 외측반월(가쪽반달, lateral meniscus)
(3) 후십자인대(뒤십자인대, posterior cruciate lig-ament)
(4) 내측반월(안쪽반달, medial meniscus)
(5) 내측과(안쪽관절융기, medial condyle)

3) 관상단면

(1) 관절강(관절공간, joint cavity)
(2) 관절연골(articular cartilage)
(3) 슬개인대(무릎인대, patella ligament)

28. 발목관절과 발목뼈사이 관절

1) 내측면

(1) 내과(안쪽복사, medial malleolus)
(2) 삼각인대(세모인대, deltoid ligament)

2) 외측면

(1) 외과(가쪽복사, lateral malleolus)
(2) 전거비인대(앞목말종아리인대, anterior talofibular ligament)
(3) 중족골(발허리뼈, metatarsals)
(4) 종비인대(발꿈치종아리뼈인대, calcaneofibular ligament)
(5) 종골(발꿈치뼈, calcaneus)
(6) 후거비인대(뒤목말종아리인대, posterior talofibular ligament)

< 연습 문제 >

p.43

1. 골막(뼈바깥막)
2. 적골수(적색골수)
3. 슬개골(무릎뼈)
4. 전두골(이마뼈), 접형골(나비뼈), 사골(벌집뼈), 상악골(위턱뼈)
5. 관상봉합
6. 시상봉합
7. 인상봉합(비늘봉합)
8. 관골궁(광대활)
9. 사골(벌집뼈), 수직판
10. 접형골(나비뼈), 뇌하수체와(뇌하수체오목)
11. 경유돌공(붓꼭지구멍)
12. 횡구개봉합(가로입천장봉합)
13. 측두골(관자뼈)의 하악와(턱관절오목), 하악골(아래턱뼈)의 관절돌기
14. 대후두공(큰구멍)
15. 정원공(원형구멍), 난원공(타원구멍), 극공(뇌막동맥구멍)
16. 후신경(후각신경)
17. 전두골(이마뼈), 접형골(나비뼈)
18. 대천문(앞숫구멍)
19. 전두동(이마굴), 상악동(위턱굴), 접형골동(나비굴), 사골동(벌집굴)
20. 상악동(위턱굴)

< 연습 문제 >

p.55

1. 23개
2. 70~75 cm
3. 경추(목뼈)
4. 3종 7개
5. 축추(중쇠뼈)
6. 환추(고리뼈)
7. 요추(허리뼈)
8. 4쌍
9. 흉골(복장뼈) 1개, 흉추(등뼈) 12개, 늑골(갈비뼈) 12쌍
10. 7쌍
11. 제11(열한번째), 12번째(열두번째)
12. 제7 8 늑간극(일곱째와 여덟째갈비뼈사이공간)
13. 흉골체(복장뼈몸통)
14. 상완골두(위팔뼈머리), 견갑골(어깨뼈)의 관절와(관절오목)
15. 쇄골(빗장뼈)
16. 장골(엉덩뼈), 좌골(궁둥뼈), 치골(두덩뼈)
17. 좌골(궁둥뼈)
18. 대퇴골(넙다리뼈), 경골(정강뼈), 슬개골(무릎뼈)
19. 경골(정강뼈), 비골(종아리뼈), 거골(목말뼈)
20. 종골(발꿈치뼈)

제3장 … 근육계

1. 인체근육

1) 앞면

(1) 흉쇄유돌근(목빗근, sternocleidomastoid m.)
(2) 삼각근(어깨세모근, deltoid m.)
(3) 대흉근(큰가슴근, pectoralis major m.)
(4) 전거근(앞톱니근, serratus anterior m.)
(5) 상완이두근(위팔두갈래근, biceps brachii m.)
(6) 외복사근(배바깥빗근, external abdominal oblique m.)
(7) 봉공근(넙다리빗근, sartorius m.)
(8) 대퇴사두근(넙다리네갈래근, quadriceps femoris m.)
(9) 전경골근(앞정강근, tibialis anterior m.)

2) 뒷면

(1) 승모근(등세모근, trapezius m.)
(2) 광배근(넓은등근, latissimus dorsi m.)
(3) 외복사근(배바깥빗근, external abdominal oblique m.)
(4) 대둔근(큰볼기근, gluteus maximus m.)
(5) 박근(두덩정강근, gracilis m.)
(6) 종골건(발꿈치힘줄)-아킬레스힘줄(calcaneus tendon(Achilles' tendon))
(7) 가자미근(soleus m.)
(8) 장비골근(긴종아리근, peroneus longus m.)
(9) 비복근(장딴지근, gastrocnemus m.)
(10) 반막양근(반막모양근, semimembranosus m.)
(11) 대퇴이두근(넙다리두갈래근, biceps femoris m.)
(12) 반건양근(반힘줄모양근, semitendinosus m.)
(13) 광배근(넓은등근, latissimus dorsi m.)
(14) 상완상두근(위팔세갈래근, triceps brachii m.)
(15) 소원근(작은원근, teres minor m.)

3) 옆면

(1) 측두근(관자근, temporalis m.)
(2) 흉쇄유돌근(목빗근, sternocleidomastoid m.)
(3) 승모근(등세모근, trapezius m.)
(4) 삼각근(어깨세모근, deltoid m.)
(5) 상완삼두근(위팔세갈래근, triceps brachii m.)
(6) 중둔근(중간볼기근, gluteus medius m.)
(7) 대둔근(큰볼기근, gluteus maximus m.)
(8) 대퇴이두근(넙다리두갈래근, biceps femoris m.)
(9) 외쪽광근(가쪽넓은근, vastus lateralis m.)
(10) 비복근(장딴지근, gastrocnemius m.)
(11) 장비골근(긴종아리근, peroneus longus m.)
(12) 가자미근(soleus m.)
(13) 종골건(발꿈치힘줄)-아킬레스힘줄(calcaneus tendon(Achilles tendon))
(14) 전경골근(앞정강근, tibialis anterior m.)
(15) 대퇴직근(넙다리곧은근, rectus femoris m.)
(16) 복직근(배곧은근, rectus abdominis m.)
(17) 외복사근(배바깥빗근, external abdominal oblique m.)
(18) 전거근(앞톱니근, serratus anterior m.)
(19) 대흉근(큰가슴근, pectoralis major m.)
(20) 전두근(이마근, frontalis m.)

2. 얼굴과 목부위근육

- 옆면

(1) 모상건막(머리덮개널힘줄, galea aponeurosis)
(2) 측두근(관자근, temporalis m.)
(3) 안륜근(눈둘레근, orbicularis oculi m.)
(4) 상순거근(위입술올림근, levator labii superioris m.)
(5) 협근(볼근, buccinator m.)
(6) 구륜근(입둘레근, orbicularis oris m.)
(7) 광경근(넓은목근, platysma m.)
(8) 흉쇄유돌근(목빗근, sternocleidomastoid m.)
(9) 교근(깨물근, masseter m.)
(10) 후두근(뒤통수근, occipitalis m.)

- 앞면

(1) 추미근(눈썹주름근, corrugator supercilii m.)
(2) 비근근(눈살근, procerus m.)
(3) 구각거근(입꼬리올림근, levator anguli oris m.)
(4) 협근(볼근, buccinator m.)
(5) 하순하체근(아래입술내림근, depressor labii inferior m.)
(6) 광경근(넓은목근, platysma m.)
(7) 구각하체근(입꼬리내림근, depressor anguli oris m.)
(8) 구륜근(입둘레근, orbicularis oris m.)
(9) 소근(입꼬리당김근, risorius m.)
(10) 소권골근(작은광대근, zygomaticus minor m.)
(11) 대권골근(큰광대근, zygomaticus major m.)
(12) 안륜근(눈둘레근, orbicularis oculi m.)

3. 저작근(씹기근육)

(1) 측두근(관자근, temporalis m.)
(2) 교근(깨물근, masseter m.)
(3) 외측익돌근(가쪽날개근, lateral pterygoid m.)
(4) 내칙익돌근(안쪽날개근, medial pterygoid m.)

4. 목부위근육

(1) 악이복근(두힘살근 digastric m.)(뒤힘살 posterior belly)

(2) 악설골근(혀목뿔근, mylohyoid m.)
(3) 악이복근(두힘살근 digastric m.)(앞힘살 anterior belly))
(4) 갑상설골근(방패목뿔근, thyrohyoid m.)
(5) 흉골설골근(복장목뿔근, sternohyoid m.)
(6) 승모근(등세모근, trapezius m.)
(7) 견갑설골근(어깨목뿔근, omohyoid m.)
(8) 중사각근(중간목갈비근, middle scalene m.)
(9) 후사각근(뒤목갈비근, posterior scalene m.)
(10) 견갑거근(견갑올림근, levator scapular m.)
(11) 흉쇄유돌근(목빗근, sternocleidomastoid m.)

5. 가슴근육

1) 얕은가슴근육

(1) 쇄골하근(빗장밑근, subclavius m.)
(2) 삼각근(어깨세모근, deltoid m.)
(3) 소흉근(작은가슴근, pectoralis minor m.)
(4) 전거근(앞톱니근, serratus anterior m.)
(5) 백선(백색선, linea alba)
(6) 외복사근(배바깥빗근, external abdominal oblique m.)
(7) 상완이두근(위팔두갈래근, biceps brachii m.)
(8) 대흉근(큰가슴근 pectoralis major m.)
(9) 삼각근(어깨세모근, deltoid m.)
(10) 승모근(등세모근, trapezius m.)
(11) 흉쇄유돌근(목빗근, sternocleidomastoid m.)

2) 깊은가슴근육

(1) 내늑간근(속갈비사이근, internal intercostals m.)
(2) 외늑간근(바깥갈비사이근, external intercos-tals m.)
(3) 소흉근(작은가슴근, pectoralis minor m.)
(4) 외늑간근(바깥갈비사이근, external intercos-tals m.)
(5) 내늑간근(속갈비사이근, internal intercostals m.)

6. 배벽근육

(1) 백선(배백선, linea alba)
(2) 외복사근(배바깥빗근, external abdominal oblique m.)
(3) 복횡근(배가로근, transverse abdominis m.)
(4) 복직근초(배곧은근집, rectus sheath)
(5) 복직근(배곧은근, rectus abdominis m.)
(6) 추체근(배세모근, pyramidalis m.)
(7) 내복사근(배속빗근, internal abdominal oblique m.)
(8) 복직근(배곧은근, rectus abdominis m.)
(9) 대흉근(큰가슴근, pectoralis major m.)
(10) 승모근(등세모근, trapezius m.)
(11) 흉쇄유돌근(목빗근, sternocleidomastoid m.)

7. 등근육

1) 얕은 등근육

(1) 승모근(등세모근, trapezius m.)
(2) 삼각근(어깨세모근, deltoid m.)
(3) 대원근(큰원근, teres major m.)
(4) 대능형근(큰마름모근, rhomboideus major m.)
(5) 극하근(가시아래근, infraspinatus m.)

2) 깊은 등근육

(1) 소능형근(작은마름모근, rhomboideus mimor m.)
(2) 대원근(큰원근, teres major m.)
(3) 하후거근(아래 뒤 톱니근, posterior inferior serrtus m.)

8. 상지굽힘근

1) 얕은층근육

(1) 삼각근(어깨세모근, deltoid m.)
(2) 오훼상완근(부리위팔근, coracobrachialis m.)
(3) 상완이두근(위팔두갈래근, biceps brachii m.)
(4) 상완근(위팔근, brachialis m.)
(5) 완요근(위팔노근, brachioradialis m.)
(6) 단무지외전근(짧은엄지벌림근, abductor pollicis brevis m.)
(7) 충양근(벌레근, lumbricalis m.)
(8) 천지굴근(얕은손가락굽힘근, flexor digitorum superficalis m.(tendon))
(9) 소지대립근(새끼맞섬근, opponens digiti minimi m.)
(10) 단소지굴근(짧은새끼굽힘근, flexor digiti minimi brevis m.)
(11) 소지외전근(새끼벌림근, abductor digiti minimi m.)

(12) 굴근지대(굽힘근지지띠, flexor retinaculum)
(13) 천지굴근(얕은손가락굽힘근, flexor digitorum superficialis m.)
(14) 척추수근굴근(자쪽손목굽힘근, flexor carpi ulnaris m.)
(15) 요측수근굴근(노쪽손목굽힘근, flexor carpi radialis m.)
(16) 장장근(긴손바닥근, palmaris longus m.)
(17) 원회내근(원엎침근, pronator teres m.)
(18) 상완삼두근(위팔세갈래근, triceps brachii m.)
(19) 대흉근(큰가슴근, pectoralis major m.)

2) 깊은층근육

(1) 삼각근(어깨세모근, deltoid m.)
(2) 대흉근(큰가슴근, pectoralis major m.)
(3) 상완근(위팔근, brachialis m.)
(4) 상완요골근(위팔노근, brachioradialis m.)
(5) 장요측수근신근(긴노쪽손목폄근, extensor carpi redialis longus m.)
(6) 원회내근(원엎침근, pronator teres m.)
(7) 장무지굴근(긴엄지굽힘근, flexor pollicis longus m.)
(8) 단무지신근(짧은엄지펴짐근, extensor pollicis brevis m.)
(9) 요측수근굴근(노쪽손목굽힘근, flexor carpi radialis m.)
(10) 심지굴근(깊은손가락굽힘근, flexor digitorum profundus m.)
(11) 오훼상완근(부리위팔근, coracobrachialis m.)
(12) 견갑하근(어깨밑근, subscapularis m.)

9. 상지의 펴짐근

1) 얕은층근육

(1) 승모근(등세모근, trapezius m.)
(2) 대원근(큰원근, teres major m.)
(3) 광배근(넓은등근, latissimus dorsi m.)
(4) 주근(팔꿈치근, anconeus m.)
(5) 척측수근굴근(자쪽손목굽힘근, flexor carpi ulnaris m.)
(6) 척측수근신근(자쪽손목폄근, extensor carpi ulnaris m.)
(7) 소지신근(새끼펴짐근, extensor digiti minimi m.)
(8) 신근지대(펴짐근지지띠, extensor pollicis longus m.)
(9) 소지외전근(새끼벌림근, abductor digiti minimi m.)
(10) 장무지신근(긴엄지펴짐근, extensor pollicis longus m.)
(11) 단요측수근신근(짧은노쪽손목폄근, extensor carpi ridialis brevis m.)
(12) 장요측수근신근(긴노쪽손목폄근, extensor carpi redialis longus m.)
(13) 상완이두근(위팔두갈래근, biceps brachii m.)
(14) 상완삼두근(위팔세갈래근, triceps brachii m.)
(15) 소원근(작은원근, teres minor m.)
(16) 삼각근(어깨세모근, deltoid m.)

2) 깊은층 근육

(1) 소원근(작은원근, teres minor m.)
(2) 상완삼두근(위팔세갈래근, triceps brachii m.)
(3) 완요근(위팔노근, brachioradialis m.)
(4) 장요측수근신근(긴노쪽손목폄근, extensor carpi radialis longus m.)
(5) 단요측수근신근(짧은노쪽손목폄근, extensor carpi radialis brevis m.)
(6) 장무지외전근(긴엄지벌림근, abductor pollicis longus m.)
(7) 단무지신근(짧은엄지폄근, extensor pollicis brevis m.)
(8) 지신근(손가락폄근, extensor digitorum m.)
(9) 배측골간근(등쪽뼈사이근, dorsal interosseous m.)
(10) 장무지신근(긴엄지펴짐근, extensor pollicis longus m.)
(11) 척측수근신근(자쪽손목폄근, extensor carpi ulnaris m.)
(12) 척측수근굴근(자쪽손목굽힘근, flexor carpi ulnaris m.)
(13) 주근(팔꿈치근, anconeus m.)
(14) 대원근(큰원근, teres major m.)
(15) 극하근(가시아래근, infraspinatus m.)

10. 하지굽힘근육

1) 얕은층 근육

(1) 중둔근(중간볼기근, gluteus medius m.)
(2) 대둔근(큰볼기근, gluteus maximus m.)
(3) 대퇴이두근(넙다리두갈래근, bixeps femoris m.)
(4) 비복근(장딴지근, gastrocnemius m.)
(5) 종골건(발꿈치힘줄(아킬레스힘줄), calcaneal tendon(Achilles tendon))
(6) 가자미근(soleus m.)
(7) 봉공근(넙다리빗근, sartorius m.)
(8) 반막양근(반막모양근, semimembranosus m.)
(9) 반건양근(반힘줄모양근, semitendinosus m.)
(10) 박근(두덩정강근, gracilis m.)

2) 깊은층 근육

(1) 중둔근(중간볼기근, gluteus medius m.)
(2) 내폐쇄근(속폐쇄근, internal obturator m.)
(3) 대둔근(큰볼기근, gltueus maximus m.)
(4) 대퇴사각근(넙다리네모근, quadratus femoris m.)
(5) 대내전근(큰모음근, adductor magnus m.)
(6) 대퇴이두근(넙다리두갈래근, biceps femoris m.)
(7) 족척근(장딴지빗근, plantaris m.)
(8) 가자미근(soleus m.)
(9) 반건양근(반힘줄모양근, semitendinosus m.)
(10) 박근(두덩정강근, gracilis m.)
(11) 반막양근(반막모양근, semimembranosus m.)
(12) 반건양근(반힘줄모양근, semitendinosus m.)
(13) 대둔근(큰볼기군, gltueus maximus m.)

11. 하지펴짐근육

1) 얕은층 근육

(1) 서혜인대(샅고광인대, inguinal ligament)
(2) 치골근(두덩근, pectineus m.)
(3) 장내전근(긴모음근, adductor longus m.)
(4) 박근(두덩정강근, gracilis m.)
(5) 내측광근(안쪽넓은근, vastus medialis m.)
(6) 비복근(장딴지근, gastrocnemius m.)
(7) 가자미근(soleus m.)
(8) 장지신근(긴발가락펴짐근, extensor digitorum longus m.)
(9) 단비골근(짧은종아리근, peroneus brevis m.)
(10) 전경골근(앞정강근, tibialis anterior m.)
(11) 장비골근(긴종아리근, peroneus longus m.)
(12) 외측광근(가쪽넓은근, vastus lateralis m.)
(13) 대퇴직근(넙다리곧은근, rectus femoris m.)
(14) 봉공근(넙다리빗근, sartorius m.)
(15) 대퇴근막장근(넙다리근막긴장근, tensor fascia latae m.)

2) 깊은층 근육

(1) 장내전근(긴모음근, adductor longus m.)
(2) 대내전근(큰모음근, adductor magnus m.)
(3) 내측광근(안쪽넓은근, vastus medialis m.)
(4) 가자미근(soleus m.)
(5) 장지신근(긴발가락펴짐근, extensor digitorum longus m.)
(6) 장무지신근(긴엄지펴짐근, extensor pollicis longus m.)
(7) 단비골근(짧은종아리근, peroneus brevis m.)
(8) 장비골근(긴종아리근, peroneus longus m.)
(9) 외측광근(가쪽넓은근, vastus lateralis m.)
(10) 중간광근(중간넓은근, vastus intermedius m.)
(11) 대퇴근막장근(넙다리근막긴장근, tensor fascia latae m.)

< 연습 문제 >

p.71

1. 저작근(씹기근육)
2. 봉공근(넙다리빗근), 대퇴사두근(넙다리네갈래근), 대퇴직근(넙다리곧은근), 외측광근(가쪽넓은근), 내측광근(안쪽넓은근), 중간광근(중간넓은근), 신경: 대퇴신경(넙다리신경)
3. 비복근(장딴지근), 넙치근(가자미근)
4. 측두골(관자뼈)의 유양돌기(꼭지돌기)
5. 측두근(관자근),교근(깨물근),내측익돌근(안쪽날개근),외측익돌근(가쪽날개근):하악신경(아래턱신경)
6. 안면신경(얼굴신경)
7. 흉쇄유돌근(목빗근)
8. 흡기(들숨)
9. 서혜인대(샅고랑인대)

10. 대흉근(큰가슴근)
11. 상완이두근(위팔두갈래근), 상완근(위팔근), 오훼완근(부리위팔근)
12. 상완삼두근(위팔세갈래근), 주근(팔꿈치근)
13. 삼각근(어깨세모근)
14. 대퇴직근(넙다리곧은근), 중간광근(중간넓은근), 내측광근(안쪽넓은근), 외측광근(가쪽넓은근)
15. 대퇴신경(넙다리신경)
16. 봉공근(넙다리빗근)
17. 대둔근(큰볼기근)
18. 대퇴이두근(넙다리두갈래근), 반건양근(반힘줄모양근), 반막양근(반막모양근)
19. 비복근(장딴지근), 가자미근
20. 비복근(장딴지근), 가자미근

제4장 … 순환계

1. 혈액순환의 모식도

(1) 폐정맥(허파정맥, pulmonary veins)
(2) 총경동맥(온목동맥, common carotid and subclavian artry)
(3) 대동맥(aorta)
(4) 복강동맥. 장간막동맥(celiac trunk and mesenteric artery)
(5) 내외(속바깥)장골정맥(internal and external iliac vein)
(6) 신장정맥(콩팥정맥, renal vein)
(7) 간정맥(hepatic vein)
(8) 하대정맥(아래대정맥, inferior vena cava)
(9) 폐동맥(허파동맥, pulmonary trunk)
(10) 상대정맥(위대정맥, superior vena cava)

2. 인체혈관계통 모식도

(1) 좌총경동맥(왼온목동맥, left common carotid a.)
(2) 좌쇄골하동맥(왼빗장밑동맥, left subclavian a.)
(3) 대동맥궁(대동맥활, aorta arch)
(4) 액와동맥(겨드랑동맥, axillary a.)
(5) 상완동맥(위팔동맥, brachial a.)
(6) 흉대동맥(가슴대동맥, thoracic aorta)
(7) 슬와동맥(오금동맥, poplteal a.)
(8) 후경골동맥(뒤정강동맥, posterior tibial a.)
(9) 비골동맥(종아리동맥, peroneal a.)
(10) 대퇴동맥(넙다리동맥, femoral a.)
(11) 외장골동맥(바깥엉덩동맥, external iliac a.)
(12) 내장골동맥(속엉덩동맥, internal iliac a.)
(13) 척골동맥(자동맥, ulnar a.)
(14) 총장골동맥(온엉덩동맥, common iliac a.)
(15) 요골동맥(노동맥, radial a.)
(16) 복대동맥(배대동맥, abdominal aorta)
(17) 복강동맥(celiac trunk)
(18) 우관상동맥(오른심장동맥, right coronary a.)
(19) 상행대동맥(오름대동맥, ascending aorta)
(20) 완두동맥(팔머리동맥, brachiocephalic a.)
(21) 쇄골하동맥(쇄골밑동맥, subclavian a.)
(22) 총경동맥(온목동맥, common carotid a.)
(23) 추골동맥(척추동맥, vertebral a.)
(24) 외경동맥(바깥목동맥, external carotid a.)
(25) 내경동맥(속목동맥, internal carotid a.)

3. 심장바깥구조

1) 심장 앞면

(1) 대동맥궁(대동맥활, aortic arch)
(2) 좌쇄골하동맥(왼빗장밑동맥, left subclavian a.)
(3) 좌총경동맥(왼온목동맥, left common carotid a.)
(4) 완두동맥(팔머리동맥, brachiocephalic a.)
(5) 상대정맥(위대정맥, superior vena cava)
(6) 상행대동맥(오름대동맥, ascending aorta)
(7) 폐동맥(허파동맥, pulmonary a.)
(8) 우심실(오른심실, right ventricle)
(9) 좌심실(왼심실, left ventricle)
(10) 좌폐정맥(왼쪽허파정맥, left pulmonary a.)

2) 심장 뒷면

(1) 상대정맥(위대정맥, superior vena cava)
(2) 우폐동맥(오른허파동맥, right pulmonary a.)
(3) 우폐정맥(오른허파정맥. right pulmonary v.)
(4) 우심방(오른심방, right atrium)
(5) 하대정맥(아래대정맥, interior vena cava)
(6) 우심실(오른심실, right ventricle)

(7) 관상정맥동(심장정맥동굴, coronary sinus)
(8) 좌심방(왼심방, left atrium)
(9) 대동맥궁(대동맥활, aortic arch)
(10) 좌쇄골하동맥(왼빗장밑동맥, left subclavian a.)
(11) 좌총경동맥(왼온목동맥, left common carotid a.)
(12) 완두동맥(팔머리동맥, brachiocephalic trunk)

4. 심장내부구조

1) 심장 오른쪽

(1) 좌총경동맥(왼온목동맥, left common carotid a.)
(2) 좌쇄골하동맥(왼빗장밑동맥, left subclavian a.)
(3) 대동맥궁(대동맥활, aortic arch)
(4) 상행대동맥(오름대동맥, ascending aorta)
(5) 우심이(오른쪽심방귀, right auricle)
(6) 우관상동맥(오른심장동맥, right coronary a.)
(7) 우심실(오른심실, right ventricle)
(8) 관상정맥동(심장정맥동굴, coronary sinus)
(9) 난원와(타원오목, fossa ovalis)
(10) 상대정맥(위대정맥, superior vena cava)
(11) 완두동맥(팔머리동맥, brachoipcephalic trunk)

2) 왼쪽 심장

(1) 좌쇄골동맥(왼빗장동맥, left subclavian a.)
(2) 좌총경동맥(왼온옥동맥, left common carotid a.)
(3) 완두동맥(팔머리동맥, brachiocephailc trunk)
(4) 상대정맥(위대정맥, superior vena cava)
(5) 기정맥(홀정맥, azygos v.)
(6) 우폐동맥(오른허파동맥, right pulmonary a.)
(7) 폐정맥(허파정맥, pulmonary v.)
(8) 좌심방(왼심방, left atrium)
(9) 관상정맥동(심장정맥동굴, coronary sinus)
(10) 하대정맥(아래대정맥, inferior vena cava)
(11) 좌관장동맥(왼심장동맥, left coronary a.)
(12) 좌폐동맥(왼허파동맥, left pulmonary a.)

5. 심장자극전도계

(1) 동방결절(굴심방결절, sinoatrial node)
(2) 심방심실결절(방실결절, atrioventricular node)
(3) 방실속(방실다발, atrioventricular bundle)
(4) 푸르키니에섬유(심장전도근육섬유, Purkinje's fibers)

6. 심장판막과 동맥

(1) 폐동맥(허파동맥, pulmonary vavle)
(2) 우관상동맥(오른심장동맥, right coronary a.)
(3) 우방실판(오른방실판막, 삼첨판막, right atrioventricular valve(tricuspid valve)
(4) 좌관상동맥(왼심장동맥, left coronary a.)

7. 심장관상순환

1) 심장 앞면

(1) 좌관상동맥(왼심장동맥, left coronary a.)
(2) 대심장정맥(큰심장정맥, great cardiac v.)
(3) 전심장정맥(앞심장정맥, anterior cardiac v.)
(4) 우관상동맥(오른심장동맥, right coronary a.)

2) 심장뒷면

(1) 우폐동맥(오른허파동맥, right pulmonary a.)
(2) 우폐정맥(오른허파정맥. right pulmonary v.)
(3) 우관상동맥(오른심장동맥, right coronary a.)
(4) 중심장정맥(중간심장정맥, middle cardiac v.)
(5) 관상정맥동(심장정맥동굴, coronary sinus)
(6) 좌심방(왼쪽심방, left atrium)

8. 머리, 목, 부위동맥

(1) 전맥락동맥(앞맥락막동맥 anterior choroid a.)
(2) 안동맥(눈동맥, opthalmic a.)
(3) 상악동맥(위턱동맥, maxillary a.)
(4) 안면동맥(얼굴동맥, facial a.)
(5) 설동맥(혀동맥. lingual a.)
(6) 상갑상선동맥(위갑상샘동맥, superior thyroid a.)
(7) 추골동맥(척추동맥, verterbral a.)
(8) 외경동맥(바깥목동맥, external carotid a.)
(9) 내경동맥(속목동맥, internal carotid a.)
(10) 후두동맥(뒤통수동맥, occipital a.)
(11) 천추두동맥(얕은관자동맥, superficial temporal a.)

9. 뇌의 동맥분포

(1) 전대뇌동맥(앞대뇌동맥, anterior cerebral a.)
(2) 전교통동맥(앞교통동맥, anterior communicat-

ing a.)
(3) 중대뇌동맥(중간대뇌동맥, middle cerebral a.)
(4) 추골동맥(척추동맥, vertebral a.)
(5) 뇌저동맥(뇌바닥동맥, basilar a.)
(6) 후대뇌동맥(뒤대뇌동맥, posterior cerebral a.)
(7) 후교통동맥(뒤교통동맥, posterior communi-cating a.)

10. 상지동맥

(1) 완두동맥(팔머리동맥, brachiocephalic trunk)
(2) 액와동맥(겨드랑동맥, axillary a.)
(3) 척골동맥(자동맥, ulnar a.)
(4) 정중동맥(median a.)
(5) 천장동맥궁(얕은손바닥동맥, superficial palmar arch)
(6) 요골동맥(노동맥, radial a.)
(7) 상완동맥(위팔동맥, brachial a.)

11. 가슴동맥과 배대동맥

1) 가슴과 복부

(1) 기관지동맥(bronchial a.)
(2) 늑간동맥(갈비사이동맥, intercostal a.)
(3) 복강동맥(celiac trunk)
(4) 비장동맥(지라동맥, splenic a.)
(5) 상장간막동맥(위창자간막동맥, superior mesenteric a.)
(6) 하장간막동맥(아래창자간막동맥, inferior mesenteric a.)
(7) 외장골동맥(바깥엉덩동맥, external ilica a.)
(8) 내장골동맥(속엉덩동맥, internal iliac a.)
(9) 총장골동맥(온엉덩동맥, common iliac a.)
(10) 복대동맥(abdominal aorta)
(11) 신장동맥(콩팥동맥, renal a.)
(12) 부신동맥(결콩팥, suprarenal a.)
(13) 하횡격막동맥(아래가로막동맥, inferior phrenic a.)
(14) 심막동맥(심장막동맥, pericardial a.)

2) 소화기계 동맥

(1) 좌위동맥(왼위동맥, left gastric a.)
(2) 비장동맥(지라동맥, splenic a.)
(3) 위대망동맥(위그물막동맥, gastroepiploic a.)
(4) 하장간막동맥(아래창자간막동맥, inferior mesenteric a.)
(5) 외장골동맥(바깥엉덩동맥, external iliac a.)
(6) 내장골동맥(속엉덩동맥, internal iliac a.)
(7) 위쪽이지장동맥(위샘창자동맥, gastroduodenal a.)
(8) 상장간막동맥(위창자간막동맥, superior mesenteric a.)
(9) 간동맥(hepatic a.)
(10) 복강동맥(celiac trunk)

12. 골반과 회음동맥

(1) 외장골동맥(바깥엉덩동맥, external iliac a.)
(2) 내장골동맥(속엉덩동맥, internal iliac a.)
(3) 중천골동맥(중간엉치동맥, middle sacral a.)
(4) 외천골동맥(바깥엉치동맥, laterral sacral a.)
(5) 중직장동맥(중간곧창자동맥, middle rectal a.)
(6) 하방광동맥(아래방광동맥, inferior vesical a.)
(7) 심장골회선(깊은엉덩휘돌이동맥, deep iliac circumflex a.)

1) 남성골반 동맥

(1) 복대동맥(배대동맥, abdominal aorta)
(2) 고환동맥(testicular a)
(3) 내장골동맥(속엉덩동맥, internal iliac a.)
(4) 외장골동맥(바깥엉덩동맥, external iliac a.)

2) 여성골반 동맥

(1) 복대동맥(배대동맥, abdominal aorta)
(2) 난소동맥(ovarian a.)
(3) 난소동맥(ovarian a.)
(4) 내장골동맥(속엉덩동맥, internal iliac a.)
(5) 외장골동맥(바깥엉덩동맥, external iliac a.)
(6) 상둔부동맥(위볼기동맥, superior gluteal a.)
(7) 자궁동맥(uterine a.)
(8) 질동맥(vaginal a.)
(9) 속음부동맥(internal pudendal a.)

13. 하지동맥

(1) 정중천골동맥(정중엉치동맥,median sacral a.)
(2) 내장골동맥(속엉덩동맥, internal iliac a.)

(3) 슬와동맥(오금동맥, popliteal a.)
(4) 후경골동맥(뒤정강동맥, posterior tibial a.)
(5) 비골동맥(종아리동맥, fibular a.)
(6) 후경골동맥(뒤정강동맥, posterior tibial a.)
(7) 전경골동맥(앞정강동맥, anterior tibial a.)
(8) 대퇴동맥(넙다리동맥, femoral a.)

14. 전신의주요정맥

(1) 상시상정동맥(위시상정맥굴, superior sagittal sinus)
(2) s상정맥동(구불정맥굴, sigmoid sinus)
(3) 외경정맥(바깥목정맥, external jugular v.)
(4) 내경정맥(속목정맥, internal jugular v.)
(5) 완두정맥(팔머리정맥, ,brachiocephalic v.)
(6) 상대정맥(위대정맥, superior vena cava)
(7) 주정중피정맥(팔오금중간정맥, mdian cubital v.)
(8) 간문맥(hepatic portal v.)
(9) 총장골정맥(온엉덩정맥, common iliac v.)
(10) 대복재정맥(큰두렁정맥, great saphenous v.)
(11) 소복재정맥(작은두렁정맥, small saphenous v.)
(12) 전경골정맥(앞정강정맥, anterior tibial v.)
(13) 후경골정맥(뒤정강정맥, posterior tibial v.)
(14) 슬와정맥(오금정맥, popliteal v.)
(15) 대퇴정맥(넙다리정맥, femoral v.)
(16) 외장골정맥(바깥엉덩정맥, external iliac v.)
(17) 내장골정맥(속엉덩정맥, internal iliac v.)
(18) 척측피정맥(자쪽피부정맥, basilic v.)
(19) 상완정맥(위팔정맥, brachial v.)
(20) 액와정맥(겨드랑정맥, axillary v.)
(21) 좌쇄골하정맥(왼빗장뼈밑정맥, subclarvian v.)

15. 머리와 목 부위정맥

(1) 상악정맥(위턱정맥, maxillary v.)
(2) s상정맥동(구불정맥동굴, sigmoid sinus)
(3) 안면정맥(얼굴정맥, facial v.)
(4) 내경정맥(속목정맥, internal jugular v.)
(5) 외경정맥(바깥목정맥, external jugular v.)
(6) 추골정맥(척추정맥, vertebral v.)
(7) 횡정맥동(가로정맥동굴, transverse sinus)
(8) 정맥동교회(정맥동굴합류, confluence of sinus)
(9) 직정맥동(곧은정맥동굴, straight sinus)
(10) 하시상정맥동(아래시상정맥동굴, interior sagittal sinus)

16. 흉곽(가슴우리)에 분포하는 정맥

(1) 내경정맥(속목정맥, internal jugular v.)
(2) 완두정맥(팔머리정맥, brachiocephalic v.)
(3) 요측피정맥(노쪽피부정맥, cephalic v.)
(4) 후늑간정맥(뒤갈비사이정맥, posterior intercostal v.)
(5) 하반기정맥(아래반홀정맥, interior hemiazygos v.)
(6) 기정맥(홀정맥, azygos v.)
(7) 척측피정맥(자쪽피부정맥, basilic v.)
(8) 상완정맥(위팔정맥, brachial v.)
(9) 액와정맥(겨드랑정맥, axillary v.)
(10) 상대정맥(위대정맥, superior vena cava)
(11) 쇄골하정맥(빗장밑정맥, subclavian v.)
(12) 외경정맥(바깥목정맥, external jugular v.)

17. 복부에 분포하는 정맥

- 윗그림

(1) 좌위정맥(왼쪽위정맥, left gastric v.)
(2) 우위정맥(오른쪽위정맥, right gastric v.)
(3) 비장정맥(지라정맥, splenic v.)
(4) 하장간막정맥(아래창자간막정맥, inferior mesenteric v.)
(5) 상장간막정맥(위창자간막정맥, superior mesenteric v.)
(6) 문맥 portal v.

- 아랫그림

(1) 좌부신정맥(왼부신정맥, left suprarenal v.)
(2) 신장정맥(콩팥정맥, renal v.)
(3) 총장골정맥(온엉덩정맥, common iliac v.)
(4) 내장골정맥(속엉덩정맥, internal iliac v.)
(5) 외장골정맥(바깥엉덩정맥, external ilica v.)
(6) 우생식기정맥(오른생식기정맥, right gonadal v.)
(7) 우부신정맥(오른부신정맥, right suprarenal v.)

(8) 하대정맥(아래대정맥, inferior vena cava)

18. 팔과 어깨의 정맥

(1) 우수근정맥(오른손목정맥, right internal jugular v.)
(2) 우외경정맥(오른바깥목정맥 right external jugular v.)
(3) 우쇄골하정맥(오른빗장밑정맥, right subcla-rvian v.)
(4) 우완두정맥(오른팔머리정맥, right brachio-cephalic v.)
(5) 액와정맥(겨드랑정맥, axillary v.)
(6) 상완정맥(위팔정맥, brachial v.)
(7) 요측피정맥(노쪽피부정맥, cephalic v.)
(8) 척측피정맥(자쪽피부정맥, basilic v.)
(9) 요골정맥(노정맥, radial v.)
(10) 척골정맥(자정맥, ulnar v.)
(11) 전완정중피정맥(아래팔중간피부정맥, inter-mediate v. of forearm)

19. 하지정맥

(1) 내장골정맥(속엉덩정맥, internal iliac v.)
(2) 대퇴정맥(넙다리정맥, femoral v.)
(3) 대복재정맥(큰두렁정맥, great saphenous v.)
(4) 전경골정맥(앞정강정맥, anterior tibial v.)
(5) 소복재정맥(작은두렁정맥, small saphenous v.)
(6) 비정맥(종아리정맥, peroneal v.)
(7) 후경골정맥(뒤정강정맥, posterior tibial v.)
(8) 외측족척정맥(가쪽발바닥정맥, lateral plantar v.)

20. 태아순환

(1) 동맥관 ductus arteriosus
(2) 상대정맥(위대정맥, superior vena cava)
(3) 제대정맥(배꼽정맥, umbilical v.)
(4) 제대동맥(배꼽동맥, umbilical a)

21. 전신의 림프계통

(1) 림프절(lymph nodes)
(2) 흉관(가슴림프관, thoracic duct)
(3) 림프절(lymph nodes)
(4) 림프관(lymphatic vessels)
(5) 림프절(lymph node)
(6) 림프절(lymph nodes)
(7) 흉선(가슴샘, thymus)

1) 전신의 림프절 및 림프관

(1) 흉관(가슴림프관, thoracic duct)
(2) 액와림프절(겨드랑림프절, axillary node)
(3) 유미건(가슴림프관팽대, cisterna chyli)
(4) 대동맥근처림프절(대동맥옆림프절, para-aortic node)
(5) 서혜림프절(샅굴림프절, inguinal node)

2) 머리 목부위 림프절

(1) 후두림프절 occipital nodes
(2) 후이개림프절(귀바퀴림프절, retroauricular or posterior auricular nodes)
(3) 이하선림프절(귀밑샘림프절, parotid nodes)
(4) 경림프절(목림프절, cervical lymph nodes)
(5) 경림프절간(목림프관줄기, jugular trunk)
(6) 악하림프절(턱밑림프절, submandibular nodes)

22. 가슴샘과 비장

1) 흉선(가슴샘)

(1) 흉선(가슴샘, thymus)

2) 비장

(1) 비문(지라문, hilus of spleen)
(2) 비동맥 및 비정맥(지라동맥 및 지라정맥, splenic a. and v.)

3) 림프절의 미세구조

(1) 수입림프관(들림프관, afferent lymph vessel)
(2) 배중심(germinal center)
(3) 피막(capsule)
(4) 수출림프관(날림프관, efferent lymph vessel)
(5) 문(hilus)
(6) 림프동(림프굴, lymph sinus)
(7) 소주(잔기둥, trabecula)
(8) 림프소절(lymphatic nodule)

< 연습 문제 >

p.94

1. 대순환=체순환(온몸순환)

2. 폐동맥(허파동맥)
3. 좌심방(왼심방)
4. 완두동맥(팔머리동맥), 좌총경동맥(왼온목동맥), 좌쇄골하동맥(왼빗장밑동맥)
5. 우심방(오른심방)
6. 관상동맥(심장동맥)
7. 좌심실(왼심실)
8. 폐동맥(허파동맥)
9. 우심방(오른심방)
10. 우심실(오른심실)과 폐동맥(허파동맥) 사이
11. 동방결절(굴심방결절)→방실결절→방실속(방실다발)→프르키니예섬유(심장전도근육섬유)
12. 상행대동맥(오름대동맥)
13. 전대뇌동맥(앞대뇌동맥), 전교통동맥(앞교통동맥), 중대뇌동맥(중간대뇌동맥), 후교통동맥(뒤교통동맥)
14. 후대뇌동맥(뒤대뇌동맥)
15. 기관지동맥
16. 복강동맥
17. 기정맥(홀정맥)
18. 문정맥(간문맥)
19. 요측피정맥(노쪽피부정맥), 척측피정맥(자쪽피부정맥), 전완정중피정맥(아래팔중간정맥), 주정중피정맥(팔오름중간정맥)
20. 비장(지라)

제5장 … 호흡기계

1. 호흡기계

(1) 인두(pharynx)
(2) 기관지(bronchus)
(3) 폐(허파, lung)
(4) 기관(trachea)
(5) 후두(larynx)
(6) 비강(코안, nasai cavity)

2. 비강, 후두, 인두의 구조

(1) 중비갑개(중간코선반, middle nasal concha)
(2) 하비갑개(아래코선반, inferior nasal concha)
(3) 인두편도(pharyngeal tonsil)
(4) 중이관인두구멍(pharyngeal opening of auditory tude)
(5) 구개편도(목구멍편도, palatine tonsil)
(6) 설편도(혀편도, lingual tonsil)
(7) 후인두(후두인두, laryngopharynx)
(8) 후두(larynx)
(9) 후두개(후두덮개, epiglottis)
(10) 구개수(목젖, uvula)
(11) 상·중·하비도(위·중간·아래콧길, superior, middle and inferior nasal meatus)
(12) 전두동(이마굴, forntal sinus)

3. 부비동

(1) 전두동(이마굴, forntal sinus)
(2) 사골동(벌집굴, ethmoidal sinus)
(3) 접형골동(나비굴, sphenoidal sinus)
(4) 상악동(위턱굴, maxillary sinus)

4. 기관과 기관지

(1) 후두(larynx)
(2) 기관(trachea)
(3) 좌폐상엽(왼허파위엽, left lung superior lobe)
(4) 좌폐하엽(왼허파아래엽, left lung inferior lobe)
(5) 우폐중엽(오른허파중간엽, right lung middle lobe)
(6) 종말세기관지 terminal bronchiole
(7) 폐포(허파꽈리, alveolus)
(8) 우폐하엽(오른아래엽, right inferioe lobe)
(9) 엽기관지(lobar bronchus)
(10) 우상엽(오른위엽, right superior lobe)

5. 폐의 위치와 구조

(1) 기관(trachea)
(2) 좌폐상엽(왼허파위엽, upper lobe of left lung)
(3) 좌폐하엽(왼허파아래엽, lower lobe of left lung)
(4) 우폐하엽(오른허파아래엽, lower lobe of right lung)
(5) 중엽(중간엽, middle lobe)
(6) 우폐상엽(오른허파위엽, upper lobe of right lung)
(7) 폐첨(허파꼭대기, apex of lung)

(8) 상엽(위엽, superior lobe)
(9) 전연(앞모서리, anterior margin)
(10) 내측면(세로막면, mediastinal surface)
(11) 하연(아랫모서리, inferior margin)
(12) 횡격면(가로막면, diaphragmatic surface)
(13) 하엽(아랫엽, inferior lobe)
(14) 사열(빗틈새, oblique fissure)
(15) 중엽(중간엽, middle lobe)
(16) 수평열(수평틈새, horizontal fissure)
(17) 상엽(위엽, superior lobe)

6. 종격

(1) 종격(가슴세로칸, mediastinum)
(2) 벽측흉막(벽쪽가슴막, parietal pleura)
(3) 심막강(심장막공간, pericardial cavity)

< 연습 문제 >

p.100
1. 비강(코안)→인두→후두→기관→기관지→세기관지→폐(허파)
2. 폐포(허파꽈리)
3. 구인두(입인두)
4. 연수(숨뇌)
5. 상·중·하비갑개(위·중간·아래코선반)
6. 상악동(위턱굴)
7. 전두동(이마굴), 접형골동(나비굴), 사골동(벌집굴), 상악동(위턱굴)
8. 사골동(벌집굴), 접형골동(나비굴)
9. 중비도 (중간콧길)
10. 제4,5흉추(첫째,다섯째등뼈)
11. 초자연골(유리연골)
12. 2개, 3개
13. 호흡세기관지
14. 갑상연골(방패연골)
15. 종격(가슴세로칸)
16. 우폐(오른허파) 3엽, 좌폐(왼허파) 2엽
17. 폐문(허파문)
18. 중격세포=II형 세포(사이막세포)
19. 폐(허파)
20. 종격중부(중간세로칸)

제6장 … 소화기계

1. 소화기계

(1) 구강(입안, oral cavity)
(2) 혀(tongue)
(3) 인두(pharynx)
(4) 식도(esophagus)
(5) 횡격막(가로막, diaphragm)
(6) 위(stomach)
(7) 췌장(이자, pancreas)
(8) 횡행결장(가로잘록창자, transverse colon)
(9) 하행결장(내림잘록창자, descending colon)
(10) 회장(돌창자, ileum)
(11) S상결장(구불잘록창자, sigmoid colon)
(12) 직장(곧창자, rectum)
(13) 충수(막창자꼬리, vermiform appendix)
(14) 맹장(막창자, cecum)
(15) 상행결장(오름잘록창자, ascending colon)
(16) 우결장곡(오름잘록창자굽이, right colic flexure)
(17) 담낭(쓸개, gallbladder)
(18) 십이지장(샘창자, duodenum)
(19) 간(liver)

2. 구강과 인두의 시상단면

(1) 구개수(목젖, uvula)
(2) 연구개(물렁입천장, soft palate)
(3) 구개편도(목구멍편도, palatine tonsil)
(4) 혀(tongue)
(5) 설편도(혀편도, lingual tonsil)
(6) 구인두(인두입부분, oral part of pharynx)
(7) 후두개(후두덮개, epiglottis)
(8) 후인두(인두후두부분, laryngeal part of pharynx)
(9) 식도(esophagus)

3. 구강의 전면과 혀에 대한 구조

1) 구강

(1) 상순소대(윗입술주름띠, superior labial frenulum)
(2) 구개설궁(입천장혀활, palatoglossal arch)
(3) 구개인두궁(입천장인두활, palatopharyngeal

arch)
(4) 설소대(혀밑주름, lingual frenulum)
(5) 하순소대(아랫입술주름띠, inferior labial frenulum)
(6) 악하선관(턱밑샘관, submandibular duct)
(7) 구개편도(목구멍편도, palatine tonsil)
(8) 구개수(목젖, uvula)
(9) 구개봉선(입천장솔기, palatine raphe)
(10) 치은(잇몸, gingivae gums)

2) 혀

(1) 후두개(후두덮개, epiglottis)
(2) 설편도(혀편도, lingual tonsils)
(3) 구개편도(목구멍편도, palatine tonsil)
(4) 분계구(분계고랑, terminal sulcus)
(5) 유곽유두(성곽유두, vallate papillae)
(6) 엽상유두(잎새유두, foliate papillae)

4. 치아에 대한 구성

1) 구성

(1) 견치(송곳니, canines)
(2) 절치(앞니, incisors)
(3) 소구치(작은어금니, premolars)
(4) 대구치(큰어금니, molars)
(5) 제3대구치(사랑니, wisdom tooth)

2) 조직학적 구조

(1) 치관(치아관, dental crown)
(2) 치근(치아뿌리, dental root)
(3) 법랑질(에나멜질, enamel)
(4) 상아질(dentin)
(5) 치은(잇몸, gums)
(6) 백악질(시멘트질, cement)
(7) 치수(치아속질, dental pulp)

5. 타액선의 종류와 위치

(1) 이하선(귀밑샘, parotid gland)
(2) 악하선(턱밑샘관, submandibular duct)
(3) 악하선(턱밑샘, submandibular gland)
(4) 설화선(혀밑샘, sublingual gland)
(5) 설화소구(혀밑언덕, sublingual caruncle)
(6) 이하선관(귀밑샘관, parotid duct)

6. 식도의 위치와 위명칭

(1) 식도기시부위(식도시작부, 1st narrowing)
(2) 기관분기부위(기관 갈림부, 2nd narrowing)
(3)횡격막관통부위(가로막 관통부위, 3rd narrowing)
(4) 제4, 5흉추(넷째, 다섯째 등뼈(thoracic vertebra)
(5) 제6번경추(여섯째 목뼈, cervical vertebra)

7. 기관, 인두, 식도의 대동맥과의 관계

(1) 윤상연골(반지연골, cricoid cartilage)
(2) 기관(trachea)
(3) 식도(esophagus)
(4) 대동맥(aorta)

8. 위의 부의명칭과 조직학적 구조

(1) 위저(위바닥, fundus)
(2) 대만(큰굽이, greater curvature)
(3) 위점막주름(위주름, gastric fold)
(4) 유문동(날문동굴, pyloric antrum)
(5) 유문괄약근(날문조임근. pyloric sphincter m.)
(6) 내사주층(속빗섬유층, Inner oblique fiber)
(7) 윤주층(돌림층, middle circular fiber)
(8) 종주층(세로층, outer longitudinal fiber)
(9) 분문괄약근(들문조임근, cardiac sphincter m.)
(10) 점액경세포(점액목세포, mucous neck cell)
(11) 벽세포(parietal cell)
(12) 주세포(으뜸세포, chief cell)
(13) 점막하조직(점막밑조직, submucous tissue)
(14) 근층(근육층, muscular layer)

9. 작은창자의 명칭과 조직학적 구조

(1) 십이지장(샘창자, duodenum)
(2) 공장(빈창자, jejunum)
(3) 회장(돌창자, lieum)
(4) 윤상주름(돌림주름, circular fold)
(5) 종주근(세로근육층, longitudinal m. layer)
(6) 윤상근(돌림근육층, circular m. layer)
(7) 점막하조직(점막밑조직, submucous tissue)
(8) 장융모(intestinal villi)
(9) 점막고유층(고유판, lamina propria)

(10) 상피세포(epithelium)
(11) 점막하조직(점막밑조직, submucous tissue)
(12) 윤상근(돌림근육, circular m.)

10. 대장의 부위명칭과 조직학적 구조

(1) 횡행결장(가로잘록창자, transverse colon)
(2) 결장뉴(잘록창자띠, taenia coli)
(3) 하행결장(내림잘록창자, descending colon)
(4) 팽대부(haustrum)
(5) S상결장(구불잘록창자, sigmoid colon)
(6) 직장(곧창자, rectum)
(7) 충수(막창자꼬리, vermiform appendix)
(8) 맹장(막창자, cecum)
(9) 회맹판(돌막창자판막, ileocecal valve)
(10) 상행결장(오름잘록창자, ascending colon)
(11) 우결장곡(오른창자굽이, right colic flexure)
(12) 결장간막(창자간막, mesocolon)
(13) 결장반월주름(결장반달주름, semilunar folds of colon)
(14) 복막수(복막주렁, epiploic appendices)
(15) 대망띠(tenia omentalis)
(16) 상피세포(epithelium)
(17) 장선(장샘, intestinal gland)

11. 간장의 위치와 조직학적 구조

(1) 간(liver)
(2) 위(stomach)
(3) 간관상간막(간관상인대, coronary ligament)
(4) 우엽(오른엽, right lobe)
(5) 겸상건막(낫인대, falciform ligament)
(6) 좌엽(왼엽, left lobe)
(7) 우엽(오른엽, right lobe)
(8) 담낭(쓸개, gallbladder)
(9) 방형엽(네모엽, quadrate lobe)
(10) 좌엽(왼엽, left lobe)
(11) 간관(hepatic duct)
(12) 문정맥(문맥, portal vein)
(13) 미상엽(꼬리엽, caudate lobe)
(14) 총담관(온쓸개관, common bile duct)
(15) 간세포(hepatic cells)
(16) 중심정맥(central vein)
(17) 동양혈관(굴모세혈관, hepatic sinusoids)
(18) 문맥가지(branch of portal vein)

12. 담낭, 췌장, 십이지장의 관계

(1) 담낭(쓸개, gabllbladder)
(2) 담낭관(쓸개관, cystic duct)
(3) 총담관(온쓸개관, common bile duct)
(4) 췌장관(이자관, pancreatic duct)
(5) 췌장(이자, pancreas)
(6) 십이지장윤상주름(샘창자돌림주름, circular fold of duodenum)
(7) 십이지장하행부(샘창자내림부분, descending part of duodenum)
(8) 십이지장상부(샘창자윗부분 superior part of duodenum)
(9) A세포 A cells(alpha cell, α세포 α cell)
(10) B세포 B cells(beta cell, β세포 β cell)
(11) 췌장선포(이자꽈리 pancreatic acinus)

< 연습 문제 >

p.112
1. 구강(입안)→인두→식도→위→소장(작은창자)→대장(큰창자)→항문
2. 점막층→점막하층(점막밑층)→근층(근육층)→장막
3. 구개수(목젖)
4. 유곽유두(성곽유두)
5. 미뢰(맛봉오리)
6. 사랑니
7. 에나멜질(사기질)
8. 이하선(귀밑샘)→악하선(턱밑샘)→설하선(혀밑샘)
9. 이하선(귀밑샘)
10. 제6경추(여섯째목뼈)
11. 위저부(위바닥)
12. 벽세포
13. 각절흔(모패임)
14. 대십이지장유두(큰샘창자유두)
15. 회장(돌창자)
16. 회맹판(돌막창자판막)
17. 공장(빈창자)

18. 맹장 (막창자)
19. 충수(막창자꼬리)
20. 쿠퍼세포

제7장 … 비뇨기계

1. 비뇨기계통을 구성하는 각 기관

(1) 신동맥(콩팥동맥, renal artery)
(2) 신장정맥(콩팥정맥, renal vein)
(3) 요관(ureter)
(4) 방광(urinary bladder)
(5) 요도(urethra)
(6) 신장(콩팥 kidney)

2. 신장의 종단면

(1) 피질(콩팥겉질, cortex)
(2) 신추체(콩팥피라밋, renal pyramids)
(3) 소신배(작은술잔, minor calyx)
(4) 신주(콩팥기둥, renal columns)
(5) 신장피막(콩팥피막, renal capsule)
(6) 신유두(콩팥유두, renal papillae)
(7) 신우(콩팥깔대기, renal pelvis)
(8) 신동맥(콩팥동맥, renal artery)
(9) 엽간동맥(엽사이동맥, interlobar arteris)
(10) 소엽간동맥(소엽사이동맥, interlobular arteris)

3. 신장내부 미세구조

(1) 집합관(집합세관, collecting tubule)
(2) 근위곡세뇨관(토리쪽곱슬세관, proximal convoluted tuble)
(3) 사구체(토리, glomerulus)
(4) 원위곡세뇨관(먼쪽곱슬세관, distal convoluted tubule)
(5) 오름헨레고리(콩팥세관고리, ascending loop of Henle)
(6) 사구체(토리, glomerulus)
(7) 수출소동맥(날토리세동맥, efferent arteriole)
(8) 사구체낭(토리주머니, glomerular capsule)
(9) 원위곡세뇨관(먼쪽곱슬세관, distal convoluted tubule)
(10) 헨레고리(콩팥세관고리, loop of Henle)
(11) 사구체근접세포(토리곁세포, juxtaglomerular cell)
(12) 수입사구체 소동맥(들토리 세동맥, afferent glomerular arteriole)
(13) 사구체(토리, glomerulus)
(14) 근위곡세뇨관(토리쪽곱슬세관, proximal convoluted tubule)
(15) 사구체낭(토리주머니, glomerular capsule)

4. 방광, 요도, 요관

1) 남성

(1) 방광(urinary bladder)
(2) 방광삼각(trigone)
(3) 전립선요도(전립샘요도, prostatic urethra)
(4) 전립선(전립샘, prostate gland)
(5) 요도구선(망울요도샘, bulbourethral gland)
(6) 음경요도(penile urethra)
(7) 음경(penis)

2) 여성

(1) 방광(urinary bladder)
(2) 방광삼각(trigone)
(3) 방광경(방광목, bladder neck)
(4) 요도(urethra)
(5) 요관구멍(ureteal openings)

< 연습 문제 >

p.117

1 신장(콩팥)→요관→방광,→요도
2. 제12흉추(열두째등뼈)-제3요추(세째허리뼈)
3. 우신(오른콩팥)
4. 신장(콩팥), 요관
5. 전립선(전립샘)
6. 신장(콩팥)
7. 신문(콩팥문)
8. 신주(콩팥기둥)
9. 신유두(콩팥유두)
10. 신소체(콩팥소체)

11. 신소체(콩팥소체)
12. 헨레고리(콩팥세관고리)
13. 근위곡요세관(토리쪽곱슬세관)→헨레고리(콩팥세관고리)→원위곡요세관(먼쪽곱슬세관)→집합세관
14. 레닌
15. 이행상피
16. 방광
17. 방광삼각
18. 남성요도(15 cm), 여성요도(3-4 cm)

제8장 … 생식기계

1. 남성 생식기계통

(1) 정낭(seminal vesicle)
(2) 사정관(ejaculatory duct)
(3) 전립선(전립샘, prostate gland)
(4) 부고환(epididymis)
(5) 고환(testis)
(6) 음낭(scrotum)
(7) 음경귀두(glans penis)
(8) 음경(penis)
(9) 요도(urethra)
(10) 정관(ductus deferens)

2. 고환

(1) 정관(ductus deferens)
(2) 부고환(epididymis)
(3) 부고환미(부고환꼬리, tail of epididymis)
(4) 고환(testis)
(5) 정세관(seminiferous tubules)
(6) 정모세포(spermatocyte)
(7) 지지세포(버팀세포, supporting cell)
(8) 정자(sperm)
(9) 정조세포(spermatogonia cell)
(10) 간질세포(사이질세포, interstitial cell)
(11) 정자세포(spermatid)

3. 정낭, 전립샘, 음경

(1) 전립선(전립샘, prostate gland)
(2) 정관(ductus deferens)
(3) 음경귀두(glans penis)
(4) 요도(urethra)
(5) 음경(penis)
(6) 고환(testis)
(7) 부고환(epididymis)
(8) 요도구관(망울요도관, bullbourethral gland)
(9) 사정관(ejaculatory duct)
(10) 정낭(seminal vesicle)

4. 여성 생식기 구조

(1) 난소(ovary)
(2) 난관(자궁관, uterine tube)
(3) 난관채(난관술, fimbriae)
(4) 자궁경(자궁목, uterine cervix)
(5) 질(vigina)
(6) 질구(질입구, vaginal opening)
(7) 소음순(labium minus)
(8) 자궁(uterus)

5. 속, 바깥 생식기 구조

(1) 치구(불두덩, mons pubis)
(2) 음핵표피(음핵꺼풀, prepuce of clitoris)
(3) 외요도구(바깥요도구멍, urethral opening)
(4) 질전정(질어귀, vestibule)
(5) 질구(질구멍, vaginal opening)
(6) 대음순(labia majus)
(7) 난소제삭(난소걸이인대, suspensory ligament of ovary)
(8) 난관채(자궁관술, fimbriae of uterine tube)
(9) 좌난소(왼쪽난소, left ovary)
(10) 자궁원삭(자궁원인대, round ligament of uterus)
(11) 난소삭(난소인대, ovarian ligament)
(12) 난관(자궁관, uterine tube)

6. 난소, 난관, 자궁, 질

(1) 난관(자궁관, uterine tube)
(2) 자궁체(자궁몸통, uterine body)

(3) 협부(좁은부분, isthmus)
(4) 팽대부(팽대, ampulla)
(5) 난관채(자궁관술, fimbriae of uterine tube)
(6) 난포(ovarian follicle)
(7) 자궁내막(자궁속막, endometrium)
(8) 자궁근층(자궁근육층, myometrium)
(9) 자궁외막(자궁바깥막, perimetrium)
(10) 자궁경(자궁목, uterine cervix)
(11) 질(vigina)
(12) 자궁경관(자궁목관, cervical canal)
(13) 자궁광인대(자궁넓은인대, borad ligament)
(14) 난소(ovary)

7. 난소의 구조 및 배란

(1) 자궁(uterus)
(2) 자궁내막(자궁속막, endometrium)
(3) 자궁강(자궁공간, uterine cavity)
(4) 상실배(오디배, mourula)
(5) 4세포기
(6) 접합자(zygote)
(7) 난관채(자궁관술, fimbriae of uterine tube)
(8) 배란 ovulation
(9) 성숙난포(vesicular ovarian follicle)
(10) 성장난포(growing ovarian follicles)
(11) 난포강(난포공간, follicular antrum)

8. 자궁속막의 주기적 변화

(1) 자궁기능층(functional layer)
(2) 자궁기저층(자궁바닥층, basal layer)
(3) 자궁기저층(자궁바닥층, basal layer)

9. 성주기

(1) 난포자극호르몬(follicle stimulating hormone, FSH)
(2) 성장난포(growing follicle)
(3) 포상난포(성숙난포, vesicular follicle)
(4) 배란(ovulation)
(5) 에스트로젠(estrogen)
(6) 월경기(menstrual phase)
(7) 증식기(proliferative phase)
(8) 분비기(secretory phase)

< 연습 문제 >

p.125
1. 정소=고환
2. 고환→부고환→정삭→정관→정낭→사정관→전립선(전립샘)→요도
3. 간질세포(사이질세포)
4. 요도
5. 직정세관(곧은정세관)
6. 정삭
7. 테스토스테론
8. 요도해면체
9. 난소
10. 월경기
11. 팽대부
12. 자궁내막(자궁속막)
13. 배란기
14. 뇌하수체 전엽(앞엽)
15. 유륜(젖꽃판)
16. 자궁내막(자궁속막)
17. 일주일
18. 포배(주머니배)
19. 상실배(오디배)
20. 황체호르몬(progesterome)

제9장 … 내분비계

1. 인체내분비계

(1) 시상하부(hypothalamus)
(2) 뇌하수체(pitutiary gland)(hypophysis)
(3) 갑상선(갑상샘, thyroid gland)
(4) 흉선(가슴샘, thymus)
(5) 부신(adrenal gland)
(6) 고환(testis)
(7) 췌장(이자, pancreas)

2. 뇌하수체 명칭과 분비호르몬 종류

(1) 누두(깔때기, infundibulum)
(2) 뇌하수체와(뇌하수체오목, hypophyseal fossa)

(3) 전엽(앞엽, anterior lobe)
(4) 중간부(중간부분, intermadiate part)
(5) 후엽(뒤엽, posterior lobe)
(6) 옥시토신(oxytocin)
(7) 항이뇨호르몬(ADH)
(8) 멜라닌 세포자극 호르몬(MSH)
(9) 간질세포자극호르몬(ICSH)
(10) 황체형성호르몬(LH)
(11) 난포자극호르몬(FSH)
(12) 갑상샘자극호르몬(TSH)
(13) 유선자극호르몬(젖샘자극호르몬, prolactin)
(14) 성장호르몬(GH, STH)
(15) 부신피질자극호르몬(부신겉질자극호르몬, ACTH)

3. 방패샘과 덧갑상샘

1) 갑상선조직구조

(1) 갑상선(갑상샘, thyroid gland)
(2) 상부갑상선(위목갑상샘, superior parathyroid glands)
(3) 하부갑상선(아래부갑상샘, inferior parathyroid glands)
(4) 소포(follice)
(5) 소포방세포(소포곁세포, parafollicular)
(6) 소포세포(follicular cells)
(7) 콜로이드(교질, colloid)

2) 덧갑상샘조직 구조

(1) 주세포(으뜸세포, chief cells)
(2) 산호성세포(호산성세포, acidophil cell)

4. 부신(콩팥위샘)

(1) 부신(adrenal gland)
(2) 피질(겉질, cortex)
(3) 사구대(사구층, zona glomerulosa)
(4) 속상대(다발층, zona fasciculate)
(5) 망상대(그물층, zona reticularis)

5. 췌장(이자)

(1) 췌장두(이자머리, head of pancreas)
(2) 췌관(이자관, pancreatic duct)
(3) 췌미(이자꼬리, tail of pancreas)
(4) 췌도(이자섬, pancreatic islet)

< 연습 문제 >

p.133

1. 내분비선(내분비샘)
2. 췌장(이자)
3. 뇌하수체
4. 송과체(솔방울샘)
5. 뇌하수체 전엽(앞엽)
6. 옥시토신, 바소프레신
7. 갑상선(갑상샘)
8. 멜라닌세포자극호르몬(MSH)
9. 후엽(뒤엽)
10. 갑상선(갑상샘)
11. 부갑상선호르몬(부갑상샘호르몬)
12. 안드로겐
13. 췌장(이자)
14. 코르티손과 코르티솔

제10장 … 신경계통

1. 신경원

(1) 수상돌기(가지돌기, dendrites)
(2) 닛슬소체(Nissl bodies)
(3) 신경원섬유(neurofirils)
(4) 축삭(axon)
(5) 신경초세포(신경집세포, nucleus of Schwann's cell)
(6) 수초(말이집, myelin sheath)
(7) 랑비에결절(신경섬유마디, nodes of Ranvier)

2. 신경아교세포

(1) 원형질성 성상교세포(원형질성 별아교세포, protoplasmic astrocyte)
(2) 섬유성 성상교세포(섬유성 별아교세포, fibrous astrocyte)
(3) 미교세포(미세아교세포, microglia)
(4) 희돌기교세포(희소돌기 아교세포, oligodend-rocytes)

3. 뇌

(1) 시상(thalamus)
(2) 뇌량(뇌들보, corpus callosum)
(3) 소뇌(cerebellum)
(4) 연수(숨뇌, medulla oblongate)
(5) 척수(spinal cord)
(6) 교뇌(다리뇌, pons)
(7) 시상하부(hypothalamus)
(8) 뇌하수체(pituitary gland)(hypophsis)

4. 대뇌반구 바깥면

(1) 중심전회(중심앞이랑)(운동영역),(precentral gyrus)(motor erea))
(2) 언어운동영역(moter speech area)
(3) 측두엽(관자엽, temporal lobe)
(4) 연수(숨뇌, medulla oblongate)
(5) 소뇌(cerebellum)
(6) 후두엽(뒤통수엽, occipital lobe(visual area))
(7) 지각언어영역(sensory speech area)
(8) 중심후회(중심뒤이랑(지각영역), postcentral gyrus)

5. 소뇌, 간뇌, 중뇌, 교뇌, 연수

(1) 뇌량(뇌들보, corpus callosum)
(2) 맥락총(맥락얼기, choroid plexus)
(3) 송과체(솔방울샘, pineal body)
(4) 중뇌개(중뇌덮개 tectum mesencephali)
(5) 중뇌수도관(cerebral aqueduct)
(6) 제4뇌실(넷째뇌실, 4th ventricle)
(7) 소뇌(cerebellum)
(8) 척수 (spinal cord)
(9) 연수(숨뇌, medulla oblongate)
(10) 교뇌(다리뇌, pons)
(11) 대뇌각(대뇌다리, cerebral peduncle)
(12) 뇌하수체 hypopysis
(13) 시신경교차(시각교차, optic chiasma)
(14) 상구(위둔덕, superior colliculus)
(15) 교뇌(다리뇌, pons)
(16) 추체(피라밋, pyramid)
(17) 추체교차(피라밋교차, pyramidal decussa-tion)
(18) 상구(위둔덕, superior colliculus)
(19) 하구(아래둔덕, inferior colliculus)
(20) 송과체(솔방울샘, pineal body)

6. 뇌척수막 구조와 뇌척수액의 순환로

(1) 지주막과립(거미막과립, arachnoid granula-tions)
(2) 맥락총(맥락얼기, choroid plexus)
(3) 연막(연질막, pia mater)
(4) 지주막하강(거미막밑공간, subarachnoid space)
(5) 지주막(거미막, arachnoid mater)
(6) 경막(경질막, dura mater)
(7) 연막(연질막, pia mater)
(8) 지주막하강(거미막밑공간, subarachnoid space)
(9) 경막(경질막, dura mater)
(10) 척수의 중심관 central canal of spinal cord
(11) 제4뇌실(넷째뇌실, fourth ventricle)
(12) 중뇌수도(중뇌수도관, cerebral aqueduct)
(13) 제3뇌실(셋째뇌실, third ventricle)
(14) 제3뇌실 맥락총(셋째뇌실의 맥락얼기, choroid plexus of third)

7. 뇌신경

(1) 후신경(후각신경, olfactory n.)
(2) 시신경(시각신경, optic n.)
(3) 동안신경(눈돌림 신경, oculomotor n.)
(4) 활차신경(도르래신경, trochleal n.)
(5) 삼차신경 trigeminal n.
(6) 외전신경(갓돌림신경, abducens n.)
(7) 안면신경(얼굴신경, facial n.)
(8) 전정와우신경(속귀신경, vestibulocochlear n.)
(9) 설인신경(혀인두신경, glosopharyngeal n.)
(10) 미주신경 vagus n.
(11) 부신경(더부신경, accessory n.)
(12) 설하신경(혀밑신경, hypoglossal n.)

1) 후각신경

(1) 후신경(후각신경, olfactory n.)
(2) 후각고랑 olfactory sulcus
(3) 후구(후각망울, olfactory bulb)
(4) 후삭(후각로, olfactory tract)
(5) 후삼각(후각로삼각, olfactory trigone)

2) 시각신경

(1) 외측슬상체(가쪽무릎체, lateral geniculate body)
(2) 시각피질(시각겉질, visul cortex)
(3) 시반사(시각로 부챗살, optic radiation)
(4) 시삭(시각로, optic tract)
(5) 시교차(시각교차, optic chiasma)
(6) 시신경(시각신경, optic n.)
(7) 시교차(시각교차, optic chiasma)
(8) 외측슬상체(가쪽무릎체, lateral geniculate body)

3) 동안신경, 도르래신경, 외향신경

(1) 활차신경(도르래신경, trochlear n.)
(2) 동안신경(눈돌림신경, oculomotor n.)
(3) 외전신경(갓돌림신경, aducent n.)

4) 삼차신경

(1) 익구개신경절(날개입천장신경절, pterygopa-latine ganglion)
(2) 전두신경(이마신경, frontal n.)
(3) 섬모체신경절(ciliary ganglion)
(4) 누선신경(눈물샘신경, lacrimal n.)
(5) 안신경(눈신경, opthalmic n.)
(6) 삼차신경절(trigeminal ganglion)
(7) 삼차신경(terigeminal n.)
(8) 상악신경(위턱신경, maxillary m)
(9) 하악신경(아래턱신경, mandibular n.)
(10) 고삭신경(고실끈신경, chorde tympani n.)
(11) 하치조신경(아래이틀신경, inferior alveolar n.)
(12) 설신경(혀신경, lingual n.)
(13) 악하신경절(아래턱신경, submandibular ganglion)

5) 얼굴신경

(1) 측두가지(관자가지, temporal branch)
(2) 권골가지(광대가지, zygomatic branch)
(3) 협지(볼가지, buccal branch)
(4) 안면신경(얼굴신경, facial n.)

6) 전정달팽이신경(전정와우신경 - 속귀신경)

(1) 와우신경(달팽이신경, cochlea n.)
(2) 전정가지(안뜰가지, vestibular branch)
(3) 전정와우신경(속귀신경, vestibulocochlear n.)

7) 설인신경(혀인두신경)

(1) 하신경절(아래신경절, inferior ganglion)
(2) 설인신경(혀인두신경, glossopharyngeal n.)
(3) 이신경절(귀신경절, otic ganglion)

8) 미주신경

(1) 좌미주신경(왼쪽미주신경, left vagus n.)
(2) 상후두신경(위후두신경, superior laryngeal n.)
(3) 위 stomach
(4) 비장(지라, spleen)
(5) 결장(잘록창자, colon)
(6) 간 liver

9) 부신경과 설하신경

(1) 설하신경(혀밑신경, hypoglossal n.)
(2) 부신경(더부신경, accessory n.)

8. 척수구조

1) 일반적 구조

(1) 회색질전각(회색질앞뿔, anterior horn of gray matter)
(2) 척수신경후근(척추신경뒤뿌리, dorsal root of spinal n.)
(3) 중심관 central canal
(4) 전정중열(앞정중틈새, anterior median)
(5) 백색질 white matter
(6) 회색질후각(회색질뒤뿔, posterior horn of gray matter)
(7) 회색질측각(회색질가측뿔, lateral horn of gray matter)
(8) 척추신경전근(척추신경앞뿌리, ventral root of spinal n.)
(9) 척수신경절 spinal ganglion

2) 횡단면

(1) 후정중구(뒤정중고랑, posterior median sulcus)
(2) 회색질후각(회색질뒤뿔, posterior horn of gray matter)
(3) 회색교차연결 gray commisure
(4) 회색질전각(회색질앞뿔, anterior horn of gray matter)
(5) 중심관 central canal

9. 반사궁

1) 직접반사

(1) 지각신경 sensory n.

2) 간접반사

(1) 척추신경절 spinal ganglion

(2) 운동신경 motor nerve

10. 척수신경

(1) 경신경총(목신경얼기, cervical plexus)

(2) 완신경총(팔신경얼기, brachial plexus)

(3) 늑간신경(늑골사이신경, intercostal n.)

(4) 요신경총 천신경총(허리신경얼기, 엉치신경얼기 lumbosacral plexus)

(5) 좌골신경(궁둥신경, sciatic n.)

(6) 폐쇄신경 obturator nerve

(7) 대퇴신경(넙다리신경, femoral n.)

(8) 근피신경(근육피부신경, musculocutaneous n.)

1) 목신경 얼기

(1) 소후두신경(작은뒤통수신경, lesser occipital n.)

(2) 경횡신경(목가로신경, transverse cervical n.)

(3) 견갑상신경(어깨위신경, suprascapular n.)

2) 팔신경얼기

(1) 액와신경(겨르랑신경, axillary n.)

(2) 정중신경 median n.

(3) 근피신경(근육피부신경, musculocutaneous n.)

(4) 요골신경(노신경, radial n.)

(5) 척골신경(자신경, ulnar n.)

3) 요수신경얼기

(1) 음부대퇴신경(음부넙다리신경, genitofemoral n.)

(2) 장골복벽신경(엉덩아랫배신경, Iliohypogastric n.)

(3) 장골서혜신경(엉덩샅큰신경, Ilioinguinal n.)

(4) 대퇴신경(넙다리신경, femaral n.)

(5) 복재신경(두렁신경, saphenous n.)

(6) 폐쇄신경 obturator n.

4) 천골신경얼기

(1) 음부신경 pudendal n.

(2) 경골신경(정강신경, tibial n.)

(3) 지신경(발가락신경, digital n.)

(4) 외측족척신경(가쪽발바닥신경, lateral plantar n.)

(5) 비복신경(비골신경)(종아리신경 sural n.(fibular n.))

(6) 총비골신경(온종아리신경, common peroneal n.)

(7) 좌골신경(궁둥신경, sciatic n.)

(8) 총비골신경(온종아리신경, common peroneal n.)

(9) 천비골신경(얕은종아리신경, superfical peroneal n.)

(10) 비복신경(종아리신경, sural n.)

(11) 심비골신경(깊은종아리신경, deep peroneal n.)

11. 교감신경계의 해설도

(1) L1

(2) L2

(3) 복강신경절 celiac ganglion

(4) 상장간막신경절(위창자간막신경절, superior mesenteric ganglion)

12. 부교감 신경계의 해설도

(1) 모양체신경절(섬모체신경절, ciliary ganglion)

(2) 익구개신경절(날개입천장신경절, pterygopa-latine ganglion)

(3) S2

(4) S3

(5) S4

(6) 골반신경 pelvic n.

< 연습 문제 >

p.157

1. 신경원(신경세포)
2. 수상돌기(가지돌기)
3. 성상교세포(별아교세포), 희돌기교세포(희소돌기아교세포), 상의세포(뇌실막세포), 미교세포=소교세포(미세아교세포)
4. 소교세포(미세아교세포)
5. 소뇌
6. 간뇌(사이뇌)
7. 경막
8. 경신경(목신경), 흉신경(가슴신경), 요신경(허리신경), 천골신경(엉치신경), 미골신경(꼬리신경)

9. 후신경(후각신경)
10. 시신경(시각신경)
11. 동안신경(눈돌림신경), 활차신경(도르래신경), 외전신경(갓돌림신경), 부신경(더부신경), 설하신경(혀밑신경)
12. 하악신경(아래턱신경)
13. 안면신경(얼굴신경)
14. 내이신경(속귀신경)
15. 설인신경(혀인두신경)
16. 설하신경(혀밑신경)
17. 액와신경(겨드랑신경), 요골신경(노신경), 척골신경(자신경), 근피신경(근육피부신경), 정중신경
18. 대퇴신경(넙다리신경)
19. 좌골신경(궁둥신경)
20. 교감신경

제11장 … 감각기

1. 눈의 구조

1) 안구의 단면

(1) 각막 cornea
(2) 홍채 lris
(3) 모양체소대(섬모체띠, ciliary zonile)
(4) 초자체(유리체, viterous body)
(5) 공막 sclera
(6) 시신경원반(시각신경원반, optic disk)
(7) 중심와(중심오목, fovea centralis)
(8) 망막 retina
(9) 맥락막 choroid
(10) 모양체(섬모체, ciliary body)
(11) 전안방(안구앞방, anterior chamber)
(12) 수정체 lens
(13) 동공 pupil

2) 안구의 내부구조

(1) 황반(황색원반, macula)
(2) 시신경원반(시각신경원반, optic disk)
(3) 중심와(중심오목, fover centralis)

3) 안구신경조직층

(1) 신경절 세포 ganglion cells
(2) 무축삭세포 amacrine cell
(3) 이극세포(두극세포, bipolar cell)
(4) 수평세포 horizontal cell
(5) 간상세포(막대세포, rod cells)
(6) 원추세포(원뿔세포, cone cells)

2. 안구방수배출 경로

(1) 홍채 lris
(2) 안방수(안구방수, aqueous humor)
(3) 슐렘관(공막정맥굴, canal of Schlemm)
(4) 모양체(섬모체, ciliary body)
(5) 후안방(안구뒤방, posterior chamber)

3. 눈물기관

(1) 누선(눈물샘, lacrimal gland)
(2) 분비관 secretory ducts
(3) 상누소관(윗눈물모세관, superior canaliculus)
(4) 누낭(눈물주머니, lacrimal sac)
(5) 비루관(코눈물관, nasolacrimal duct)

4. 눈의 근육

(1) 상직근(위곧은근, superior rectus m.)
(2) 내측직근(안쪽곧은근, medial rectus m.)
(3) 회측직근(가쪽곧은근, lateral rectus m.)
(4) 하사근(아래경사근, inferior oblique m.)

5. 귀의구조

(1) 침골(모루뼈, incus)
(2) 등골(등자뼈, stapes)
(3) 와우(달팽이, cochlea)
(4) 전정창(안뜰창, oval window)
(5) 고실 tympanic cavity
(6) 이관(유스타키안관)(귀인두관, auditory tube (Eustachian tube))
(7) 고막 tympanic membrane
(8) 외이도(바깥귀길, external auditory meatus)

6. 달팽이관의 구조

(1) 중간계단 scala media
(2) 전정계(전정계단, scala vestibuli)

(3) 와우신경(달팽이신경, cochlear n.)
(4) 고실계(고실계단, scala tympani)
(5) 나선기(나선기관, organ of Corti)
(6) 외유모세포(바깥털세포, outer hair cell)
(7) 내유모세포(속털세포, inner hair cell)

7. 후각기관

(1) 후각로 olfactory tract
(2) 후구(후각망울, olfactory bulb)
(3) 후각신경 olfactory n.(receptor)
(4) 후각신경 olfactory n.
(5) 지저세포(바닥세포, basal cell)
(6) 후각세포 olfactory cell

8. 미각세포

(1) 유두 papillae
(2) 미뢰(맛봉오리, taste buds)
(3) 미세융모 taste hair
(4) 미공(미각구멍, taste pore)
(5) 지지세포(버팀세포, supporting cell)
(6) 미각세포(gustatory cell)

< 연습 문제 >

p.167

1. 공막
2. 포도막(혈관층)
3. 각막→안방수(안구방수)→수정체→초자체(유리체)→망막
4. 추상체시세포(원뿔세포)
5. 모양체소대(걸이인대)
6. 공막정맥동(공막정맥굴)
7. 검판선(눈꺼풀판샘)
8. 동안신경(눈돌림신경)
9. 누낭(눈물주머니)
10. 와우(달팽이)
11. 이관(귀인두관=귀관)
12. 추골(망치뼈)→침골(모루뼈)→등골(등자뼈)
13. 이관(귀관=귀인두관)
14. 난원창(안뜰창)
15. 전정기관(안뜰기관)
16. 반규관(반고리뼈관)
17. 내림프(속림프)
18. 와우(달팽이)
19. 콜티기관
20. 사판(체판)

제12장 … 외피

1. 피부의 구조

(1) 피지선(기름샘, sebaceous gland)
(2) 입모근(털세움근, arrector pili m.)
(3) 표피 epdiermis
(4) 진피 dermis
(5) 모낭(털주머니, hair follicle)
(6) 모유두(털유두, hair papilla)
(7) 모구(털망울, hair bulb)
(8) 모근(털뿌리, root of hair)

2. 손톱의 구조

(1) 조근(손톱뿌리, nail root)
(2) 반월(반달, lunula)
(3) 하조체(아래손톱허물, hyponychium)

< 연습 문제 >

p.171

1. 표피
2. 각질층→투명층→과립층→유극층(가시층)→기저층(바닥층)
3. 진피의 유두층
4. 랑거선
5. 기저층(바닥층)
6. 진피의 망상층(그물층)
7. 모유두(털유두)
8. 모낭(털주머니)
9. 모구(털망울)
10. 손·발조기질(톱기질)

저자소개

최영자(원광보건대학교)
장상섭(대전보건대학교)
김영산(목포과학대학교)
성명순(원광보건대학교)
황미란(원광대학교)

사람해부학실습

2002년 11월 30일 초판 발행
2006년 3월 10일 2판 발행
2012년 3월 10일 3판 발행
2016년 3월 10일 4판 발행

지은이 : 최영자, 장상섭, 김영산, 성명순, 황미란
펴낸이 : 이상태
펴낸곳 : 청구문화사
주 소 : (03706) 서울특별시 서대문구 성산로11길 15
전 화 : 02-332-0541(代) FAX : 02-337-9577
등 록 : 1990년 11월 2일 제9-247호

가격 25,000원

ISBN 978-89-5616-690-2 93510